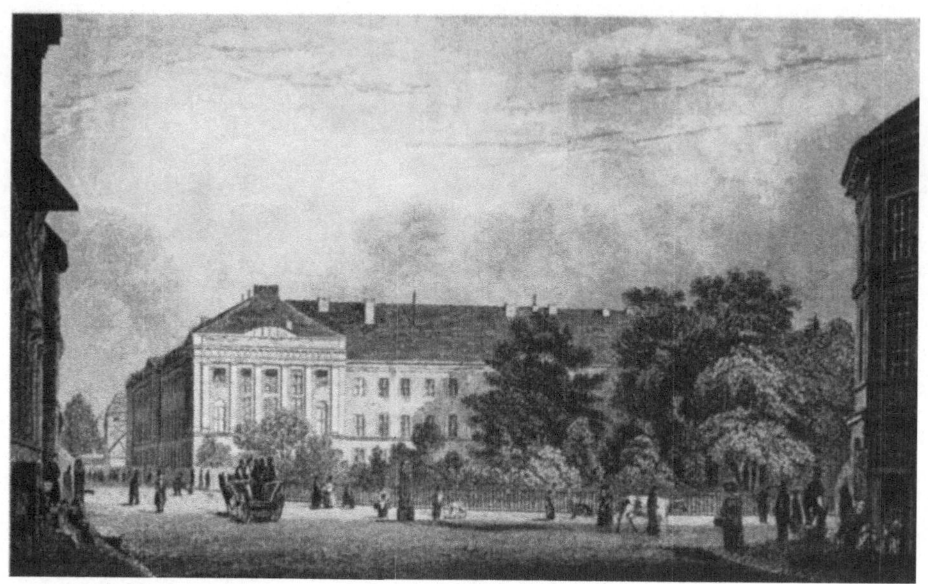

DIE CHARITÉ UM 1800

DIE MEDIZIN AN DER BERLINER CHARITÉ

BIS ZUR GRÜNDUNG DER UNIVERSITÄT

EIN BEITRAG ZUR MEDIZINGESCHICHTE DES 18. JAHRHUNDERTS

VON

DR. PAUL DIEPGEN UND DR. EDITH HEISCHKEL

PROFESSOR · DIREKTOR DES
INSTITUTES FÜR GESCHICHTE
DER MEDIZIN UND DER NATUR-
WISSENSCHAFTEN BERLIN

ASSISTENTIN AM INSTITUT FÜR
GESCHICHTE DER MEDIZIN UND DER
NATURWISSENSCHAFTEN BERLIN

MIT EINEM GELEITWORT
VON
DR. HELLMUT KUHNERT
VERWALTUNGS-DIREKTOR DER CHARITÉ ZU BERLIN

MIT 3 ABBILDUNGEN
UND 1 TITELBILD

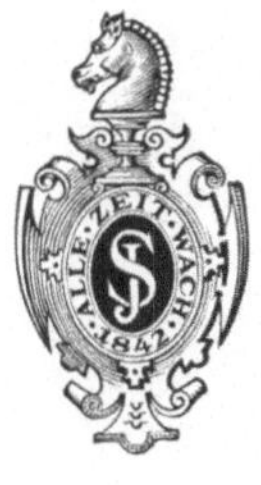

BERLIN
VERLAG VON JULIUS SPRINGER
1935

ISBN-13: 978-3-642-89240-0   e-ISBN-13: 978-3-642-91096-8
DOI: 10.1007/978-3-642-91096-8

Zum Geleit

Vor einem Vierteljahrhundert feierte die Charité ihr 200jähriges Gründungsjubiläum. Aus diesem Anlaß hatte der damalige ärztliche Direktor der Charité, Generalarzt und Sanitätsinspecteur Professor Dr. SCHEIBE eine Festschrift verfaßt, die „Mitteilungen aus der Geschichte und Entwicklung der Anstalt von ihrer Gründung bis zur Gegenwart" enthielt. Damit war zum ersten Male eine umfassende Darstellung geschaffen, die ein aufschlußreiches Bild über die Gründungsvorgänge und die bauliche Entwicklung der Charité, über ihren Werdegang als klinische Lehranstalt und ihre innere Organisation vermittelte. Während SCHEIBEs verdienstvolle Arbeit sich im wesentlichen mit den inneren Verhältnissen der Charité befaßte, behandelt das vorliegende Werk, das anläßlich der 225. Wiederkehr ihrer Gründung erscheint, die Geschichte der ersten 100 Jahre ihres Bestehens auf einer breiteren Grundlage. Die Geschichte der Charité gewinnt hier ihre Bedeutung im Rahmen der Medizin- und Kulturgeschichte des 18. Jahrhunderts überhaupt. Wir sehen die führenden Männer der Charité nicht allein in ihrer Wirksamkeit als Ärzte und klinische Lehrer, wir sehen sie darüber hinaus in ihrer Stellung zu den geistigen Strömungen und namentlich zu den philosophischen Problemen des damaligen Zeitalters. Wir lernen den Geist kennen, der im 18. Jahrhundert die Charitémedizin beherrschte. Was uns bei dem Studium dieser tiefschürfenden Untersuchung mit besonderer Bewunderung erfüllt, ist die hohe Berufsauffassung und das unbedingte Verantwortungsbewußtsein gegenüber Volk und Vaterland, das die Charitéärzte und ihre Helfer beseelte — der Geist echten Preußentums, wesensverwandt der nationalsozialistischen Weltanschauung. Darin liegt die besondere Bedeutung des vorliegenden Werkes für die Gegenwart.

Den Verfassern, Herrn Professor DIEPGEN und seiner Assistentin Frl. Dr. HEISCHKEL, ist es gelungen, uns mitten in das Leben hineinzuführen, das die Charité von ihrer Gründung bis zur Schwelle des 19. Jahrhunderts erfüllte. Dafür gebührt ihnen der Dank aller derer, die das kostbare Erbe zu hüten und weiter zu entwickeln berufen sind.

Berlin, im Jahre 1935

DR. HELLMUT KUHNERT
Verwaltungs-Direktor der Charité

Vorwort

Der Aufforderung des Charitédirektors Herrn Dr. KUHNERT, in diesem Jahre eine Gedenkschrift zur 225. Wiederkehr der Gründung der Charité zu verfassen, sind wir nicht ohne Zögern nachgekommen. Man kann uns vorhalten, daß im Jahre 1710 nicht die eigentliche Charité, sondern nur das Gebäude errichtet wurde, in das sie später einzog; denn es war ursprünglich als Pesthaus gedacht, als die Seuche sich Berlin bedrohlich näherte. Erst nachher entstand daraus ein Lazarett, das am 1. Januar 1727 zum Zwecke der ärztlichen Behandlung und Verpflegung der Soldaten und Bürger eröffnet wurde und bald darauf den Namen Charité bekam. Aber an allen Charité-Instituten steht das Jahr 1710 als Stiftungsjahr angeschlagen. Es ist zur Tradition geworden. Wir sehen keinen Grund, davon abzuweichen. Zeitliche Fixierungen sind in der Geschichte oft umstritten und manchmal Geschmacksache. Wir wollen ruhig den Erwerb von Grundstück und Haus für ärztliche Zwecke, sei es zunächst auch nur für eine Epidemieprophylaxe, als Grundlage dafür ansehen, daß die Charité entstand, wenngleich das Arzttum zunächst völlig im Hintergrund stand und mit der Lehrtätigkeit erst später seinen Einzug hielt.

Eher hemmte uns die Schwierigkeit der Aufgabe. Was bisher über die Charité geschrieben wurde[1], beschäftigt sich hauptsächlich mit ihrem äußeren Schicksal und ist lokalgeschichtlich gesehen. Die Leistung für die zeitgenössische Medizin wird kaum gestreift. Einiges wenige ist in den Biographien der an ihr tätigen Lehrer verstreut, und da wimmelt es von falschen Datierungen und anderen Fehlern. Wo wir zu anderen Ergebnissen gekommen sind, haben wir nicht jedesmal auf den Irrtum hingewiesen, um den Text nicht zu sehr mit Anmerkungen zu überlasten. Das eigentliche Interesse begann bisher erst mit dem Jahre 1810, als die Charité Bedeutung für die neugegründete medizinische Fakultät der Universität Berlin gewann. Bis dahin kennt man sie fast nur als „Bildungsanstalt für die Chirurgen der Armee". Für unsere Zwecke waren also wenig Vorarbeiten da. Wir mußten uns in allem Wesentlichen auf die Quellen selbst stützen.

Für die Hilfe bei der Durcharbeit der in der Charité noch vorhandenen Akten, die leider unvollständig sind, sind wir Fräulein HÖPKER zu Dank verpflichtet. Das Bild vom Denken und Handeln der Männer, die an der Charité ärztlich walteten, lehrten und Anregung zu wissenschaftlichen Arbeiten fanden, ergab sich uns aus ihren Büchern, Reden und Schriften. Aus ihnen suchten wir den Geist der Charité in den ersten 100 Jahren ihres Bestehens zu beschwören, ihn aus dem Geist ihres Jahrhunderts zu verstehen und so zu einer Würdigung ihrer Leistung in der Entwicklung der Medizin zu kommen. Dazu mußten wir ausführlich auf die ganze Heilkunde des 18. und beginnenden 19. Jahrhunderts eingehen. Wir haben ihr absichtlich viel Raum gegeben, weil wir auch dem Nichtarzte ein für ihn verständliches Stück medizinischer Kulturgeschichte

---

[1] Vgl. das Literaturverzeichnis.

bieten wollen. Diese Ausführlichkeit halten wir um so mehr für berechtigt, als in den Gesamtdarstellungen der Medizingeschichte gewöhnlich nur die Theorien, Systeme, die großen Förderer und die wichtigsten Entdeckungen dieser Zeit berücksichtigt werden. Wie es in der Praxis aussah, wie man im einzelnen Falle die Theorie anwendete, wie der Arzt mit seinem Kranken umging, davon wird meistens nicht viel gesagt. Die Einzelheiten sind mit Absicht ausgewählt. Aus dem, was wir über die Anatomie und Physiologie bringen, soll man die Pathologie, aus dieser die Disziplinen der praktischen Medizin verstehen. Wer alles mit Aufmerksamkeit liest, wird sich ohne Schwierigkeiten an das Studium medizinischer Originalwerke des 18. Jahrhunderts heranmachen können.

Wenn wir diese oder jene Beobachtung oder Ansicht mit dem Namen dieses oder jenes Autors verknüpfen, so bedeutet das nicht, er sei ihr einziger Entdecker oder Träger, es sei denn ausdrücklich gesagt. Das 18. Jahrhundert war ein schreibfrohes Jahrhundert. Viele beeilten sich, kleine Beobachtungen und theoretische Nuancen in die Druckerei zu tragen. Eine Unmenge neuer Details wurde bekannt. Es beginnt die Kärrnerarbeit, die die Medizin des 19. Jahrhunderts in noch viel höherem Grade charakterisieren sollte. Es kommen die Prioritätsstreitigkeiten der Kleinigkeitskrämer, die den Historiker nicht zu interessieren brauchen. Wahre Originalität und wirklich große Taten sind selten. Aber das Bild der Medizin des 18. Jahrhunderts ist ein anderes als es heute manchmal von unberufener Seite geschildert wird. Wenn man manches liest, könnte man glauben, sie hätte auf einem himmelschreiend niedrigen Niveau gestanden, nur ganz wenige Lichter leuchteten aus der Finsternis, die Theorie wäre in einer weltfremden Spekulation verkommen, die den Zusammenhang mit der Praxis verloren hätte, der Praktiker hätte sich einer kritiklosen Anwendung von eingreifenden Aderlässen, Abführ- und Schwitzkuren, Vesikantien und Fontanellen bedient, die Charité wäre einer der Schauplätze dieser Maßnahmen gewesen und hätte ganz besonders viele Opfer gekostet; denn in der Überlieferung blieben die schlimmen Zeiten, die dieses Institut durchmachen mußte, stärker lebendig als die guten, und man übersieht leicht, wieviel Verelendung und Schmutz aus der Großstadt Berlin mit den Kranken von außen hereinkam.

Wir wollen zeigen, wie es wirklich war. Der ärztliche Leser wird bald erkennen, wieviel die Charitéärzte von dem gewußt und getan haben, was noch heute anerkannter Besitz der praktischen Medizin ist. Wir haben es nicht jedesmal hervorgehoben. Populär ist die Charité bei der Bevölkerung der Reichshauptstadt immer gewesen bis auf den heutigen Tag. Für sie ist sie die Stätte, wo den armen und wenig bemittelten Kranken Hilfe aus der Hand der bedeutendsten Ärzte des Landes zuteil wird. Man muß sich einordnen und schimpft über manches, was einem nicht paßt, aber man liebt sie doch und fühlt sich geborgen.

So war es auch in den ersten 100 Jahren der Charité.

Berlin, im Jahre 1935

P. DIEPGEN   E. HEISCHKEL

Inhaltsverzeichnis

[1] Die in den Anmerkungen in Klammern angegebenen Zahlen beziehen sich auf die Nummern des Literaturverzeichnisses.

I. Die Charité und ihre Ärzte. Der Unterricht.

Die Anfänge der Charité haben mit der Heilkunde nur insofern etwas zu tun, als in dem Haus, aus dem sie hervorgegangen ist, ein *Isolierhaus für Pestkranke* geschaffen werden sollte. Als sich die Seuche im Jahre 1710 der preußischen Hauptstadt näherte, wurde weit außerhalb der Stadtgrenzen zwischen Panke und Schönhauser Graben ein großes Gebäude für diese Zwecke errichtet. Die Pest zog vorüber, ohne Berlin zu befallen, das Haus verlor seinen Zweck und bekam dem Brauche der Zeit entsprechend die Bestimmung der Gebäude mit mehrfachen Aufgaben, aus denen vielerorts später Krankenhäuser in unserem Sinne hervorgegangen sind, und die uns etwas an die Hospize des Mittelalters erinnern. Es wurde zum Teil als Arbeitshaus verwendet, in dem arbeitslose Bettler untergebracht und zur Arbeit angehalten wurden, zum Teil als Hospital für arme und gebrechliche Personen. Die Hauptaufgaben dieser Hospitäler waren damals noch die Unterkunft und Wartung derer, die sich nicht selbst helfen konnten. Der Arzt und Chirurg (beides sind um diese Zeit getrennte Berufe) kam nur, wie in das Privathaus, zu gelegentlichen Besuchen herein. Das Haus stand unter der Verwaltung des Armendirektoriums, die behandelnden Ärzte waren Armenärzte und -chirurgen der Stadt. Namen, wie die des Hofmedicus und Professors der Anatomie JAGWITZ, der Doktoren WEND, SCHULTZ, DONZELINA, STECH, der Chirurgen MARGGRAF und PUST tauchen zwar in den Akten auf, aber wir erfahren nichts Näheres über ihre ärztliche oder wissenschaftliche Tätigkeit. Wir können daher auch nicht sagen, was sie für den Unterricht, die Praxis und die Wissenschaft getan haben. Sie praktizierten alle auch in der Stadt.

Nach SCHEIBE[1] war es der Plan FRIEDRICH WILHELMs I., das Haus neben seinen anderen neuen Aufgaben auch als Garnisonlazarett zu verwenden. Wann die ersten kranken Soldaten wirklich Aufnahme gefunden haben, geht aus den erhaltenen Dokumenten und Berichten nicht deutlich hervor. Doch das eine ist sicher: In einer am 18. November 1726 erfolgten Kabinettsordre FRIEDRICH WILHELMS I. ist es bereits als Garnisonlazarett bezeichnet. Gleichzeitig wird in dieser Kabinettsordre die Aufnahme von Zivilpersonen in Form eines ,,Bürgerlazaretts'' angeordnet, also in Form eines eigentlichen Krankenhauses in unserem Sinne.

Gleichzeitig mit der Verwirklichung dieser Kabinettsordre im Januar 1727 wurde die Anstalt ihrer Lehrbestimmung zugeführt. Sie erhielt noch im gleichen Monat die Bezeichnung ,,*Charité*''. Um die Bedeutung, die sie in der Folge als Lehrstätte erhielt, würdigen zu können, muß man sich die *Ausbildungs- und Approbationsverhältnisse* des Heilpersonals in der damaligen Zeit vergegenwärtigen. Der heilkundige Stand setzte sich zusammen aus den eigentlichen Ärzten oder Medici, den Wundärzten oder Chirurgen, den Badern und dem Heer der Steinschneider, Okulisten, Bruchoperateure, Zahnbrecher usw., die zumeist im Lande herumzogen und den Ausgang der von ihnen vorgenommenen

---

[1] SCHEIBE (180) S. 10.

Operationen selten noch mit ansahen. Die *Zentralbehörde*, die ihnen die Approbation bzw. die Zulassung zur Ausübung der Heilkunde für Brandenburg und später für Preußen erteilte, war das vom Großen Kurfürsten im Jahre 1685 geschaffene *Medizinalkollegium in Berlin*. Die Ausbildung der Medizinalpersonen lag teilweise recht im argen. Bildungsstätte für die Ärzte waren die Universitäten; dort war der Unterricht fast ausschließlich theoretisch, die vorhandenen Geldmittel waren gering, mehrere Disziplinen wurden von einem und demselben Professor vertreten. Die anatomischen Demonstrationen als früheste Form der praktisch-medizinischen Unterweisungen litten häufig Not durch Mangel an Leichenmaterial[1], Stätten für den klinischen Unterricht fehlten. Die Chirurgen lernten ihre Kunst handwerksmäßig bei ihren Meistern in den Barbierstuben; aus ihnen rekrutierten sich auch die Feldschere bei den Regimentern, die wiederum junge Leute in ihrer Kunst unterwiesen. Ganz ungeregelt war die Ausbildung der übrigen Heilpersonen. Überall kamen Theorie und Praxis zu kurz. Mit den Tendenzen des beginnenden 18. Jahrhunderts, die unter dem Einfluß von pietistischen und utilitaristischen Strömungen mehr für eine technisch-praktische Berufsbildung als für ein Universal- und Universitätswissen eintraten, stimmte es überein, daß FRIEDRICH WILHELM I.[2] gerade die Wissenschaften, von denen er praktische Ergebnisse und Fortschritte erwartete, wie die Chemie und Medizin, tatkräftig förderte[3]. Im Jahre 1724 wurde das schon bestehende und auf frühere Vorschläge zurückgehende Theatrum anatomicum in Berlin zu einem *Collegium medico-chirurgicum,* zu einer eigentlich medizinischen Fachschule, erweitert und damit ein für Deutschland vorbildliches, vorzüglich ausgestattetes Institut zur Heranbildung von Wundärzten geschaffen[4].

Während sich die Ausbildung an dem Theatrum anatomicum hauptsächlich auf Anatomie und Chirurgie erstreckt hatte[5], sah das Reglement vom Jahre 1724 für das Collegium medico-chirurgicum neben den Vorlesungen über Anatomie, Chirurgie und Therapie auch solche über Pathologie, Arzneimittellehre, Botanik, pharmazeutische Chemie und Mathematik vor[6]. Der Lehrkörper umfaßte neben einem Demonstrator der chirurgischen Operationen nicht weniger als 6 Professoren. Daß man dabei die Heranbildung von tüchtigen Militärwundärzten besonders im Auge hatte, zeigt die Einrichtung der sog. „Pensionärchirurgen"[7]: 8 Kompagnie-Feldschere der Garde wurden zum Studium am Collegium medicochirurgicum abkommandiert und besonders beaufsichtigt, später wurden sie nach einer Prüfung als Regiments-Feldschere eingestellt[8].

Hand in Hand mit der Verbesserung der Ausbildungsmöglichkeiten ging eine Verschärfung der Zulassungsbedingungen, die nicht nur die Chirurgen, sondern auch die Ärzte betraf. Anfangs brauchten die *Ärzte,* um die Approbation für die preußischen Lande von dem oben erwähnten Berliner Medizinalkollegium zu erhalten, sich dort nur mit ihren anderswo erworbenen Zeugnissen zu melden. Später trat die Ausarbeitung eines praktisch- medizinischen Falles, den

---

[1] Vgl. PUSCHMANN (154) S. 331ff. — [2] Vgl. KÖNIG (105) S. 17ff. — [3] HARNACK (68) I 1, S. 216. — [4] Vgl. LENZ (113) Bd. 1, S. 39f. — [5] Vgl. das Anatomiereglement vom 5. 3. 1719, CCM V IV 1 Sp. 207ff. — Vgl. zur Geschichte des Theatrum anatomicum FR. KOPSCH, 200 Jahre Berliner Anatomie. Dtsch. med. Wschr. 1913 I, 948f., 1003—1005. — [6] Reglement, wie es bey dem ...Königl. Collegio Medico Chirurgico mit denen ...Praelectionibus zu halten (CCM V IV 1 Sp. 211—216). — [7] Der Name bezieht sich auf das ihnen aus Staatsmitteln gezahlte Gehalt. Später wohnten sie zum Teil in der Charité. — [8] LENZ (113) Bd. 1, S. 43 Anm. 1 u. MURSINNA (136) S. 7f.

sie von diesem Kollegium oder von den in den Provinzen stationierten „Adjunkten" (einer Art von Vertrauensärzten der Regierung) erhielten, dazu. Nur die Ärzte der Kur- und Neumark mußten im Anschluß an diesen praktischen Fall noch eine besondere Prüfung vor dem für sie zuständigen Berliner Medizinalkollegium ablegen[1]. Schließlich wurde allen zu approbierenden Ärzten außer der Ausarbeitung des „praktischen" Falles, die sich allerdings auf die schriftliche Bearbeitung eines gestellten Themas beschränkte, noch eine Prüfung vor dem Berliner Medizinalkollegium und ein besonderes Examen in der Anatomie in Form eines Cursus anatomicus am Berliner anatomischen Theater auferlegt[2]. In der Praxis blieb den so approbierten Medici die Behandlung von inneren Krankheiten allein vorbehalten.

Bei den *Chirurgen* war die Sache nach der Regelung vom Jahre 1724 so, daß sie in den Provinzen an den neu errichteten Provinzialmedizinalkollegien geprüft wurden. Die Berliner Wundärzte mußten dagegen vor ihrer Prüfung noch eine besondere Prüfung in der Anatomie und Chirurgie in Form eines Kursus am Berliner anatomischen Theater absolvieren[3]. Durch das Medizinaledikt vom Jahre 1725 trat vorübergehend eine Zentralisierung der ganzen Angelegenheit ein; jetzt mußten alle Chirurgen nach einer 7jährigen Ausbildung, unter anderem auch als Feldschere bei den Truppen, einen Cursus operationum am Berliner anatomischen Theater und eine Prüfung beim Medizinalkollegium in Berlin durchmachen[4]. Aber schon 1727[5] wurde mit Rücksicht auf die für die Kandidaten unerschwinglichen Kosten die Berliner Prüfung wieder auf die Chirurgen beschränkt, die sich in Berlin oder in größeren Städten niederlassen wollten. Nur sie waren von jetzt an zur Teilnahme an einem Kursus am anatomischen Theater mit anatomischen Demonstrationen und chirurgischen Operationen verpflichtet und wurden der Prüfung bei der inzwischen zum Obermedizinalkollegium erhobenen Behörde in Berlin unterzogen[6].

Nach ihrer Niederlassung durften die Chirurgen nur äußerliche Kuren und Operationen verrichten. Nur in Orten, wo kein Arzt war, durften sie auch mit gewissen Einschränkungen innerliche Krankheiten behandeln[7]. 1725 wurden auch die Anforderungen an die Regimentsfeldschere neu geregelt. Sie mußten sich einer Prüfung über die Behandlung innerer Krankheiten bei den Professoren des Collegium medico-chirurgicum unterziehen und, ebenso wie die Zivilchirurgen, eine Kursusprüfung am anatomischen Theater ablegen[8]. Diesen erhöhten Anforderungen entsprechend erhielten sie im folgenden Jahr die Erlaubnis, bei Zivilpersonen innerliche und äußerliche Krankheiten zu behandeln[9].

Dieser Überblick über die Prüfungsbedingungen aus der Zeit, in der die Charité als Lehrstätte für praktischen Unterricht dem Collegium medico-chirurgicum angegliedert wurde, hat gezeigt, aus welchen Kreisen sich die Schüler zusammensetzten. Pflichtmäßig waren die Vorlesungen am Collegium medico-chirurgicum nur für die Pensionärchirurgen, angeraten wurde der Besuch der

---

[1] Vgl. CCM **V** IV 1 Sp. 203 ff. (Deklaration des Med.-Ed. vom 3. 1. 1718). — [2] Vgl. CCM **V** IV 1 Sp. 236 (Verordnung vom 24. 8. 1724) und v. D. HAGEN (66) S. 12. — [3] CCM **V** IV 1 Sp. 235 f. (Ordre vom 4. 12. 1724) u. Sp. 239 (Verordnung vom 29. 3. 1724). — [4] CCM **V** IV 1 Sp. 226 f. (Med.-Ed. vom 27. 9. 1725). — [5] CCM **V** IV 1 Sp. 260. — [6] CCM **V** IV 1 Sp. 260 (Deklaration der Med.-Verordnung vom 27. 9. 1727). — [7] CCM **V** IV 1 Sp. 264 f. — [8] CCM **III** I Sp. 465 ff. (Instr. vom 30. 1. 1725). Nach den Angaben v. D. HAGENs (66) S. 29 war diese Kursusprüfung etwas eingehender als bei den Zivilchirurgen. — [9] CCM **III** I Sp. 475 f. (Verordnung vom 24. 12. 1726).

„öffentlichen" Vorlesungen den Berliner Chirurgenlehrlingen[1]. Daß aber auch auswärtige Chirurgen, Feldschere und angehende Ärzte an dem Unterricht teilnahmen und sich so auf die vorgeschriebene Prüfung in Berlin vorbereiteten, liegt nahe.

Für alle diese war mit dem Jahre 1727 durch Angliederung der Charité etwas grundsätzlich Neues gegeben, eine Stätte, an der man in Ergänzung der Theorie innere und chirurgische Kranke klinisch beobachten, behandeln und operieren lernte. Man kann die Bedeutung im Rahmen der Zeitverhältnisse nicht hoch genug einschätzen. Die Charité ist um diese Zeit etwas in Deutschland einzig Dastehendes. Der Nutzen zeigt sich bald. Schon 1730 heißt es, es sei „fast ohnmöglich, daß fleißige und aufmercksame Leute, welche einen guten Grund in der Theorie gelegt, hieselbst nicht solten geschickte und vernünfftige Practici werden". Gleichzeitig werden eine ganze Reihe tüchtiger Regimentsfeldschere aufgezählt, die ihre praktische Ausbildung in der Charité erhalten haben[2]. Meist handelt es sich dabei um die oben erwähnten Pensionärchirurgen, von denen anfangs nur einer[3], schon bald aber mehrere ständig in der Charité wohnten und die Kranken unter Aufsicht und Anleitung eines Arztes und Chirurgen betreuten, auch selbständig Operationen ausführen durften. Die Teilnahme an den ausgedehnten klinischen Visiten, die zweimal wöchentlich stattfanden, und an den Operationen stand auch den übrigen, „dieser Profeßion zugethanen, welche ein Verlangen tragen, was zu profitiren"[4], frei.

So gab der Erfolg den Männern recht, die dem König die Veranlassung zu der entscheidenden Verfügung gegeben hatten. Es waren vor allem der Generalchirurg HOLTZENDORFF und der Chirurg und spätere Inspektor der Charité HABERMAASS. Die Charité konnte sich den Pariser und Amsterdamer Anstalten würdig an die Seite stellen[5].

Als erster chirurgischer Leiter wirkte an ihr bis 1737 der Regimentsfeldscher GABRIEL SENFF[6]. Biographische Daten besitzen wir über ihn so gut wie gar nicht. Seine Ausbildung soll er, wie so viele Wundärzte der damaligen Zeit, in Paris erhalten haben. Im Jahre 1724 finden wir ihn als Demonstrator der chirurgischen Operationen beim Collegium medico-chirurgicum in Berlin erwähnt[7], später wurde er dort Professor der Chirurgie[8]. Er hat nichts veröffentlicht, wohl aber wissen wir aus Berichten von Zeitgenossen, daß er ein außerordentlich geschickter Chirurg war; SAMUEL SCHAARSCHMIDT schreibt von ihm, er sei „zum Operateur gleichsam gemacht gewesen"[9]. Eine genaue Beschreibung seiner Operationstechnik des Steinschnittes gab kein geringerer als LORENZ HEISTER in seiner Chirurgie[10]. Über andere von SENFF ausgeführte Behandlungen berichten SAMUEL SCHAARSCHMIDT[11] und ELLER[12]. Mit dieser chirurgischen scheint

---

[1] CCM **V** IV 1 Sp. 271. — [2] ELLER (30a) S. 31f. — [3] SCHEIBE (180) S. 14f. — [4] ELLER (30a) S. 36. — [5] Vgl. die Eingabe HABERMAASS' vom Jahre 1726, zitiert bei SCHEIBE (180) S.13f. — [6] Nach den Akten in der Charité (II 4 No. 1 Vol. 2 fol. 5r) und im Geheimen Staatsarchiv (Rep. 9 MM 4) wurde NEUBAUER am 13. 6. 1737 zum Nachfolger des verstorbenen SENFF bestellt, die Angabe KÖHLERs [(103) S. 158] und HABERLINGs in HIRSCH-GURLT [(85) V², S. 228], daß SENFF bis 1738 an der Charité gewirkt habe, ist also unzutreffend. KÜSTER [(111a) Sp. 177] und SCHEIBE [(180) S. 99] geben auch das Jahr 1737 an. — [7] CCM **V** IV 1 Sp. 215. — [8] Vgl. Verzeichnis der Lectionen (206) Abschnitt VI. — [9] SCHAARSCHMIDT, SAM. (174) Jg. 1, S. 9. — [10] HEISTER (71) S. 869ff. Vgl. hierzu unten S. 142f. — [11] SCHAARSCHMIDT, SAM. (174) Jg. 1, S. 57; Jg. 2, S. 67f., 314. — [12] ELLER (30b) S. 48, 50f.

eine ausgesprochen pädagogische Begabung vereinigt gewesen zu sein. Einer seiner berühmtesten Schüler, unter denen sich auch Elias Friedrich Heister, der frühverstorbene Sohn des großen Chirurgen, befand, war der spätere erste Generalchirurg im 7jährigen Kriege Johann Leberecht Schmucker. Er erinnert sich noch viele Jahre später des ausgezeichneten Unterrichts, den er Senff verdankt, und hält seine Art der praktischen Unterweisung am Krankenbett in der Charité für die einzig richtige[1].

Das gleiche Lob gebührt nach Schmucker Johann Theodor Eller, der sich mit Gabriel Senff in die Leitung der Charité teilte. Er war geboren am 26. November 1689[2] zu Plötzkau im Anhaltischen, studierte die Rechte in Jena, widmete sich dann während einer Zeitspanne von etwa 12 Jahren einer gründlichen Ausbildung in den Naturwissenschaften und der Medizin und wurde 1716 zum Dr. med. promoviert. Von besonderer Bedeutung für sein medizinisches Denken war der Unterricht bei Stahl in Halle, bei Boerhaave in Leiden, der Aufenthalt in Paris und London, wo er mit den bedeutenden Chemikern Lemery und Homberg und den hoch angesehenen Chirurgen La Peyronie und Cheselden in Verbindung trat. Grundlegend für sein späteres Interesse für Chirurgie, das sich in seinen Werken immer wieder spiegelt, und das ihn später veranlaßte, sowohl den meisten Operationen seines chirurgischen Kollegen Senff beizuwohnen als auch selbst ein Lehrbuch der Chirurgie zu schreiben[3], war seine 5jährige chirurgisch-anatomische Ausbildung bei dem berühmten Chirurgen Rau in Amsterdam und Leiden, dessen Assistent er war. Später trieb er chemische und mineralogische Studien in den Bergwerken des Harzes und wurde schließlich im Jahre 1721 Anhalt-Bernburgischer Leibarzt und Physikus. Nach einer kurzen Tätigkeit in Magdeburg, wo er Armeechirurgen unterrichtete, wurde er schon im Jahre 1724 nach Berlin berufen, wo er bald zum Hofrat und Professor am Collegium medico-chirurgicum ernannt wurde. Wie nutzbringend Eller die auf seinen Reisen gewonnenen Erfahrungen nach seiner Heimkehr verwertete, zeigt, daß er, als einer der ersten in Deutschland, im Jahre 1721 die Pockeninokulationen an mehreren Kindern ausführte, im selben Jahre, als in England die ersten Impfungen unter dem tätigen Einsatze der Lady Montague erfolgten. In seinen erst posthum erschienenen Observationes de cognoscendis et curandis morbis berichtet Eller selbst darüber und erwähnt, daß er das Verfahren von einem Griechen in Paris gelernt und schon damals an einem Waisenknaben mit gutem Erfolg ausprobiert habe. In Berlin hatte er keine Gelegenheit mehr, seine Pockenimpfungen fortzusetzen; denn als Arzt der königlichen Familie durfte er Pockenkranke nicht mehr besuchen[4]. Die Inokulationen sind in Berlin erst ungefähr 40 Jahre später ausgeführt worden, und zwar zuerst an der Charité[5]. Mit Stahl zusammen arbeitete Eller das wiederholt erwähnte, für die Entwicklung des preußischen Medizinalwesens so bedeutsame Medizinaledikt vom 27. September 1725 aus. Als ihr ärztlicher Leiter war er an der Ausgestaltung der Charité als Lehrstätte beteiligt[6], wenn er auch selbst alles Lob dafür dem Generalchirurgen Holtzendorff zuspricht[7].

---

[1] Vgl. Schmucker (183) Vorrede, S. 26ff. — [2] Nicht, wie H. Frölich in Hirsch-Gurlt (85) II[2], S. 398 angibt, am 29. 11.; vgl. dazu und zum folgenden Harzen-Müller (69). — [3] Eller (32). — [4] Eller (33) S. 150ff. Vgl. dazu auch Klebs (102) S. 13, 47. — [5] Vgl. Formey (48) S. 165 u. Siegerist (198) S. 3. — [6] Vgl. Formey (45) S. 16f. — [7] Eller (30a) S. 11.

ELLER kam in Berlin zu hohen Ehren. 1735 wurde er der erste preußische „Generalstabsfeldmedicus", im selben Jahr außerordentlicher Direktor der physikalischen Klasse der Societät der Wissenschaften, deren Mitglied er schon seit 10 Jahren war. Außerdem war er Leibarzt FRIEDRICH WILHELMs I. und einer der Leibärzte FRIEDRICHs DES GROSSEN[1]. Schon im Jahre 1730 klagte ELLER über starke berufliche Überlastung[2], Mitte der 30er Jahre zog er sich von der Tätigkeit an der Charité und den übrigen Hospitälern zurück[3], behielt aber weiterhin Einfluß auf das Geschick der Anstalt; denn im Jahre 1741 erhielt er Sitz und Stimme im Armendirektorium, der Behörde, der sie unterstand[4]. Die weiteren ehrenvollen Ämter des Direktors des Collegium medico-chirurgicum und Dekans des Obermedizinalkollegiums bekleidete er bis zu seinem Tode im Jahre 1760.

Eine Vorstellung von der Vielseitigkeit dieses Mannes gibt ein Blick auf seine Werke. Während sonst die Societät der Wissenschaften in jenen Zeiten oft Klage führte, daß die ihr angehörenden Mediziner sich nicht um sie kümmerten und keine Abhandlungen lieferten[5], ist ELLER von diesem Vorwurf völlig frei. Die Vorträge, die er bei der Societät und späteren Akademie der Wissenschaften hielt, wurden außer in deren Veröffentlichungen noch besonders zusammengefaßt und nach seinem Tode in deutscher Übersetzung gedruckt. Sie bilden einen stattlichen Band[6]. Arbeiten wie „Von der Scheidung des Goldes vom Silber", „Versuch über den Ursprung der Metalle", „Versuch über die Bildung der Körper überhaupt", „Abhandlung über die Elemente", „Untersuchung von der Fruchtbarkeit der Erde", „Neue Erfahrungen und Beobachtungen über die Vegetation der Saamen, der Pflanzen und Bäume" stehen neben Berichten über einige seltene Krankheitsfälle und Arbeiten, die mit Hilfe chemischer und physikalischer Experimente medizinisch wichtige praktische Fragen zu klären versuchen: „Untersuchungen über den vorgegebenen gefährlichen Gebrauch des Kupfergeschirrs in unseren Küchen" und „Neue Erfahrungen über das menschliche Blut". In der letztgenannten Arbeit suchte er in vitro die Wirkungsweise der Arzneimittel zu erforschen, indem er mit für seine Zeit sorgfältig ausgearbeiteter Methodik die Vorgänge beobachtete und registrierte, die sich bei dem Zusatz von therapeutisch verwendeten Stoffen zu dem menschlichen Blute abspielten. Trotz dieser alles umspannenden Arbeitsgebiete, dieser wissenschaftlichen Fragestellungen blieb er der Arzt, Praktiker und Therapeut, der als Schüler von BOERHAAVE und als Anhänger der HOFFMANNschen Richtung mit einfachen Heilmethoden und Mitteln auszukommen suchte. Sein umfassendes ärztliches Wissen legte er noch im hohen Alter in seinen „Observationes"[7], in seiner „Ausübenden Arzneywissenschaft, oder praktischer Anweisung zu der gründlichen Erkenntniß und Cur aller innerlichen Krankheiten"[8] und seiner „Vollständigen Chirurgie, oder gründlichen Anweisung alle und jede äußerliche Krankheiten des menschlichen Körpers zu heilen"[9] nieder, die sämtlich erst nach seinem Tode erschienen, — ein Zeichen für ihre Geltung — mehrere Auflagen erlebten und zum Teil auch ins Französische übersetzt wurden. Auch als

---

[1] Vgl. MAMLOCK (120) S. 6 u. 24. — [2] ELLER (30) Vorrede. — [3] Charité-Akten II 4 Nr. 1 Vol. 1 fol. 128 und SCHEIBE (180) S. 97. Die Angabe bei KÖHLER (103) S. 257, daß ELLER erst 1741 durch SCHAARSCHMIDT abgelöst wurde, scheint unzutreffend zu sein. — [4] Vgl. KÖHLER (103) S. 152f. — [5] Vgl. HARNACK (68) I 1, S. 325. — [6] ELLER (29). — [7] ELLER (33). — [8] ELLER (31). — [9] ELLER (32).

Lehrer am Collegium medico-chirurgicum wird uns ELLER literarisch faßbar. Zwar soll er seine Vorlesungen über Physiologie und Pathologie, die sein Schüler JOHANN CHRISTIAN ZIMMERMANN 1748 herausgab[1], nicht anerkannt haben[2], — wie oft geschieht es nicht, daß ein Lehrer mit der Form nicht zufrieden ist, die seine Vorlesungen in der Nachschrift eines Hörers annehmen! — aber es ist für uns doch wertvoll zu sehen, wie der Unterrichtsstoff für die damaligen Studierenden am Collegium medico-chirurgicum und der Charité beschaffen war. Der Untertitel des Werkes gibt darüber deutlichen Aufschluß:

„Gründliche Untersuchung und Demonstration aller und jeder Bewegungen, Würckungen, Verrichtungen und Functionum im menschlichen Cörper, sowohl im Stande der Gesundheit als Kranckheit, oder des verlezten Cörpers, und deren in selbigen entstehenden Ursachen, sammt denen Kennzeichen derer Kranckheiten, und daraus zu stellenden Prognosticis: Alles nach der Structur des Cörpers und denen Gründen der Anatomie, mit denen vernünfftigen Demonstrationibus, Experimentis und Observationibus medico-mechanico-physicis erkläret und erwiesen.... Alles zur Erklärung und Erleichterung eines vernünfftigen Methodi medendi, oder Cur, ... herausgegeben."

Man sieht, die Pathologie und Physiologie, die im wesentlichen auf BOER-HAAVEsche oder HOFFMANNsche Vorstellungen zurückgehen, werden im Hinblick auf die *ärztliche Praxis*, auf das Heilen, abgehandelt. Wie beliebt dieses Buch unter den Studierenden gewesen sein muß, und wie es in seinem Inhalt noch immer brauchbar war, zeigt, daß sich im Jahre 1770 eine Neuauflage nötig machte, also 10 Jahre nach ELLERs Tod und 40 Jahre, nachdem er diese Vorlesungen gehalten hatte. Daß seine Lehren auch für seine Nachfolger verbindlich waren und der Medizin am Collegium medico-chirurgicum auf Jahrzehnte ihr Gepräge gaben, zeigt der Hinweis ZIMMERMANNs in der Vorrede zur 2. Auflage von ELLERs Vorlesungen[3], daß sowohl die Physiologie SAMUEL SCHAARSCHMIDTs vom Jahre 1751 als auch dessen Anweisung zum Studio medico-chirurgico vom Jahre 1752[4] nichts als eine etwas erweiterte Fassung der Vorlesungen sei, die ELLER in den 20er Jahren öffentlich gehalten habe. Ebenso verwertete im Jahre 1761 HENCKEL ein Manuskript ELLERs für seine Abhandlung über die Arzneiwirkung[5]. Mit ELLER hält die *literarische Verwertung von Krankheitsfällen an der Charité* ihren Einzug. Seine schon mehrfach erwähnten „Medicinischen und Chirurgischen Anmerckungen so wohl von innerlichen als auch äusserlichen Kranckheiten, und ... Operationen, welche bishero in dem ...Lazareth der Charité zu Berlin, vorgefallen"[6] eröffnen die lange Reihe der *Berichte und Arbeiten über klinisch beobachtete Fälle* an dem reichen Krankenmaterial der Charité. Ihnen entsprechen die „Nachrichten" von SCHAARSCHMIDT, „Wahrnehmungen" von MUZELL und HENCKELs 2. Sammlung von „Neuen medicinischen und chirurgischen Anmerckungen", um nur einige Beispiele aus der folgenden Literatur herauszugreifen. Die Bedeutung der ELLERschen „Anmerckungen" als Zeugnis für die Pathologie und Therapie an der Charité wird in anderem Zusammenhang besprochen werden[7], für uns sind sie an dieser Stelle wichtig, weil ELLER den eigentlichen klinischen Beobachtungen eine kurze Schilderung der Entwicklung[8] und Einrichtung der Charité voranschickt, die uns eine lebendige Vorstellung von diesem Hause im Jahre 1730

---

[1] ELLER (34). — [2] Vgl. ANDREAE (3) S. 56. — [3] ELLER (35). — [4] Vgl. hierzu unten S. 17f. — [5] Siehe unten S. 27 und HENCKEL (77) Vorrede. — [6] ELLER (30). — [7] Siehe unten S. 78ff., 86, 110, 141f. — [8] Die Auswertung dieses Berichts für die Geschichte der Gründung und Benennung der Charité s. bei SCHEIBE (180) S. 3f., 16.

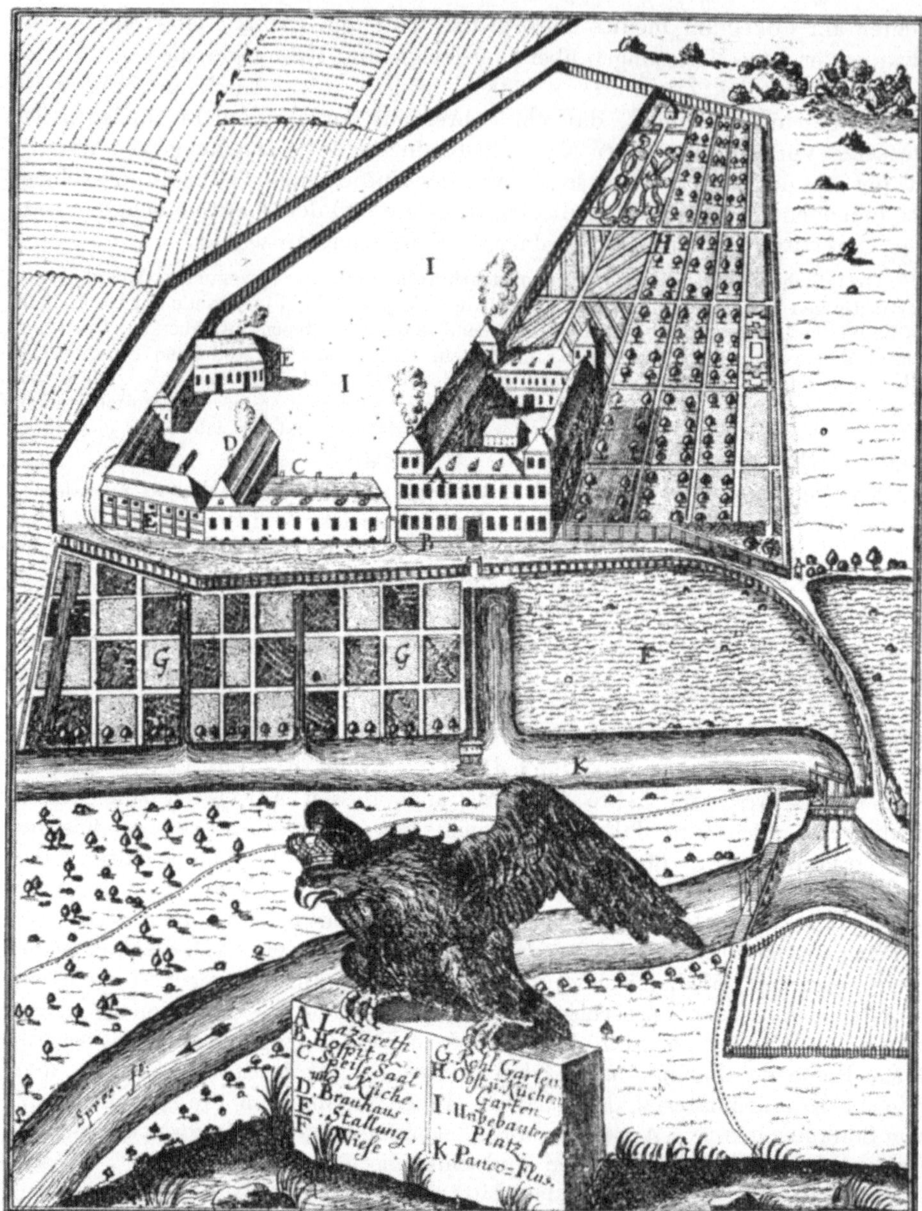

Abb. 1. Die Charité im Jahre 1730. Aus ELLER (30a) nach S. 2.

gibt. Es ist dies die erste ausführliche Beschreibung der Charité, die wir besitzen.

In dem unteren Stockwerk des einen viereckigen Hof einschließenden Gebäudes waren die Hospitaliten, d. h. die alten und gebrechlichen Leute, untergebracht. Das zweite und ein weiteres drittes Stockwerk beherbergten das eigentliche Charitélazarett. (Vgl. dazu Abb. 1). Darin waren die Stationen in einer zweckmäßigen, ganz modern anmutenden Weise verteilt. Es gab getrennte Räume für innerlich und chirurgisch kranke Männer und

Frauen, eine Abteilung für Infektionskrankheiten, einen Operationssaal, eine geburtshilfliche[1] und eine besondere Abteilung, die als Lazarett für kranke Soldaten diente. (Vgl.
dazu Abb. 2 u. 3.)

Über die Unterbringung der Kranken erhalten wir eine genaue Beschreibung
von ELLER[2]:

„...und da dasselbe [das 2. Stockwerk] aus vier egalen Flügeln, welch in einander
schlüssen, bestehet, und inwendig rings umher mit einem Gang oder Gallerie versehen ist,

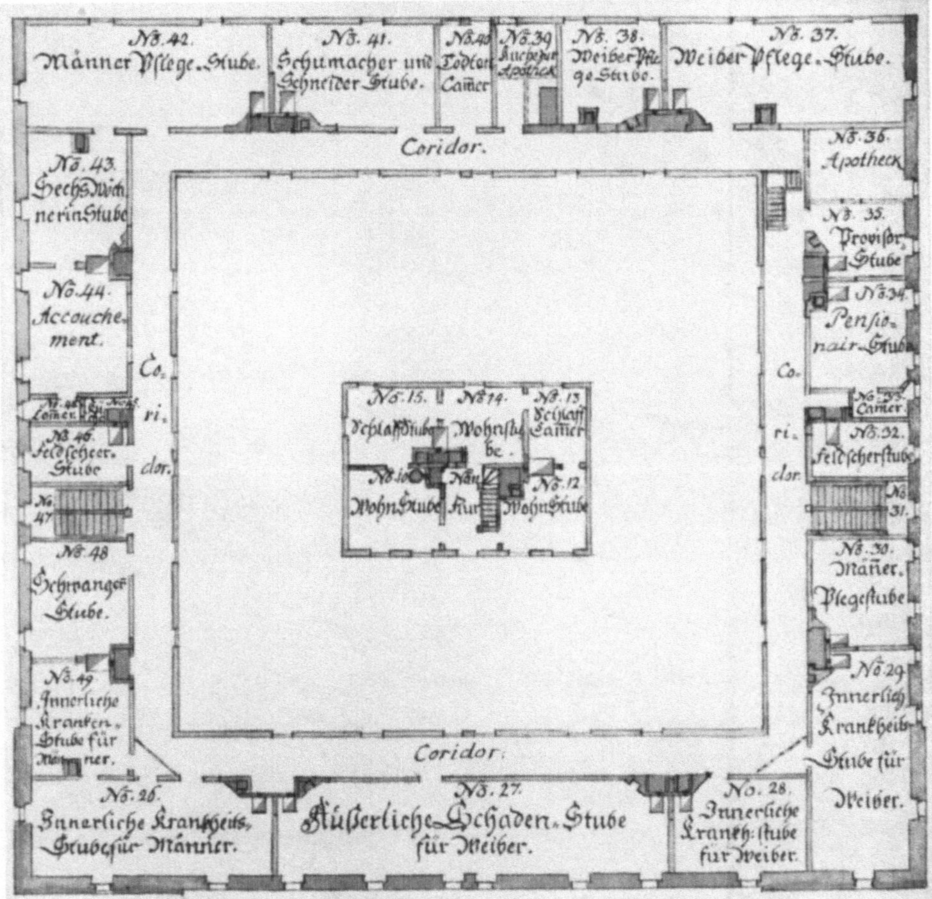

Abb. 2. „Grund-Riß der mittlern Etage des großen Charité Gebäudes" vom Jahre 1768.
Aus WALTHER, Kurtzgefaßte . . . Nachricht (vgl. S. 178) nach S. 270.

so kan man von diesem Gange in alle die hieselbst befindliche Stuben und Saale hinein-
treten, sonder daß man genöthiget wäre, aus einer Stuben in die andere zu gehen. Jede
Stube ist nach ihrer Grösse mit einem proportionirten Ofen zu benöthigter Heitzung zu
Winters-Zeit behörig versehen, und hat man ausserdem noch eine Art vom kleinen Camien
oder Kühn-Loch, ...in jedem Saale angeordnet, wodurch dieser Vortheil geschafft wird,
daß eine kleine Hand voll angelegtes brennendes Holtz, die Ausdunstungen und üblen
Geruch bey Krancken, durch diese kleine Camien-Röhren hinausstreichen macht[3], und

---

[1] Über ihre Entwicklung s. unten S. 144 f. — [2] ELLER (30a) S. 25 ff. — [3] Vgl. hierzu
unten S. 10, 114.

also die Lufft beständig verändert; wie denn auch die Lichter oder Lampe unter blechernen Trichtern brennen, damit der aufsteigende Dampff durch dererselben Röhren gleichfalls hinausgeführet werden könne, welcher anders verschiedenen Sorten von Kranckheiten sehr nachtheilig fallen würde.

In allen diesen Stuben nun, seyn die unterschiedenen Patienten, jede nach Beschaffenheit ihrer Kranckheiten und Zufälle ordentlich einquartiret..." [es folgt die schon oben

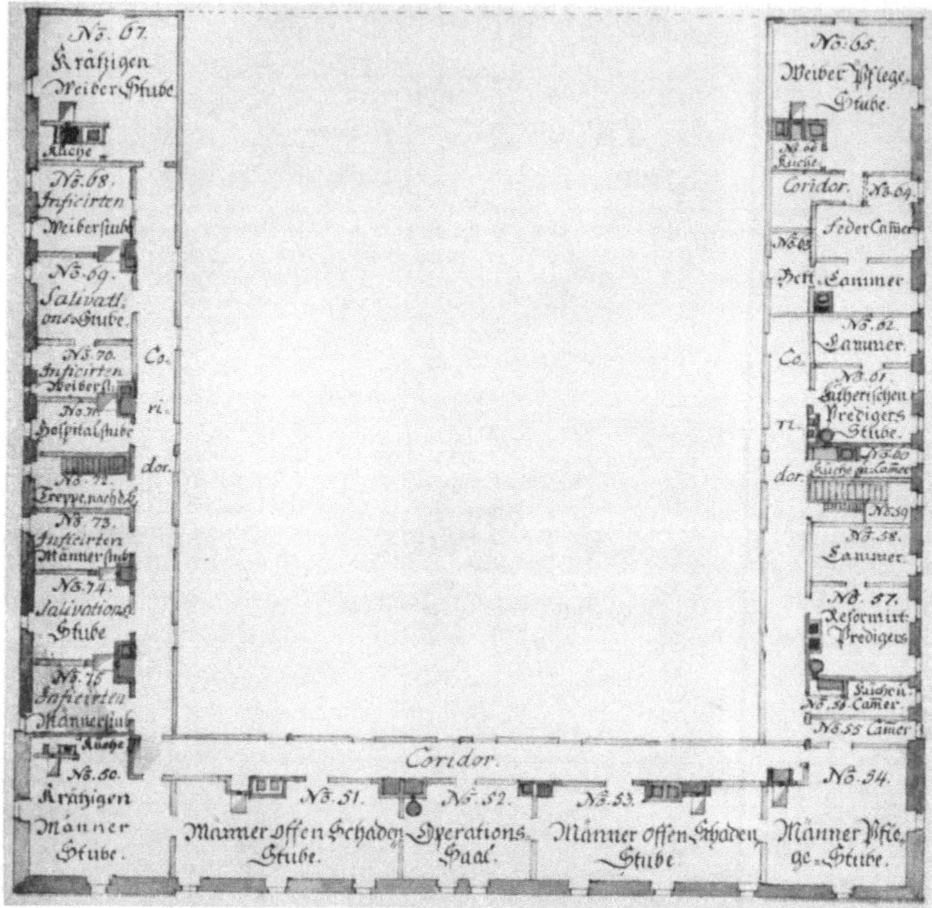

Abb. 3. „Grund-Riß der dritten Etage des großen Charité Gebäudes vom Jahre 1768. Aus WALTHER Kurtzgefaßte . . . Nachricht (vgl. S. 178) nach S. 270.

erwähnte Aufzählung der Räume]. „Alle diese Stuben und Säle seyn auswendig an denen Thüren gezeichnet, und was in jeden für Sorten von Krancken befindlich, durch den Mahler angeschrieben worden. Dieweil aber unterschiedliche Kranckheiten die Eigenschafft haben, daß sie ansteckend seyn, und andern Personen ihr Gifft gleichsam mit theilen; so hat man Sorge getragen auch diesen Ungemach hieselbsten vorzubeugen, indem der eine Flügel mit einem dritten Stock oder Etage übersetzet worden, woselbst man in denen unterschiedenen Stuben, alle diejenigen, so mit ansteckenden Kranckheiten... behafftet, ihren Auffenthalt anweiset, damit auf solche Art die schädlichen ansteckenden Ausdämpfungen, welche ihrer Eigenschafft nach, jederzeit mehr aufwärts steigen[1], denen übrigen Krancken nicht nachtheilig fallen möchten...

---

[1] Die Vorstellung von dem Aufwärtssteigen der krankmachenden Dünste geht über das Mittelalter bis in die Antike zurück.

Zur behöriger Bequemlichkeit der armen Krancken, hat jeder in allen diesen vorerwehnten verschiedenen Stuben, seine besondere Bettstelle [1], in welcher ausser dem Strohsack und dergleichen Küssen, eine gute Matratze, rein Laacken, Kopff-Küssen und weisse wollene Decke befindlich ist; jeder ankommende Krancke bekommt ein rein weiß Bette, und wird selbiges ordinair alle vier Wochen weiß überzogen, auch nach Beschaffenheit der Kranckheit und des Patienten, wohl öffters.

Damit auch der Unterhalt allen diesen Veranstaltungen gleichförmig sey, so werden die Krancken überhaupt mit frischem Fleisch und dergleichen Brühen oder Suppen täglich versehen, auch wohl nach Beschaffenheit der Umstände mit dienlicher Vorkost, und wird ihnen solches in reinlichen Geschirren um 12. Uhr Mittags, und des Abends um 6. Uhr von denen Aufwärters und Hospitaliten zugetragen. Ihr Geträncke ist anjetzo ein gutes braunes oder weisses Speise-Bier, nachdem man nunmehre eine eigene Brauerey hieselbst zu Stande gebracht, auch wird ihnen, wenns die Noth erfordert, ein Gläßchen Wein zur Erquickung nicht versaget.

Dieweil aber die Reinlichkeit in Hospitälern und Lazarethen, wo so viel hundert Menschen ihren Aufenthalt geniessen, von unumgänglicher Nothwendigkeit ist, so hat man sich bestmöglichst befliessen, auch hierinnen was diesen Punct betrifft, keine Unordnung einschleichen zu lassen. Derohalben seyn in jeder Stube eine Warths-Frau und Krancken-Wärther bestätiget, welche, ausser dem Einheitzen zu Winters-Zeit, und der Handreichung so sie denen unvermögenden Krancken leisten müssen, auch gehalten seyn, die Stuben und Betten beständig reinlich zu halten. Zu Austragung und Leerung der Nacht-Stühle, seyn wiederum eigne Weiber von denen Hospitaliten angeordnet, welche des Morgends gantz früh diese Arbeit verrichten, und alle hierzu bestimmte Gefässe gantz reine waschen müssen, damit der hiervon entstehende üble Geruch weder Krancke noch Gesunde belästigen möge. Wie denn auch zu diesem Ende eine eigne Frau bestimmet, welche alle 2. Stunden des Tages mit angestecktem Räucher-Pulver die Krancken-Stuben durchgehen, und den, bey solchen Umständen, nicht wohl zu vermeidenden üblen Geruch hierdurch mäßigen und verändern muß; über welches alles beständig gute Aufsicht gehalten wird.

So wie man nun jetzt berührten Umständen zufolge, für die Verpflegung der armen Krancken alle mögliche Veranstaltungen vorkehret, also verabsäumet man auch nichts, was die Abwartung der benöthigten Cur dieser dürfftigen Patienten betrifft, angesehen dieses die fürnehmste Absicht ist, weswegen alle diese Anstalten bishero errichtet worden....

Die Ordnung, welche man bißhero in der Cur und Genesung dieser armen Patienten gehalten, ist so eingerichtet, daß man wenigstens von vernünfftigen Beyfall zu finden verhoffet; so bald ein Krancker... sich bey mir oder bey Herrn SENFF gemeldet, und seine Kranckheit untersucht worden, so wird er mit einem Receptions-Schein an dem Inspector nach dem Lazareth der Charité gesandt, welcher ihm durch den Hauß-Vater reinigen, mit Kleidern versehen läst, und nach Beschaffenheit seiner Kranckheit, in diese oder jene Krancken-Stube anweiset; Anbey wird zugleich vorerwehntem erstern Chirurgo des Lazareths hiervon Nachricht gegeben, welcher die Beschaffenheit seiner Kranckheit erforschet, selbige dem Befinden nach in ein Journal oder Tage-Buch aufnotiret, und die behörige Medicamenta ihm zuordnet. Damit aber nichts verabsäumet, oder unrecht eingesehen werde, so geschiehet die Direction der unterschiedenen Curen, so vieler Patienten unter meiner und vorgedachten Herrn SENFFENS Aufsicht, weßhalb wir denn wöchentlich 2 mahl, auch wenn es einige Umstände erfodern, wohl öffters hinauskommen, und das Lazareth visitiren, da man dann zufolge der Umstände anordnet, was bey dieser oder jener Kranckheit insbesondere für Artzeneyen zu geben... Zu besserm Nutzen und Vortheil aber, sowohl für die armen Krancken, als auch für die jungen Leute, so sich zur praxi appliciren, werden von dem ersten Chirurgo alle Symptomata oder Zufälle und Haupt-Veränderungen derer schweren und intricaten Kranckheiten angemercket, und zur Nachricht ins Journal getragen, welches zu nützlichen Anmerckungen unumgänglich nöthig....

Und damit alles nun so vielmehr, was die Abwartung der Krancken betrifft, in guter Ordnung gehalten werde, so haben die vorerwehnten Chirurgi hieselbst ihre Wohnung zwischen denen krancken Stuben, damit sie jederzeit bey der Hand seyn, und denen Krancken die benöthigte Hülffe und Beystand leisten können; und wenn auch was ausserordentliches vorfällt, so seyn sie gehalten, so fort hereinzukommen, und solches mir oder

---

[1] Eine für die damalige Zeit im Vergleich zu anderen Krankenhäusern außerordentlich fortschrittliche Einrichtung.

Herrn Senff anzuzeigen, damit die behörige Verfügung geschehen könne; wie sie denn auch zum öfftern, wenigstens die Tage, wenn wir nicht selber visitiren können, vom Zustande des Lazareths und der Krancken persöhnlich Bericht abstatten müssen. Zu Ende jeder Woche aber wird eine Liste von allen und jeden Krancken, so in denen unterschiedenen Stuben des Lazareths befindlich, aufgesetzet, wobey sowohl die Neu-angekommene, als auch die Verstorbene, wie nicht weniger diejenigen, so genesen, und wiederum herausgegangen, mit behörigem Fleisse eingetragen, und an mich und Herr Senff gebracht werden."

Von der Nachbehandlung der operierten Patienten gibt Eller folgende Schilderung:

„Alle diese operirten Patienten nun, werden, wie es die Nothwendigkeit erfordert, sehr sorgfältig in acht genommen, und nach Beschaffenheit der Operation, muß jederzeit einer von denen Unter-Chirurgis, nebst einen Krancken-Wärther die Nachtwache verrichten, damit die ersten Tage über, allen sich etwa zeigenden Zufällen best möglichst vorgebeuget, und nichts verwahrloset werden möge. So heget man auch alle mögliche Fürsorge, daß dergleichen operirte Krancken mit dienlichen Nutriment an Speise und Tranck versehen werden, und wo es die Beschaffenheit des Patienten und der Operation erfodert, da müssen die guten Brühen, Suppen und andere dergleichen stärckende Nahrung stets parat seyn, damit auch in diesem Stück denen Krancken aus deren Mangel kein Nachtheil zuwachse.

Für die mit Venerischen Kranckheiten behafftete Patienten, ist man gezwungen worden, ein eigen Revier, oder besondere abgelegene Stuben einzuräumen, und selbige zu der bequemen Cur dieser Kranckheiten zu aptiren; wie den die gantze Oberste Etage in dem einen Flügel dieses Gebäudes hiezu gewidmet ist.... Alle die zu solcher Cur gewidmete Stuben seyn so angeordnet, dass sie, wegen egal zu unterhaltender Wärme, von mässiger Größe, etwa 6. biß 8. Patienten, in besondern Betten, commode herbergen können. Die Thüren seyn inwendig wegen eindringender Lufft, mit einer wollenen Decke verschlagen, und auswendig verschlossen, damit niemand währender Cur hineingelassen werde, als der Chirurgus und die Warths-Frau, und werden zu letztern diejenigen angenommen, welche vordem an eben dergleichen Kranckheit laboriret, und die Salivations-Cur[1] bereits überstanden, damit sie aus der Erfahrung so viel besser gelehrt seyn, wie die Abwartung dieser Patienten am bequemsten geschehen müsse. Die Chirurgi visitiren alle Stunden, auch den Umständen nach wohl öfters, die Stuben, und tragen Sorge, daß alles in der Cur behörig beobachtet werde, und daß die Patienten sich nicht etwa selber verwahrlosen; zu welchem Ende denn ein oder zwey Chirurgi in dieser Etage ihre beständige Wohnung haben, damit sie bey erfodernden Fall auch des Nachts visitiren und parat seyn können."

Wir sehen aus dieser Beschreibung, die zugleich ein Licht auf Eller als mitfühlenden Menschen und guten Arzt wirft, wie dieses Krankenhaus in seiner Einrichtung, der Pflege und Wartung der Patienten auch den modernsten hygienischen und pflegerischen Anforderungen seiner Zeit Rechnung getragen hat. Es war nicht nur für den Unterricht des angehenden Chirurgen, sondern auch für die Kranken eine vorbildlich eingerichtete Stätte. Aus Ellers Bericht geht deutlich hervor, daß bei der Ausgestaltung dieses Hauses das Wohl der Kranken im Vordergrund stand, der angeschlossene Lehrbetrieb beeinträchtigte die Kranken nicht nur nicht, sondern kam ihnen sogar in hohem Maße zugute; denn er garantierte eine außerordentlich eingehende ärztliche Versorgung. Wo hätten damals sonst so viele Ärzte in ein und demselben Haus gewohnt und ihre Zimmer zwischen den Krankenstuben gehabt, um jederzeit zur Hand zu sein?

Man könnte einwenden, daß Ellers Schilderung der Charité nicht ganz objektiv sei, weil er als dirigierender Arzt Interesse daran haben konnte, sie in möglichst günstigem Licht erscheinen zu lassen. Glücklicherweise haben wir die Möglichkeit, durch den Vergleich mit einem anderen, von sicher nicht inter-

---

[1] Diese auf alten humoralpathologischen Anschauungen von der Syphilis beruhende Methode sucht die Krankheitsmaterie durch vermehrten Speichelfluß nach außen zu befördern und bedient sich dazu quecksilberhaltiger Mittel.

essierter Seite geschriebenen Bericht aus derselben Zeit ELLERs Angaben kontrollieren zu können. JOHANN GEORG BETHMANN[1], der in den Jahren 1727 und 1733 nach Berlin reiste, schildert in seinem Reisetagebuch[2] anschaulich eine Besichtigung der Charité:

„Es ist dieses das vornemste Hospital in Berlin und denen Vorstädten; und obgleich das grosse Friederichs Hospital[3] ratione des Thurms, Kirche und Gebäude beßer und massiver ist, so hat doch dieses für ienem vieles voraus, welches aus nachfolgender Beschreibung erhellen wird. Eben da ich [Bethmann] und Holtzmann[4] hineinkamen, wolten der Controlleur und Feldscher herumgehen und die Krancken registriren, so gesund worden wären, und wider heraus solten, sie hatten eine Frau bey sich, welche mit einem Räucher Faß immer voran ging und alle Stuben durchräucherte." Es folgt dann eine Beschreibung der Räumlichkeiten, Einrichtungen, der Betten, der Aufnahmeformalitäten usw., die genau mit der bei ELLER gegebenen übereinstimmt. Auch über die Verpflegung erfahren wir etwas:

„...sie bekommen alle Tage Fleisch, auch Braten, sie bekommen auch allerley Fleisch. Der Inspector erzählte mir dass etliche des Tags 2. mal Fleisch z. E. des Mittags Kalbfleisch des Abends Krammets Vögel, oder des Mittags Rindfleisch, des Abends Kälberbraten oder des Mittags Hammelfleisch, des Abends gebraten Huhn oder gebraten Puter immer verändert [bekommen], was kostet die Artzney, was kostet die Wäsche, Feurung, Licht, Bette und Aufwartung, daher eine Person so die Woche 8. ggr. gibt, unter keinen Thaler auf diese Art kann erhalten werden. ...

Dass es in der Charité gut seyn muss, erhellet unter andern daraus, weil die meisten nicht herauswollen, sie machen sich so lange krank, als es nur immer angehen will, um die beneficia in der Charité desto länger zu geniessen, dahero gehet der Chirurgus und Controlleur alle Woche einmal herum, und visitiren die Kranken, ob sie oder wer davon restituirt, es wird auch ihnen angedeutet, dass sie sich dann und dann retiriren sollen, so ist ihnen immer der Mond zu neu, und bitten noch um einige Tage Abschub, wenn nun der Controlleur und der Chirurgus Ihnen wohlwollen, so bleiben sie noch einige Wochen, oder noch einige Tage länger, als sonsten wohl nicht geschehen wäre." BETHMANN hat bei dieser Führung genau aufgepaßt: „Ich habe gemerckt bey der visitation dieser Leute, dass diese Visitatores einen für den andern oder eine für die andere connivirten, mit ihnen auch freundlicher redeten und ihnen auch beßer Minen zu machten; dahingegen sie ander spröde tractirten, auch wohl kieffen, und zu ihnen sagten, sie solten sich denn und denn retiriren oder bezahlen; der Controlleur notirte auch solches gleich in seyn bey sich habendes Krancken Buch.

Ich glaube dass diese Leute diesen Herrn Visitatorn werden auch ehemals Gefälligkeiten erwiesen haben, oder sie sind mit ihnen Verwand, oder sie haben Maitressen darunter; sie sahen theils so munter, so gesund und so vergnügt aus, als wenn sie niemals krank gewesen wären, sie sahen theils so charmant aus, und lachten auch, sie pflegten sich wol recht, lagen in warmen Stuben, in ihren Betten, und liessen sich bedienen durch alte Frauen." Wie weit BETHMANN mit solchen Vermutungen recht hat, können wir nicht sagen. Jedenfalls war er selbst nicht unempfänglich für die Reize des anderen Geschlechts. Bei der Beschreibung der Entbindungsstation begeistert er sich fast für die Patientinnen:

„Dieses waren lauter Huren, ... auch unter diesen waren charmante Seelen, ich fande unter Ihnen so schöne Gesichter als ich fast in Berlin nicht gefunden habe."

Auch von den Salivationsstuben gibt uns BETHMANN eine Beschreibung: „Die Visitatores fragten mich erst, ob ich mich wohl getrauete mit herauf in dieses Stockwerck zu gehen, in betracht hier lauter inficirte und eckelhafte patienten und patientinnen wären, so luem

---

[1] BETHMANN, Akademiker aus Aderstädt bei Halberstadt, der in Rechtsangelegenheiten mehrfach nach Berlin reiste; vgl. CONSENTIUS (23) S. 175f. u. 234. — [2] Zit. nach der Wiedergabe der Handschrift, die sich in der Preußischen Staatsbibliothek zu Berlin befindet, bei CONSENTIUS (23) S. 246ff. Vgl. auch (23) S. 234. — [3] Ein Ende des 17. Jahrhunderts als Hospital, Irren- und Waisenhaus errichteter Bau, der später, als die Hospitaliten in der Charité und die Irren in einem neu errichteten Irrenhause Aufnahme fanden, nur mehr als Waisenhaus diente. Vgl. in der Beschreibung Berlins (10) Bd. 2, S. 453. — [4] HOLTZMANN war Kantor im Irrenhause und Lehrer und mit BETHMANN bekannt [vgl. CONSENTINUS (23) S. 180f.].

veneream, den Krebs, den Außatz, und andere garstige Krankheiten hätten, ich sagte ia
und ging mit.... Diese Stuben waren schmutzig, die Fenster dunckel oder gar behängt,
die Stuben waren unsauber, der Geruch daugte auch nicht vil. Diese Leute brauchten
die salivations-Cur, und musten täglich speyen, daher es auf dem Boden gantz benetzt
und unsauber aussahe[1].... Auch unter diesen fanden sich ein oder 2. Personen welche gut
aussahen...."

BETHMANN schildert noch ausführlich all die Wirtschaftsgebäude, die Ställe für Pferde,
Rinder, Schweine, den Gemüsekeller und die Gärten und rühmt die ruhige Lage und die
herrliche, freie Aussicht nach der weitabgelegenen Stadt zu, eine Aussicht, die von anderen
Reisenden auch später noch oft gepriesen wird[2].

Kein Wunder, daß diese schön gelegene, vorbildlich eingerichtete Anstalt
in zunehmendem Maße von Patienten in Anspruch genommen wurde. Während
für das Jahr 1727 die Zahl der Kranken mit 70[3] und die der Hospitaliten mit
etwa 300 angegeben wird[4], verschob sich das Verhältnis in den folgenden Jahren
immer mehr zugunsten der Kranken. Gleichzeitig wuchs die Gesamtzahl; schon
im Jahre 1736 soll sie 476 Insassen betragen und die bei der Anlage mit 400
vorgesehene Normalzahl überschritten haben[5]. Schon damals tauchen Ver-
größerungsvorschläge auf, finden aber keine Ausführung[6]. Auf Jahrzehnte
hinaus ändert sich nichts an dem Gebäude, wie wir es oben beschrieben haben.
Wir können uns daher wieder der Entwicklung der *ärztlichen* Angelegenheiten
an der Charité zuwenden.

ELLERs Nachfolge wurde zunächst von zwei Ärzten angetreten. Der eine,
OTTO THEODOR SPRÖGEL aus Mitteldorf bei Halberstadt gebürtig, hatte eine
praktische Ausbildung bei einem Chirurgen in Hamburg genossen und seine
Medizinstudien in Jena mit der Promotion in Helmstedt abgeschlossen. Er
hatte dann, wie das damals zur Vervollständigung der medizinischen Ausbildung
üblich war, Reisen durch ganz Europa gemacht[7] und schon in Hamburg prak-
tiziert, ehe er nach Berlin übersiedelte. Dort wurde er Hofmedicus und erhielt
mit der Stelle an der Charité zugleich die Professur am Collegium medico-
chirurgicum. Er wurde zwar, wie das in der Regel mit allen Professoren am
Collegium geschah, schon bald zum Mitglied der Societät der Wissenschaften
ernannt, gewann aber für sie keinerlei Bedeutung[8]. Die Beschreibung von drei
Krankheitsfällen im Jahre 1740 war das einzige, was er an Beiträgen lieferte.
In den Sitzungen fehlte er fast immer[9]. Er war eben kein Wissenschaftler,
sondern durch und durch praktischer Arzt; gewagten therapeutischen Experi-
menten am Krankenbett abhold, verließ er sich auf seine Erfahrung und die
althergebrachten Heilmethoden. Der andere Nachfolger ELLERs war SAMUEL
SCHAARSCHMIDT. Auch er war Arzt, besaß aber längst nicht die vielseitige
Bildung seines Vorgängers. Sein Bildungsgang war durch die Notwendigkeit,
für seinen Lebensunterhalt zu sorgen, immer wieder beeinträchtigt. 1709 in
Terki bei Astrachan geboren, kam er nach Halle, studierte dort vom 16. bis
18. Lebensjahr anfangs Theologie, dann Medizin, war Schüler JUNCKERs und
vor allem FRIEDRICH HOFFMANNs und trat schon mit 18 Jahren eine Stellung

---

[1] Der Schmutz und die schlechte Luft in den Salivationsstuben stehen im Gegensatz
zu der Sauberkeit der übrigen Räume, sie sind durch die Art der Behandlung bei sorgfältig
abgedichteten Türen und Fenstern (s. oben S. 12) bedingt. — [2] Vgl. SCHEIBE (180) S. 31.
[3] Vgl. SCHEIBE (180) S. 18. — [4] ELLER (30a) S. 13 u. SCHEIBE (180) S. 18. — [5] SCHEIBE
(180) S. 34. — [6] Vgl. dazu auch Akten Armendirektorium, Abt. Krankenpflege Nr. 7b des
Stadtarchivs Berlin. — [7] Vgl. Charité-Akten II 4 No. 1 Vol. 1 fol. 153v. — [8] Vgl. HARNACK
(68) I 1, S. 278. — [9] Vgl. FORMEY (47) S. 43.

bei einem Arzt in Freienwalde als Hauslehrer und ärztlicher Gehilfe an. Später ging er wieder nach Halle, erhielt dort die Lehrberechtigung, wurde dann Physikus in Güsten, kehrte aber zum zweitenmal nach Halle zurück. Hier übersetzte er einige Werke Hoffmanns ins Deutsche und wurde auf dessen Empfehlung schon 1735 zum Professor der Physiologie am Collegium medico-chirurgicum und zum Arzt an der Charité ernannt. Noch im gleichen Jahr erfolgte die Übersiedlung nach Berlin[1]. Er sollte, so heißt es in seiner Bestallung,

„beÿ stärckern Anwachs derer Patienten im Charité Lazareth... die Arbeit mit dem Dr. und Hoffmedico Sprögel theilen, und dahin sehen, dass die Krancken wohl besorget und tractiret, die Kranckheiten untersuchet deren Uhrsprung und Zufälle erforschet und denen lehrbegierigen Chirurgis erkläret und die methode der Cur gezeiget werde"[2].

Sprögel dagegen mußte

„die Besorgung und Tractirung auch Abwartung derer Patienten in dem Charité Lazareth und beÿ der garnison dirigiren, also dass die daselbst befindliche Chirurgi, absonderlich der alda jederzeit gegenwartige Chirurgien Pensionaire von ihm Instruction die Krancken zu tractiren, erhalte, deßgleichen alle Sonnabend auf eine angesetzte Stunde öffentlich die Krancken von Stube zu Stube visitiren, und in Gegenwart aller Lehrbegierige Feldscherer die unterschiedene Kranckheiten untersuchen..."[3].

Sprögel hatte also die Hauptverantwortung.

Die Personalunion, die stets zwischen Lehrer am Collegium medico-chirurgicum und Charitéarzt gewahrt wurde, war für den Lehrbetrieb von großer Bedeutung. Ein und derselbe hielt die theoretischen Vorlesungen und unterrichtete praktisch. Sogar die Zeit der Vorlesungen war in der vom König ausgehenden Bestallung genau vorgeschrieben, ein Beweis dafür, wie sehr ihm und den behördlichen Instanzen die Ausbildung am Herzen lag. „Alle Donnerstages und Freÿtages Nachmittages von 3. bis 5. Uhr" mußte Schaarschmidt „die Physeologie und Pathologie erklären", während Sprögel „alle Monn- und Dienstages Nachmittags von 3. bis 5. Uhr Collegia Pathologica practica von innerlichen und äusserlichen Kranckheiten" halten sollte. Die doppelte Besetzung der Stelle Ellers sollte nicht lange währen. Das Armendirektorium sträubte sich gegen die Ernennung von zwei Charitéärzten und weigerte sich, das Gehalt für beide zu bezahlen.

Einer nochmaligen Anordnung des Königs gegenüber wies es darauf hin, daß es täglich mehr Arme, namentlich abgedankte Soldaten, unterstützen müßte — ein Argument, mit dem es den König am ehesten umstimmen zu können glaubte[4], — und daß die Spenden in die Armenbüchsen sich sicher verringern würden, wenn es bekannt würde, daß von den Armengeldern so große Gehälter gezahlt würden. Schließlich gab der König nach und verfügte, daß nur einer von beiden behalten werden sollte[5]. Die Entscheidung fiel auf den 10 Jahre jüngeren, auf Schaarschmidt, „weil er noch nicht so starcke anderweitige praxin wie der Doctor Sprögel hat, und daher vermuthlich die Charité mit desto mehrern Fleiss abwarten und besorgen wird"[6]. Sprögel behielt jedoch seine Professur am Collegium medico-chirurgicum bei und blieb bis zu

---

[1] Nicht im Jahre 1736, wie sein Bruder es darstellte. Vgl. Schaarschmidt, August, Vorrede zu (174) 4.—6. Th., S. XII. Vgl. auch Charité-Akten II 4 No. 1 Vol. 1 fol. 141. — [2] Bestallung vom 2. 8. 1735, Charité-Akten II 4 No. 1 Vol. 1 fol. 133b. — [3] Charité-Akten II 4 No. 1 Vol. 1 fol. 133c. — [4] Charité-Akten II 4 No. 1 Vol. 1 fol. 148v, 151. — [5] Charité-Akten II 4 No. 1 Vol. 1 fol. 152. — [6] Charité-Akten II 4 No. 1 Vol. 1 fol. 157 (vom König unterschrieben).

seinem Tode im Jahre 1759 ein sehr gesuchter, geschätzter praktischer Arzt in Berlin, der sich im Dienste der Kranken förmlich aufrieb und trotz der Unzahl der Krankenbesuche für jeden Zeit hatte[1]. Sprögel mag nicht ungern auf seine Stellung an der Charité verzichtet haben. Er hatte — wie Schaarschmidt — viel Ärger mit dem Armendirektorium. In den Charitéakten sind zahlreiche Eingaben enthalten, in denen er noch jahrelang um die Auszahlung des ihm zustehenden Gehaltes kämpfen mußte[2].

Am 21. September 1736 übernahm Schaarschmidt die alleinige ärztliche Leitung der Charité[3]. Seine Förderung in Berlin verdankte er damals in erster Linie Eller, dem er auch seine Arbeit über die Entstehung des Herzpulses widmete[4]. Von der Universität Halle wurde er noch im gleichen Jahr nachträglich zum Dr. med. promoviert. Einen wissenschaftlichen Niederschlag fand seine Tätigkeit an der Charité bald in den „Medicinischen und Chirurgischen Berlinischen wöchentlichen Nachrichten", deren 1. bis 3. Jahrgang für die Jahre 1738—1741 mit einer Vorrede von Friedrich Hoffmann 1742 abgeschlossen vorgelegt wurden.

Schaarschmidt berichtet darin ausführlich über Fälle, sowohl von inneren, chirurgischen, geburtshilflichen als auch Augenkrankheiten, oft von besonders merkwürdigen, die er selbst, sei es an der Charité oder in der Privatpraxis beobachtet hat, oder die ihm von anderen Ärzten berichtet worden sind. Das geschieht zu dem Zwecke, „durch viele Casus und Observationes... so wohl die Kranckheiten und was dazu gehöret, tüchtig zu erkennen, als auch die Kräffte der darinne dienliche Medicamente nach den unterschiedenen Naturen anzusehen..." und mit Hilfe dieser Ergebnisse eine enge Verbindung zwischen Theorie und Praxis herzustellen; „wiewohl hierbey gar sehr zu bedauren ist, dass öffters auf Universitäten von erfahrnen Männern so wenige collegia casualia clinica gehalten werden, daraus junge Leute die Theorie mit der Praxi zu verbinden erlernen könnten"[5]. Gelegentlich werden auch Dinge abgehandelt, die nach seiner Ansicht eigentlich in die Vorlesungen gehören, aber dort nicht abgehandelt werden können, weil sie anstößig sind. Im Hinblick auf einen solchen Artikel über das „Liebes-Fieber", eine Chlorose, die Schaarschmidt auf mangelnde Befriedigung des Geschlechtstriebes beim weiblichen Geschlecht zurückführt, hält er eine Rechtfertigung für nötig. Die Medizin umfasse alle natürlichen Dinge und der Professor der Medizin habe die Pflicht, seine Zuhörer in allen diesen Dingen, auch wenn sie garstig oder anstößig seien, zu unterweisen. Und wenn er Dinge, die ihnen wollüstige Gedanken erwecken könnten, nicht mündlich vortragen wolle, so müsse er es eben schriftlich tun. Dies in lateinischer Sprache zu tun, lehnt er strikte ab. Es seien nur wenige „unreine, und noch zu keinem männl. Verstande gekommene Gemüther, die an dergleichen.... Dingen Aergerniß nehmen, oder solche zur Uppigkeit anwenden", diesen aber zu Gefallen natürliche Dinge lateinisch zu beschreiben und dadurch eine Schrift vielen tausend anderen braven und der Arzneikunst und Wundarzneikunst wohl kundigen Leuten unzugänglich zu machen, halte er für unverantwortlich[6].

Mit der Verwendung der deutschen Sprache paßt er sich durchaus der Vorbildung seiner Zuhörer an; denn die angehenden Chirurgen sollten zwar nach dem „General-Privilegium und Gülde-Brief des Amts der Barbierer" vom 15. März 1736 von der Schule her „nothdürfftig Latein" mitbringen und nach ihrer Lehrzeit geprüft sein, ob sie „etwas Latein" könnten[7], aber viel war in dieser Hinsicht von einem früheren Barbierlehrling nicht zu erwarten. Dementsprechend wurden übrigens auch sämtliche Vorlesungen beim Collegium medico-chirurgicum in deutscher Sprache gehalten[8]. Wir finden überhaupt in

---

[1] Vgl. Formey (47) S. 41, 43. — [2] Charité-Akten II 4 No. 1 Vol. 1 fol. 142, 161, 171 und Vol. 2 fol. 25, 33, 36f., 56, 84, 86f. — [3] Charité-Akten II 4 No. 1 Vol. 1 fol. 164. — [4] Schaarschmidt, Sam. (172). — [5] Friedrich Hoffmanns Vorrede zu: (174) Jg. 1—3. — [6] Vorrede zum 2. Jg. der Nachrichten (174). — [7] CCM V IV 1 Sp. 271f. — [8] Vgl. Waldeyer (211) S. 47 Anm. 34.

der Charitéliteratur, nicht nur bei Schaarschmidt, sondern auch bei anderen Autoren, fast durchgängig die deutsche Sprache verwendet. Neben den didaktischen Bestrebungen mag auch dafür verantwortlich zu machen sein, daß fast alle Charitéärzte als Professoren am Collegium medico-chirurgicum gleichzeitig Mitglied der Preußischen Societät der Wissenschaften waren, die seit ihrer Gründung die Pflege der deutschen Sprache auf Anregung des Kurfürsten in ihren Aufgabenkreis aufgenommen hatte[1] und erst später der Französelei anheimfiel.

Schaarschmidt schreibt jedoch nicht nur für die erwähnten „Anfänger in der Artzeney-Kunst", sondern auch für solche, die „keine Aertzte sind, und gleichwol die rühmliche Begierde haben, zu wissen, was ihrem Cörper schädlich oder nützlich sey"[2]. Dementsprechend rückt er oft Kapitel ein, die Fragen in allgemeinverständlicher Weise beantworten, wie sie der Laie oft stellt:

„Ob der Mittags-Schlaff gesund sey?" „Was das gar zu viele Trincken schade, und ob ein Christlich Räuschgen zur Gesundheit diene?" „Ob das Sprichwort: Viel hilfft viel, wahr sey?" „Wie die Regel zu verstehen, dass ein jeder sein eigener Medicus seyn solle?" „Ob man sich das Essen und Trincken abgewöhnen könne?" „Warum man zu denen Niesenden: GOtt helffe euch! sage?" „Was man von dem gemeinen oder Küchen-Saltze, in Ansehung der Gesundheit, zu halten." „Ob es in Zwölfften [in den „zwölf Nächten"] gesund sey, Hülsen-Früchte zu essen." „Ob es besser und gesunder sey, täglich zweymal, oder nur einmal zu essen?" „Ob das Tobackrauchen nach dem Essen dienlich sey?" „Wie lange man eigentlich schlaffen müsse?" „Ob es gut sey, einen Krancken zum Essen zu nöthigen?" „Ob und wie man sich gewöhnen könne, täglich offenen Leib zu haben?" „Ob und wie es zur Gesundheit diene, die Füsse beständig warm zu halten?" „Betrachtung der vor die Gesundheit schädlichen Schamhafftigkeit bey Verhaltung des Urins." „Ob das Halten des Schnupftuchs vor dem Mund bey trüber, neblichter und ungesunder Witterung was helffe?" „Wie ferne das viele und starcke Schwitzen einem gesunden Menschen dienlich sey?" „Ob der Caffee gesund sey?" „Ob es gesünder sey, beym Studiren zu stehen, oder zu sitzen." „Ob es gesund sey, viele Suppen zu essen, und die Mahlzeit mit der Suppe anzufangen."

Gelegentlich kleidet er diese Laienbelehrung in die Form eines Gespräches zwischen Arzt und Patient[3]; so antwortet er z. B. einer „Jungfer Lißgen" auf die etwas prekäre Frage nach den Ursachen des Liebes-Fiebers[4].

Didaktischen Charakter tragen auch die anderen Werke Samuel Schaarschmidts. Nur wenige sind noch von ihm selbst herausgebracht worden, so die „getreuen und vorsichtigen Wehemütter"[5] und „Kurzer Begriff und Betrachtung des menschlichen Körpers"[6]. Die Entwürfe und Notizen, die er für seine Vorlesungen benutzt hatte, wurden nach seinem Tode vervollständigt und als Lehrbücher herausgegeben. Die „Abhandlung von den venerischen Kranckheiten"[7], die „Abhandlung von den Feldkrankheiten"[8] und die „Abhandlung von Wunden"[9] wurden von Kurella[10] selbständig oder auf Grund der von Astruc[11] oder Pringle[12] oder anderen inzwischen erschienenen Werken ergänzt. Ähnlich geschah es mit der „Diätetik"[13] und „Semiotic"[14], der „Anweisung zu dem Studio

---

[1] Vgl. Harnack (68) I 1, S. 78f. — [2] Schaarschmidt, Sam. (174) Vorrede. — [3] Schaarschmidt, Sam. (174) Jg. 1, S. 15. — [4] Schaarschmidt, Sam. (174) Jg. 2, S. 62. — [5] Schaarschmidt, Sam. (178). — [6] Schaarschmidt, Sam. (171a). — [7] Schaarschmidt, Sam. (168). — [8] Schaarschmidt, Sam. (166). — [9] Schaarschmidt, Sam. (170). — [10] Ernst Gottfried Kurella (1725—1799), Berliner Arzt, bekannt vor allem durch das seinen Namen tragende Brustpulver. — [11] Vgl. unten S. 74. — [12] Vgl. unten S. 114. — [13] Schaarschmidt, Sam. (173). — [14] Schaarschmidt, Sam. (176). — Bei den beiden eben genannten Werken lassen die Hinweise des Herausgebers in der Einleitung erkennen, daß nur ein geringer Teil von Schaarschmidt stammt.

medico-chirurgico"[1], einer Darstellung der Pathologie und Therapie der inneren und äußerlichen Krankheiten, der „Physiologie"[2] und der „Abhandlung von der Geburthshülfe"[3] durch ERNST ANTON NICOLAI[4]. Auch AUGUST SCHAARSCHMIDT, der Professor der Anatomie am Collegium medico-chirurgicum war[5], beteiligte sich an der Ausarbeitung und Herausgabe der Werke seines Bruders, so z. B. bei den Notizen über Knochenkrankheiten[6]. Ebenso besorgte er die Veröffentlichung des 4. bis 6. Teiles der oben erwähnten Medicinischen und Chirurgischen Wahrnehmungen[7]. Die von MOEHSEN[8] herausgegebene „Therapia generalis"[9] ist dazu bestimmt, daß diejenigen, denen es „an einigen Schul- und andern vor Erlernung der Artzneigelahrtheit erforderlichen Wissenschaften fehlet", von der Arzneimittellehre „sich so viel möglich deutliche Begriffe machen können"[10]. Infolgedessen werden überall zur Erklärung der lateinischen Namen deutsche herangezogen und die Wirkung der Arzneimittel, ihre Zusammensetzung und Herkunft leicht verständlich erklärt. Dadurch wird das Buch für den Historiker zu einem außerordentlich wertvollen Hilfsmittel und Nachschlagewerk zur Auflösung komplizierter Rezepte aus der damaligen Zeit. Wie beliebt es bei den Studierenden war, zeigt, daß sein letzter Teil, eine Anleitung für das Rezeptieren, später noch einmal in erweiterter Form herausgegeben werden mußte[11].

SCHAARSCHMIDT muß überhaupt ein sehr guter Lehrer gewesen sein. Allenthalben wird die „Deutlichkeit" und Leichtverständlichkeit seines Vortrages gerühmt[12]. Wissenschaftliche Interessen traten dagegen bei ihm völlig zurück; als Societäts- bzw. Akademiemitglied hat er ebensowenig geleistet wie SPRÖGEL[13]. Auch er hatte eine große Praxis in Berlin[14]. Darauf legte er großen Wert. In der Vorrede zum 2. Jahrgang seiner Nachrichten (1739) hält er in seiner derben Art den Leuten, die etwa aus seinem vielen Bücherschreiben auf eine schlechte Praxis schließen zu können glauben, entgegen: „ich bin zufrieden, wenn mich mein Beutel, welcher die Probe einer starcken Praxis abgeben muss, dessen überzeugt"[15]. Später nahm ihn die Praxis mehr in Anspruch, als es seine amtliche Stellung erlaubte. Am 10. März 1744 bittet das Armendirektorium in einer Eingabe an den König, da der „Medicus in der Charité... SCHAARSCHMIDT, seit einiger Zeith in Abwartung v. Besuchung der darine befindl. Patienten sonderl. derer Salivanten u. anderer gefährlich Krancken sehr große Nachläßigkeit v. Unfleiß bewiesen", und dieses auch selbst zugegeben hätte, ihn durch LIEBERKÜHN zu ersetzen[16]. Am 6. April enthob ihn daraufhin der

---

[1] SCHAARSCHMIDT, SAM. (171). — [2] SCHAARSCHMIDT, SAM. (175). — [3] SCHAARSCHMIDT, SAM. (167). — [4] Professor der Medizin in Jena, bedeutender Schüler FRIEDRICH HOFFMANNS (1722—1802). — [5] Nicht Arzt an der Charité, wie GURLT in HIRSCH-GURLT (85) V[2], S. 47 angibt. — [6] Vgl. SCHAARSCHMIDT, AUG. (164) Vorbericht. — [7] Berlin 1748. Vgl. die Vorrede ebenda. — [8] JOHANN KARL WILHELM MOEHSEN (1722—1795), Berliner Arzt und Leibarzt FRIEDRICHS D. GR., bekannt vor allem durch seine Werke zur Geschichte der Mark Brandenburg. — [9] Oder Abhandlung von denen üblichen Artzneyen, nach ihren wahren Eigenschaften und Würckungen, nebst der Anweisung zu deren gehörigen Gebrauch.... (177). — [10] Ebenda, Vorrede. — [11] SCHAARSCHMIDT, SAM. (169). — [12] Vgl. die Vorrede MOEHSENS zu (177) und die Vorrede KURELLAS zu (168). — [13] Vgl. HARNACK (68) I 1, S. 278 und III, S. 245. — [14] Vgl. BÖRNER (19) Bd. 3, S. 91f. — [15] Vgl. Vorrede zu (174) Jg. 2. — [16] Charité-Akten II 4 Nr. 1 Vol. 2 fol. 102. — ELLER, sein ehemaliger Gönner, hatte sich offenbar auch von ihm abgewandt, er unterschrieb selbst den Entwurf der Eingabe und empfahl LIEBERKÜHN als Nachfolger, ein „mundum" offenbar gleichen Inhalts wollte er nicht unterzeichnen, weil man sonst glauben könne, es sei aus „animosité" geschehen (Charité-Akten II 4 Nr. 1 Vol. 2 fol. 103).

König seiner Stellung als Charitéarzt. Er starb schon 3 Jahre später. Daß sich eine große Privatpraxis um diese Zeit mit den Pflichten eines Charitéarztes in der Tat schwer vertrug, zeigt die vom 27. Januar 1737 datierte Instruktion für den Medicus der Charité[1]. Sie schrieb im Gegensatz zu der auf S. 15 angeführten Bestallung eine mindestens zweimalige Visite *aller* Kranken in der Woche vor — bei schweren Fällen mußte der Arzt auch öfters hinkommen — sodann genaue Überwachung der Kuren und der Diät, die im einzelnen der Pensionärchirurg ausführte. Zwischendurch mußte sich der Arzt vom Pensionärchirurgen über den Zustand der Kranken mündlich Bericht erstatten lassen. Der Rapport sollte aber nicht zu einer Zeit gefordert werden, „wenn der Pensionair-Chÿrurgus mit dem Eingeben und Verbinden in dem Lazareth seine function wahrnehmen muss, sondern wenn solches erst verrichtet ist, damit die Patienten nicht negligiret werden".

Diese Instruktion entspricht in ihren Hauptzügen dem Modus, den wir in der Beschreibung fanden, die Eller von seiner und Senffs Tätigkeit aus dem Jahre 1730 gab[2]. Wir sehen also, daß man in der ärztlichen Betreuung der Kranken zu der ursprünglichen Art und Weise zurückzukehren suchte. Sicher waren dabei Ellers Rat und Autorität mit im Spiele. Dagegen traten einige Vorschläge zur Sparsamkeit auf, die sich in den Aufnahmebedingungen der Kranken und in der Anordnung zur allersparsamsten Verwendung der Arzneien zeigen[3]. Alles das sind Hinweise darauf, daß die Charité immer stärker beansprucht wurde, und daß dieser größeren Beanspruchung die Zunahme der Mittel nicht entsprach. Eine ähnliche Instruktion erhielt der dirigierende Chirurg[4]. Er hatte an demselben Tage wie der Arzt die Krankenvisiten zu machen, die gefährlich äußerlich Kranken mit dem Arzt zusammen anzusehen, besonders wegen der innerlich anzuwendenden Mittel. Die Operationen sollte er auf einen bestimmten Tag in der Woche ansetzen, damit die Feldscher- und Barbiergesellen dabei das praktisch lernen sollten, was sie theoretisch im Collegium medico-chirurgicum gehört hätten.

Die Nachfolge Senffs als Charitéchirurg und Professor beim Collegium trat im Jahre 1737 der Regimentsfeldscher Johann Daniel Neubauer an[5]. Von ihm wissen wir nur wenig. Mehrere von ihm behandelte chirurgische Erkrankungen sind in Schaarschmidts Nachrichten beschrieben[6]. Es handelt sich meist um recht schwierige Fälle (Luftröhrenverletzung mit Emphysem, gangränöse Veränderung der Scrotalhaut, Krebse, Phlegmonen, infizierte Wunden). Auf diese Weise erfahren wir bei Gelegenheit zweier Krankengeschichten von incarcerierten Hernien, die Neubauer durch Operation heilt, etwas über seine Anschauungen von diesem Leiden: Ihre Operation hält er für eine der bedenklichsten und gefährlichsten, bei der man dem Patienten niemals sicher versprechen könne, daß er am Leben bleibe. Trotzdem sei sie nötig; denn ohne sie müsse der Patient sterben[7]. Diese Ansicht hält sich durchaus im Rahmen dessen, was wir von anderen Charitéchirurgen über dieses Leiden erfahren[8].

---

[1] Charité-Akten II 4 Nr. 1 Vol. 2 fol. 1 ff. — [2] Siehe oben S. 11. — [3] Charité-Akten II 4 No. 1 Vol. 2 fol. 1 ff. — [4] Charité-Akten II 4 No. 1 Vol. 2 fol. 4. — [5] Charité-Akten II 4 No. 1 Vol. 2 fol. 5. Seine Bestallung enthält noch über die Instruktion hinaus genaue Bestimmungen über Zeit und Thema der Vorlesungen, Betreuung der Pensionärchirurgen usw. [6] Schaarschmidt, Sam. (174) Jg. 1, S. 350ff.; Jg. 2, S. 39f., 84, 314; Th. 4, S. 161ff., 293. — [7] Ebenda Jg. 1, S. 352. — [8] Vgl. unten S. 139.

Die Beziehungen zwischen SCHAARSCHMIDT und seinem Kollegen NEUBAUER scheinen gute gewesen zu sein; denn SCHAARSCHMIDT spricht von ihm als dem „geschickten und fleißigen", an einer anderen Stelle von dem „in der Theorie so wohl als der Erfahrung, ohnerachtet aller erlittenen Verfolgung wohlgegründeten und geschickten Herrn Professor Neubauer"[1]. Auf welche „Verfolgung" sich diese Anspielung bezieht, geht aus den Akten nicht hervor; vielleicht hat sie keine größere Bedeutung, sondern ist aus dem Charakter SCHAARSCHMIDTs zu erklären. Dieser glaubt sich auch selbst immer von Neidern und Mißgünstigen verfolgt, wie aus seinen Vorreden zu den „Nachrichten" deutlich hervorgeht. Nach MURSINNA scheint neben NEUBAUER BARTEKNECHT, auch BARFEKNECHT geschrieben, Chirurgie am Collegium medico-chirurgicum gelesen zu haben, und zwar soll NEUBAUER die Manual- und instrumentale Chirurgie, BARTEKNECHT die Geburtshilfe und medizinische Chirurgie gelehrt haben[2]. Aus den Akten ist jedoch von einer Tätigkeit des letzteren an der Charité nichts ersichtlich[3]. Er starb schon im Jahre 1739[4], in eben dem Jahre wie NEUBAUER[5].

Des letzteren Nachfolger an der Charité wurde im Jahre 1740 SIMON PALLAS[6]. Er war geboren im Jahre 1695[7]. Über seine Lebensumstände finden wir in den üblichen biographischen Nachschlagewerken wenig Angaben. Nach einer chirurgischen Ausbildung, auch in Frankreich, soll er Professor der Chirurgie in Halle gewesen sein. Sicher ist, daß er bereits im Jahre 1727 Regimentsfeldscher war und 1740 die Professorenstelle beim Collegium medico-chirurgicum erhielt. Im Winter las er ein vierstündiges Kolleg über die operativ zu behandelnden Krankheiten, behandelte dabei die Diagnose, Ätiologie, Prognose, die medikamentöse und diätetische Therapie und führte die betreffende Operation an der Leiche vor. In vier weiteren Wochenstunden wurde dieselbe Operation privatim so demonstriert, daß jeder Hörer sie unter seiner Aufsicht an der Leiche selbst ausführen konnte[8]. Einen Leitfaden für diese Vorlesungen gab er seinen Hörern selbst in die Hand in Form seiner „Anleitung zur practischen Chirurgie"[9], „damit die den jungen Studierenden so edle Zeit, nicht auf ermüdendes Abschreiben verwendet werden dürffte"[10]. Darin wird die Wundarzneikunst von den primitivsten Dingen, vom Verbandmaterial, von den Instrumenten an, genau beschrieben und die fremdsprachlichen Kunstausdrücke sorgfältig erklärt, daneben auch die medikamentöse Behandlung äußerlicher Krankheiten — die Chirurgia medica oder pharmaceutica — dargestellt. Alle Zufälle, die etwa auftreten können, werden erörtert und Wege zu ihrer Behandlung gegeben. Der junge Wundarzt sollte mit Hilfe dieses Büchleins wirklich gegen jede Situation in der Praxis gewappnet sein. Theoretische Erörterungen, Hinweise auf die Literatur oder auf selbst beobachtete Fälle fallen völlig weg. Auf Einzelheiten wird in dem Kapitel Chirurgie näher eingegangen werden[11]. Der Behandlung der Knochenkrankheiten widmete er ein besonderes Werk. Das Kapitel

---

[1] SCHAARSCHMIDT, SAM. (174) Th. 4, S. 161. — [2] MURSINNA (136) S. 12. — [3] Vgl. dazu KÖHLER (103) S. 257 und SCHEIBE (180) S. 99. — [4] Vgl. KÜSTER (111a) Sp. 177. — [5] Vgl. KÖHLER (103) S. 257. — [6] Vgl. dazu den Hinweis auf die Bestallung vom Jahre 1740 Charité-Akten II 4 No. 1 Vol. 2 fol. 154. — SCHEIBE (180) S. 99 setzt die Tätigkeit NEUBAUERs bis zum Jahre 1740 an. — [7] Die in den biographischen Nachschlagewerken übliche Angabe lautet 1694. Die oben angegebene Jahreszahl verdanken wir einem Nachkommen SIMON PALLAS', Herrn Oberst VON HERWARTH-Berlin. — [8] Vgl. Verzeichniß (207) S. 45f. — [9] PALLAS (144). — [10] PALLAS (144) Vorbericht. — [11] Siehe unten S. 132ff.

ist nach seiner Ansicht besonders wichtig, „da durch die unglückliche Cur der Bein-Brüche und Verrenkungen, der gute Nahme und die Ehre des Wundarztes am mehresten Schiffbruch leiden kann"[1]. Das oben genannte Werk hat ebenfalls ausgesprochen didaktischen Charakter, überdies schrieb er noch ein Werk über die chirurgischen Operationen[2].

So gut wir uns PALLAS in seinen Vorlesungen am Collegium medicochirurgicum vorstellen können, so wenig wissen wir über ihn als Charitéarzt, obwohl er nicht weniger als 30 Jahre leitender Chirurg der Anstalt war. Es heißt allgemein von ihm, daß er ein guter Operateur gewesen sei[3]. Ein undatiertes Schreiben über Mißstände in der Charité nennt neben SCHAARSCHMIDT auch PALLAS — es ist also frühestens in das Jahr 1740 zu setzen — und tadelt, daß sie beide nur einmal wöchentlich zur Visite kommen, daß ein Kranker schon seit dem Jahre 1738 im Hause wäre, daß ein anderer über Jahr und Tag daliege, ohne daß etwas mit ihm geschehen sei, daß die Feldschere nicht genügend beaufsichtigt würden, u. a. m.[4]. Ob diese Beschuldigungen in demselben Maße wie für SCHAARSCHMIDT auch für PALLAS zutreffen, erfahren wir nicht genau. Jedenfalls blieb PALLAS im Amt. Er versah nach SCHAARSCHMIDTs Entlassung auch die Stelle des Charitémedicus bis zur Neubesetzung[5] vertretungsweise. Erst sein Tod machte seiner Tätigkeit am 24. Juli 1770 ein Ende. Bekannter wurde sein Name durch seinen Sohn, den berühmten Naturforscher und Reisenden SIMON PETER PALLAS.

Wie die chirurgische, so sollte auch die medizinische Leitung der Charité einmal für längere Zeit in den Händen eines einzelnen ruhen. Im Jahre 1744 wurde FRIEDRICH HERMANN LUDWIG MUZELL[6] Nachfolger SCHAARSCHMIDTs. Zwar waren diesmal wieder zwei Ärzte ernannt worden, aber der zweite, LUDOLFF, ein anderweitig vielbeschäftigter Armenarzt, verzichtete[7].

MUZELL war im Jahre 1715 in Berlin geboren. Wie aus seinem Bewerbungsschreiben hervorgeht, hatte er nach Beendigung seines Studiums — er war ein Schüler BOERHAAVEs — in den Feldzügen 1734 und 1735 Dienst getan, Reisen durch Holland, Frankreich und England unternommen und sich „vornehmlich auf Lazareth-Sachen appliciret"[8]. Seine Instruktion als Charitéarzt läßt im Vergleich zu der früheren vom Jahre 1737 (s. oben S. 19) erkennen, wie man bestrebt war, die Mißstände zu beheben, die sich eingeschlichen hatten:

Auf die „Inficirten" sollte besser als bisher Achtung gegeben werden. Jede Woche sollte kontrolliert werden, wer von den Patienten gesund oder „incurabel" sei, damit sie nicht unnötig der Charité zur Last fielen. Die kranken Soldaten sollten nicht zwischen den anderen Patienten, sondern in der Garnisonstube liegen. Die schon früher angeordneten Krankenjournale sollten sorgfältig geführt, der Beginn der Behandlung, die Symptome von Tag zu Tag oder bei gefährlichen Kranken von Stunde zu Stunde und ebenso die Verordnungen aufgeschrieben werden. Wenn es sich nötig machte, sollten die Pensionärchirurgen sogleich dem Chirurgen und Arzt berichten, daß unter Umständen die anfangs

---

[1] PALLAS (145) Vorrede. — [2] PALLAS (143). — [3] Vgl. PAGEL in HIRSCH-GURLT (85) IV², S. 481 und WILLE (213) S. 414. — [4] Charité-Akten II 4 No. 1 Vol. 2 fol. 149ff. — Vgl. dazu auch Akten des Stadtarchivs Berlin, Armendirektorium, Abt. Krankenpflege Nr. 7b fol. 13f. — [5] Charité-Akten II 4 No. 1 Vol. 2 fol. 114, 130. — [6] Wir wählten diese Form des Namens im Gegensatz zu MEUSELs [(125) Bd. 9, S. 481] Angabe, daß diese durch die neuere Form MUZEL ersetzt sei, weil wir sie regelmäßig in den Unterschriften MUZELLs in den Charité-Akten fanden. Vgl. Charité-Akten II 4 No. 1 Vol. 2 fol. 105, 117 u. 132 und Vol. 3 fol. 46. — [7] Charité-Akten II 4 No. 1 Vol. 2 fol. 107, 113, 117f., 129. — [8] Charité-Akten II 4 No. 1 Vol. 2 fol. 105.

angeordnete Therapie geändert wird „und vor das Leben und Gesundheit der Krancken mit rechtem Ernst, und nicht wie bißhero nur Superjunctorie gesorget werden könne". „Der Krancken Gesundheit und Genesung zu befordern", soll die einzige Sorge des Arztes sein. Er soll „wann hie und da etwas zu erlangung solchen Zwecks fehlen solte, mit dem Ober Inspector solches in Liebe überlegen, welcher alles was nöthig, pressant und Practicabel ist, so fort zu besorgen, was aber mehrere Überlegung gebrauche, zur weitern Verordnung aus Armen Directorium zu berichten angewiesen ist, und solches zur Bewerckstellung nicht ermangeln wird"[1].

Man sieht, es hat inzwischen Schwierigkeiten zwischen Ärzten und dem Verwalter bzw. dem Armendirektorium gegeben[2]. Ähnliche Hinweise finden sich in der Darstellung von KÖHLER. Er zeigt auf Grund von verschiedenen Kabinettsordren des Königs, daß der in den Jahren 1740—1741 zwischen Armendirektorium und leitenden Ärzten ausgefochtene Kampf damit endete, daß die Machtbefugnisse der Verwaltung vergrößert wurden. Das Armendirektorium entschied über die Aufnahme der Kranken, der Inspektor führte in seinem Namen die Aufsicht im Hause und er, nicht die Ärzte, stellten das Dienstpersonal ein.

Weiterhin sollte sich der Arzt an den vom Armendirektorium ausgearbeiteten und von den „Ersten Professoribus" gebilligten Speisezettel halten. Daß die *Diät ein wichtiger Bestandteil der Therapie* ist, wurde von den Charitéärzten nicht übersehen: „wo die Verpflegung fehlet, da können die Medicamenten wenigen Nutzen schaffen, und thut offtmahls diese bey armen Krancken mehr als die besten Artzeneyen."[3]

Wir geben die Speiseordnung, auf welche die Instruktion MUZELLs verweist, aus den Akten der Charité wieder[4]:

„*Verspeisung derer Krancken, im Königl. Maison de Charité.*
Soñtags
Zum Frühstück,
Rindfleisch Suppe oder Habergrütze Suppe,
Zu Mittage,
Rindfleisch, mit Gersten Graupe, Reiß, od: Perlgraupe, wechsels Weise,
Vor die Misrabeln,
Kalbfleisch, mit Reiß, od: geschmort Rindfleisch, mit einer Wein Brühe,
Abends,
Habergrütz Suppe, und Butter Stollen,
Montags,
Zum Frühstück,
Rindfleisch Brüh, od: Habergrütz Suppe,
Zu Mittage,
Gersten Grütz Suppe, Rindfleisch, mit Spinat, Meÿran, od: ander grün Garten Gewächse,
Vor die Miserabeln,
Kalbes Brathen, gebacken Aepffel, od: Pflaumen dazu,
Abends,
Mehl Breÿ, oder Gersten Graupe, und Butter Stollen,
Dienstag
Zum Frühstück,
Rindfleisch Brühe od: Gersten Grütz Suppe,
Zu Mittage,
Rindfleisch, mit Gersten Graupen, Reiß, oder Perlgraupen, Wechsels Weise,
Vor die Miserabelen
Kälber Geschlinge, od: geschmort Hamelfleisch mit einer Soße, von Wein, u: Zitron,

---

[1] Charité-Akten II 4 No. 1 Vol. 2 fol. 121f. — Vgl. dazu auch das Argument SCHAARSCHMIDTS und PALLAS', daß es an Arzneien gefehlt hätte; Charité-Akten II 4 No. 1 Vol. 2 fol. 149. — [2] Vgl. KÖHLER (103) S. 253ff. — [3] ELLER (30a) S. 24. — [4] Charité-Akten II 4 No. 1 Vol. 2 fol. 127f.

Abends
Gersten Grütz Suppe, und Butter Stollen,
Mittwoch
Zum Frühstück,
Rindfleisch Brühe, od: Habergrütz Suppe,
Zu Mittage,
Buchweitzen Grütze, und Rindfleisch mit Saffransbrühe,
Vor die Miserabelen,
Kalbsfleisch, mit obiger Brühe, oder Kalbsbraten, mit gebacken Aepfel oder Pflaumen,
Abends,
Habergrütz Suppe, und Butter Stollen,
Donnerstag,
Zum Frühstück,
Rindfleisch Brühe, od: Gersten Grütz Suppe,
Zu Mittage,
Gersten Graupen Suppe, Rindfleisch, mit Petersilgen od: Palsternacks Wurtzeln od: Selrÿ,
Wechsels Weise, nach der Jahres Zeit,
Vor die Miserabelen,
Gekocht Kalbsfleisch, od: geschmohrt, Hāmelfleisch, mit einer Weinbrühe,
Abends,
Mehl Breÿ od: Buchweitzen Grütze, und Butter Stollen,
Freytag,
Zum Frühstück,
Rindfleisch Brühe od: Habergrütz Suppe,
Zu Mittage,
Rindfleisch, mit Perlgraupen, oder Reiß, Wechsels Weise,
Vor die Miserabelen,
Geschmohrt, Kalbsfleisch,
Abends,
Gersten Grütz Suppe, und Butter Stollen,
Sonnabend,
Zum Frühstück,
Rindfleisch Brühe, od: Gersten Graup Suppe,
Zu Mittage,
Buchweitzen Grütz Suppe, Rindfleisch, mit Petersilgen, Meÿran, oder, andern grünen
Kräutern,
Vor die Miserabelen,
Kalbskopf, und Gekröse, oder Kalbsbraten mit gebacken Pflaumen, oder Aepfel,
Abends,
Mehl Breÿ, oder Bier Suppe, und Butter Stollen."

Auf den ersten Blick erscheint dieser Speisezettel trotz der doppelten Kostform für die gewöhnlichen und die Schwerkranken eintönig und wenig abwechslungsreich. In den Beschreibungen von ELLER und von BETHMANN lassen aber einzelne Beispiele einen reichhaltigeren Speisezettel vermuten[1]. Möglicherweise machten sich auch auf diesem Gebiete die obenerwähnten Sparmaßnahmen geltend[2].

MUZELL trat also bereits mit 29 Jahren sein Amt in der Charité an. Er war sich bewußt, daß er zunächst einmal praktische Erfahrungen sammeln mußte. Es spricht für ihn, daß er erst nach fast 10jähriger Tätigkeit wagte,

---

[1] Siehe oben S. 11 u. S. 13. — Das Kostschema, das MAMLOCK unter dem unrichtigen Titel „Die Krankenernährung im Charitékrankenhause zu Berlin im achtzehnten Jahrhundert" (122) S. 393f. aus ELLERS „Anmerckungen" wiedergibt, bezieht sich nicht auf die Kranken, sondern auf die Hospitaliten, d. h. die alten und gebrechlichen Personen im Hospital der Charité, vgl. dazu ELLER (30a) S. 17ff. u. S. 28. — [2] Zum Vergleich mit dieser Speiseordnung mögen die Speisezettel anderer Krankenhäuser dienen, die FISCHER [(42) S. 119] wiedergibt.

seine Beobachtungen zu veröffentlichen[1]. Wieder 10 Jahre später ließ er ein weiteres Bändchen von „Wahrnehmungen" folgen[2]. Sie umfassen neben einzelnen außerhalb behandelten hauptsächlich Fälle, die in der Charité beobachtet wurden, und zwar sowohl innere, chirurgische, Frauen-, Augen- und psychische Krankheiten. Häufig werden den Beschreibungen kurze epikritische Bemerkungen beigefügt; die Befunde bei Sektionen, die MUZELL selbst vornahm, werden genau geschildert und epikritisch verwertet. Auf seine Beschreibung der Fälle von Geisteskrankheiten wird an anderer Stelle näher eingegangen werden[3]. Seine Krankheitsanschauungen entsprachen denen seines Lehrers BOERHAAVE; er betont die Besonderheit jeder einzelnen Erscheinungsform der Krankheit: „Die Verschiedenheit der Cörper oder der Naturen ist nicht allein unendlich gross, da jeder Mensch seine ihm besondere Spannung[4] der soliden Theile, und auch eine ihm nur eigene Mischung von Säften hat; sondern die Grade der Kranckheiten sind auch von unendlicher Verschiedenheit[5]." So kommt er zu einer außerordentlich eingehenden Beschäftigung mit jedem einzelnen Kranken. Manche Krankengeschichte zeigt sein mitfühlendes Herz, das Freud und Leid mit dem Patienten teilte[6]. Er beschreibt, wie er jedesmal, wenn er in die Charité kam, seine Freude an dem vernünftigen Betragen eines gebesserten Melancholikers gehabt habe[7]. Gelegentlich schickt er einem Patienten in der Stadt kräftige Brühen aus seiner eigenen Küche[8]; auch nach der Entlassung behält er die Patienten im Auge und ist noch jahrelang über ihr Befinden unterrichtet. Dieses Bild eines guten Arztes, das uns aus den wenigen Werken, die wir von MUZELL besitzen, entgegentritt, wird durch das bestätigt, was er von der Auffassung seines Berufes schreibt: ein „trauriges Metier" sei der ärztliche Beruf, „da er nichts als wimmernde und seufzende Nebenmenschen zum täglichen Vorwurf hat". Nur die Möglichkeit, andern zu helfen, läßt ihn alles ertragen.

„Denn was kan wohl vortreflicher seyn, ja was setzet das Edle und Erhabene unserer Seele in eine grössere Regung und Vergnügen, als wenn man das Glück hat einem Elenden seine Schmertzen zu lindern, und ein durch langes Wimmern trauriges und niedergeschlagenes Gemüth durch seine Beyhülfe wieder munter und frölich zu sehen. Es müste ein Unmensch seyn, dem diese Regungen unbekandt wären, wenigstens würde ein solcher nicht geschickt seyn in einem grossen Lazareth nützliche Dienste zu thun, als woselbst man nur aus dergleichen Grunde seine Handlungen verrichten muss, und wovon man ausser diesen sonst wenig Freude und Vergnügen haben kann[9]."

MUZELLs Verhältnis zu PALLAS scheint gut gewesen zu sein. Er rühmt die Geschicklichkeit seines „werthen und lieben Collegen" und versichert, daß sie infolge des freundschaftlichen Verhältnisses sich gemeinschaftlich mit allem Eifer für das Wohl der Kranken und die Beförderung des medizinisch-chirurgischen Studiums einsetzten[10]. Eines früheren Pensionärchirurgen gedenkt er in Dankbarkeit. Auch die übrigen erhalten ein Lob[11]. Das spricht für ein erfreuliches Verhältnis auch zwischen Lehrer und Schülern. Kaum 60jährig, war MUZELL durch zunehmende Verschlechterung seiner Sehkraft gezwungen, seine Praxis zu verkleinern. Im Jahre 1776 mußte er darauf bedacht sein, sich auch von dem Dienste an der Charité mehr und mehr zu entlasten. Dem

<hr>

[1] Vorrede zu (140) Sammlg. 1. — [2] Sammlg. 2. — [3] Siehe unten S. 119ff. — [4] Über den Begriff der Spannung vgl. unten S. 54ff. — [5] MUZELL (140) Smlg. 2, S. 52. — [6] Vgl. z. B. MUZELL (140) Smlg. 1, S. 67 u. 60. — [7] MUZELL (140) Smlg. 1, S. 67. — [8] MUZELL (140) Smlg. 2, S. 43f. — [9] MUZELL (140) Smlg. 1, Vorrede. — [10] MUZELL (140) Smlg. 1, Vorrede. — [11] MUZELL (140) Smlg. 2, Vorrede.

Geheimrat und Leibarzt wurde seine Bitte gewährt, sein Sohn Friedrich Wilhelm Daniel erhielt seine Stelle an der Charité[1].

Über den Werdegang dieses Sohnes sind wir genau unterrichtet. Die vom Vater sorgfältig betreute Ausbildung kam auch einem anderen, dem besten Freunde des Sohnes, dem späteren berühmten und allbekannten Berliner Arzt Ernst Ludwig Heim zugute, dessen Lebensgang auf Grund der vorhandenen Aufzeichnungen, Briefe usw., unter denen sich auch Briefe Muzells befinden, von Kessler ausführlich geschildert worden ist[2].

Vom Jahre 1769 an, wo der junge Muzell fast 19jährig in Halle sein medizinisches Studium begann, liefen beider Lebenswege nebeneinander her, verbunden durch eine enge, unzertrennliche Freundschaft. Sie mochte auf der Wesensverschiedenheit beider Freunde beruhen. Während Heim immer vergnügt und guter Dinge war, neigte Muzell schon als junger Mensch zu Schwermut und Trübsinn. Oft dankte er es dem Freunde, wenn er ihn wieder einmal seinen trüben Gedanken entrissen hatte. Daß er sich auch später oft im Zwiespalt mit sich und der Welt befand, zeigen die Worte, die Heim nur zu oft von ihm hören mußte: „Diese Welt ist nicht für mich und ich nicht für sie." Nach einem kurzen Zwischenaufenthalt in Berlin von 1771—1772, den Muzell benutzte, um unter der Leitung des Vaters die Charité zu besuchen und chemische Versuche als Vorbereitung für die Untersuchungen zu machen, die er auf seinen Reisen ausführen wollte, promovierte er im April 1772 in Halle zusammen mit seinem Freunde. Dann reisten sie miteinander durch den Harz über Göttingen, Hannover, Pyrmont, Detmold, Kassel, Gießen, Frankfurt a. M., Wiesbaden, Köln, Aachen, Lüttich, Rotterdam nach Leiden, machten getreu den Anweisungen des Vaters chemische Untersuchungen an den bekanntesten deutschen Heilquellen, trieben mineralogische Studien in den Berg- und Hüttenwerken, besahen Hospitäler, Mineraliensammlungen, besuchten die berühmtesten Männer ihrer Zeit und unterrichteten sich in den Materialkammern der Apotheken und bei Ärzten über den praktischen Teil ihres Faches. Sie studierten in Leiden, hörten Gaub, Sandifort, van Doeveren. Muzell berichtet nicht ohne scharfe Kritik nach Berlin an den Vater von dem Lehrbetrieb an Doeverens „Clinicum", einer Art medizinischer Poliklinik. Die folgenden Jahre bis 1775 wurden mit Studien in England bei dem berühmten Anatomen William Hunter und John Pringle — bei letzterem, dem großen Förderer der Militärmedizin, haben sie sich sicher mit seinen Gedanken über die zweckmäßige Unterbringung von kranken Soldaten und über die Prophylaxe und Bekämpfung von Krankheiten in Hospitälern bekanntgemacht — und in Paris bei dem Chirurgen Désault im Hôtel Dieu und an der Pariser Charité verbracht. Über Mannheim, Heidelberg, Straßburg und den Schwarzwald, wo sie wieder fleißig Untersuchungen von Brunnen und Hüttenwerken angestellt hatten, kehrten sie nach Berlin zurück. Die Förderung und weitgehende Unterstützung, die der Vater Muzells dem Freunde seines Sohnes angedeihen ließ, sind Beweis genug für dessen Güte und Hochherzigkeit. Der junge Muzell wurde in Berlin, nachdem er die ärztliche Leitung der Charité übernommen hatte, noch immer von seinem Vater bei der Betreuung der Kranken beraten. Er wäre wohl dank seiner allgemeinen und vielseitigen Bildung, seiner auf den Reisen gesammelten

---

[1] Charité-Akten II 4 Nr. 1 Vol. 3 fol. 45f., 60f. — [2] Kessler (100 u. 101).

Erfahrungen und des sorgfältigen Unterrichts durch den Vater ein hoch angesehener Arzt geworden, allein schon nach 2 Jahren raffte den Siebenundzwanzigjährigen ein „Faulfieber" rasch dahin. 6 Jahre später starb, längst völlig erblindet, der Vater Muzell.

Ehe wir das Schicksal der inneren Abteilung der Charité weiter verfolgen, wollen wir einen Blick auf ihre chirurgische Abteilung werfen. Sie war im Jahre 1770 nach Pallas' Tode an Joachim Friedrich Henckel übergegangen. Er war damals schon 58 Jahre alt. Zuerst hatte er bei seinem Vater, dann in Königsberg und Danzig die Wundarzneikunst praktisch gelernt, als Schüler von Eller und Senff das Collegium medico-chirurgicum und die Charité in Berlin besucht, hierauf Dienste als Kompagniefeldscher beim Heere genommen. In Berlin wurde er Pensionärchirurg. Im Jahre 1737 schickte ihn der König zur Weiterausbildung über Leiden, wo er Albinus und Gaub hörte[1], nach Paris. Dort besuchte er sowohl medizinische als auch chirurgische Vorlesungen bei den berühmtesten französischen Ärzten Astruc, Garengeot[2]. Besonderen Unterricht empfing er in der Augenheilkunde durch Saint-Yves[3] und in der Geburtshilfe durch Grégoire[4]. Der Pariser Aufenthalt dauerte 2 Jahre. Nach seiner Rückkehr wurde er, ohne die vorgeschriebene Kursusprüfung[5] machen zu müssen, zum Regimentsfeldscher ernannt, dann zog er während des ersten Schlesischen Krieges mit ins Feld. Nach Berlin zurückgekehrt, hielt er chirurgische Vorlesungen, hatte dabei aber trotz der Protektion durch den König mit mannigfachen Widerständen zu kämpfen. „Sollte man sich wohl vorstellen, daß die Verwegenheit der Menschen sich so weit vergehen könnte, auch wider allerhöchste Befehle der geheiligten Person eines Monarchen, Boßheit auszuüben. Es geschahe aber wirklich. Denn kaum hatte er zu lesen angefangen, so erhob der Neid seinen Rüssel aufs neue, und spye Gift und Flammen auf ihn", so schildert Friedrich Börner in seiner Biographiensammlung berühmter Ärzte und Naturforscher nach ihm von Henckel selbst gelieferten Unterlagen dramatisch den Anfang seiner Laufbahn als chirurgischer Lehrer[6]. Im Jahre 1744 schloß er seine Studien mit der Promotion in Frankfurt ab; die Erwerbung dieses akademischen Grades wurde ihm dadurch möglich, daß er neben seiner chirurgischen Ausbildung zum Regimentsfeldscher die Universitätsvorlesungen im Auslande gehört hatte. Nachdem er am zweiten Schlesischen Kriege teilgenommen hatte, setzte er seine Vorlesungen in Berlin fort und trug abwechselnd über Verbandlehre, Operationslehre, Geburtshilfe oder medikamentöse Behandlung von chirurgischen Krankheiten vor. So besaß er schon eine langjährige medizinische Erfahrung[7], als er im Jahre 1770 an die Charité berufen wurde. Darüber hinaus hatte er sich bereits literarisch einen Namen gemacht und war von der Pariser Akademie im Jahre 1750 zum Mitglied ernannt worden. Außer zwei kleineren Schriften, die die Augenheilkunde betrafen, hatte er seine medizinischen und chirurgischen Erfahrungen in den von 1747—1763 erschienenen

---

[1] Nach Börner [(19) Bd. 3, S. 299] soll er auch noch die Bekanntschaft Boerhaaves gemacht haben. Dieser war allerdings schon lange schwer leidend und starb bereits im folgenden Jahre. — [2] René-Jacques-Croissant de Garengeot, französischer Chirurg († 1759). — [3] Charles Saint-Yves, berühmter französischer Augenarzt († 1736). — [4] Vater und Sohn Grégoire, Ärzte in Paris, machten sich um die Einführung der Zange in die Geburtshilfe verdient. — [5] Siehe oben S. 3. — [6] Börner (19) Bd. 3, S. 305. — [7] Er hatte unter anderem bereits zu Schaarschmidts Nachrichten (174) verschiedene Beiträge geliefert.

acht Sammlungen „Medicinischer und chirurgischer Anmerckungen"[1] und in einer Sammlung „Neuer medicinischer und chirurgischer Anmerckungen" vom Jahre 1769 niedergelegt[2], überdies „Anmerckungen von wiedernatürlichen Geburthen zur Verbesserung der Hebammen-Kunst"[3] und je eine Abhandlung „Von Bein-Brüchen und Verrenkungen"[4], „Von der Wirckung der äusserlichen Artzneyen an und in dem menschlichen Cörper"[5] und „Von der Geburtshülfe"[6] geschrieben. Sie waren alle für den Gebrauch seiner Zuhörer bestimmt. Für die Hebammen und Gebärenden hatte er eine populäre geburtshilfliche Schrift verfaßt[7]. Das Werk, das ihn am bekanntesten gemacht hatte und noch machen sollte, war seine „Anweisung zum verbesserten chirurgischen Verbande" (1756)[8]. Es erlebte in der Folgezeit eine große Zahl von Auflagen und wurde noch einmal im Jahre 1829 von DIEFFENBACH neu bearbeitet. Über 70 Jahre diente es als Lehrbuch für die angehenden Ärzte und Chirurgen. Was seine Schriften von denen seines chirurgischen Vorgängers PALLAS — die übrigen hatten ja nichts veröffentlicht — unterscheidet, ist folgendes: Er schreibt zwar auch für denselben wenig vorgebildeten Hörerkreis, natürlich auch in deutscher Sprache, aber er gebraucht häufiger lateinische Kunstausdrücke und setzt gewisse Vorkenntnisse voraus[9]. Er läßt es nicht bei der primitiven, leicht faßlichen Darstellung des nötigsten Stoffes bewenden, sondern erörtert daneben, gleichsam von einer höheren Warte aus, den wissenschaftlichen Stand der Frage, berücksichtigt die vorhandene Literatur, belegt seine Angaben sorgfältig, zitiert oft ausführlich andere Werke in lateinischer Sprache und gibt am Schlusse jedes Abschnittes Hinweise auf Arbeiten, in denen man sich über diese Fragen genauer orientieren kann. Allgemeinere Themen, so die Grenzen der Geburtshilfe, die Methoden des geburtshilflichen Unterrichts, werden erörtert, und den Studierenden eine von dem damals berühmten Straßburger Arzt und Geburtshelfer JOHANN JAKOB FRIED[10] übernommene Deontologie gegeben, um sie ihnen als Vorbild hinzustellen. Das Idealbild eines Geburtshelfers, das HENCKEL bietet, ist so aufschlußreich für die Schwierigkeiten, mit denen der Frauenarzt des 18. Jahrhunderts zu kämpfen hatte, daß wir es hier wiedergeben wollen:

„Da gewißlich die Praxis und folglich das zeitliche Glück eines Artztes meistentheils auf dem wohl oder übel wollen des Frauenzimmers beruhet, indem, wenn sie einem wohl wollen, sie denselben ihren Bekannten und Verwandten nachdrücklich empfehlen und zum ordentlichen Artzt anrathen, im Gegentheil aber, wenn sie einem übel wollen etc. (ich will darüber abbrechen) als will nöthig seyn, daß insonderheit ein angehender Artzt so wohl ihre Gunst zu erwerben als auch zu erhalten, folgende Stücke beobachte: 1) daß er sie fleißig vor anderen Personen des Tages zu unterschiedenen mahlen, wenn es gleich übel Wetter wäre, besuche, eher länger wie zu kurtz sich aufhalte, auch solches thue zu Zeiten, ob er schon weiß, daß sie gantz gesund seyn, um dadurch seine gute Vorsorge zu versichern. 2) Daß er die Geheimnisse, die sie ihm vertrauen, ja Niemanden sage. 3) Daß er währender Kranckheit ja zeitlich sein tragendes Mitleyden bezeige, auf baldige Besserung sie getröste, und öfters zu versichern alles seines Orts beyzutragen, was nur immer menschlich und möglich ist. 4) Daß er keine anzügliche, hönische oder spöttische Worte im Gespräche gebrauche, vielmehr mit den Weinenden weine, mit den Lachenden lache. 5) Daß er von den Anverwandten, Mädgen, Wärterinnen etc. im Gespräche ausforsche, was die Patientin

---

[1] HENCKEL (81). — [2] HENCKEL (82). — [3] HENCKEL (78). — [4] HENCKEL (72). — [5] HENCKEL (77). — [6] HENCKEL (74). — [7] HENCKEL (75). — [8] HENCKEL (79). — [9] So setzt er in der Abhandlung von der Geburtshilfe unter anderem anatomische Vorkenntnisse [vgl. (74) S. 10] und in seiner pharmakologischen Schrift sowohl physiologische als pharmakologische [vgl. (77) Vorrede] voraus. — [10] Dessen Bekanntschaft hatte er auf seiner Rückreise von Paris gemacht.

vor eine Lebensart im Essen, Trincken, Zorn, Liebe und übrigen so genannten sex rebus non naturalibus[1] habe, als welches alles zur Heilung der Kranckheit sehr vieles beytragen kann. 6) Daß er, wenn die Patientin zuvor einen andern Artzt gehabt, solcher aber abgeschaft worden, ausfrage, womit derselbe es versehen, folglich sich besser darin in acht nehme, und durch eines andern Schaden klug werde. 7) Daß er sie nicht zu einer gewissen Art Artzeneyen gleichsam nöthige, sondern so viel die Umstände es zulassen, in ihrem freyen Willen stelle, ob sie Pillen, Pulver, Tränckgens etc. nehmen wollen, dabey annoch frage, ob sie vor diesen oder jenen Geruch, Geschmack und Farbe der Artzeney nicht einen Abscheu, oder irgend einen Widerwillen habe, und wenn solches wäre, alsobald solchen mit einem andern verwechseln. 8) Daß er den so genannten Weiber-Rath nicht vor der Patientin verlache, vielweniger vor Pantoffel-Docters schelte, sondern so fern solches gut sey, lobe und gleichfalls anrathe, sind sie unschuldig und nicht schädlich, zulasse, daß man sie gebrauche, wenn sie aber schädlich seyn, mit aller Sittsamkeit sage, das Mittel sey zwar sonsten gut, anjetzo aber wegen dieses oder jenen Umstandes und Ursach nicht sicher zu rathen. 9) Daß er auf die Besichtigung dererjenigen Theile, welche die weibliche Schamhaftigkeit bedeckt haben will, nicht dringe, es sey denn, daß es die Noth erfordere, welches dann der Patientin oder zuvor denen Umstehenden zu verstehen zu geben ist, damit man dieserhalb Erlaubniß erhalte. Die Besichtigung oder aber das Anfühlen soll so geschwind als möglich verrichtet werden, damit man in keinen bösen Verdacht gerathe. 10) Daß er die unverständigen Reden und Thaten der Patientin nirgends anderswo erzehle und dadurch die Patientin nach ihrer Genesung schamroth mache. 11) Daß er die vorgefaßte Meynung derer Weiber, welche sie von der Kranckheit Ursprung, Fort- und Ausgang hegen, nicht als verächtlich oder einfältig öffentlich verlache, sondern mit aller Behutsamkeit und Kürtze eine wahre Erklärung davon gebe. 12) Daß er, wenn die Kranckheit sich gefährlich anläßt, solches denen Umstehenden, insonderheit dem Mann anzeige, anbey vermelde, wie es fast nöthig wäre, noch einen andern Artzt dazu zu rufen, auf daß mit zusammen gesetzten Kräften der Kranckheit Widerstand geschähe. 13) Daß er wohlhabenden Weibern die Kräuter-Brühen, Molcken- und Milch-Curen, sauer Brunnen und Bäder etc. zu rathen nicht vergesse, dabey aber in acht nehme, daß er solche sie nicht zu Hause gebrauchen lasse, theils weil Zorn und Verdruß in der Haushaltung nicht aussen bleibt, theils auch die beliebige Ruhe und Erquickung zu verschaffen. Was muß nicht öfters ein Artzt thun! Wie viel wäre nicht darüber zu sagen![2]"

Man könnte glauben, daß HENCKEL all diese Lebensklugheit selbst besessen und seinen Schülern an Weltgewandtheit als Vorbild hätte dienen können, doch das war keineswegs der Fall. Er war eine sehr streitbare Natur und hatte sich manche literarische Fehde selbst durch zu scharfe Kritik und unvorsichtige Herausforderung seiner Gegner[3] zugezogen. Auch das Armendirektorium sollte bald nach seiner Anstellung merken, mit welch schwierigem Manne es zu tun hatte. Er war, obwohl Chirurg und Arzt zugleich, seiner Instruktion zufolge[4] ähnlich wie seine Vorgänger dem ärztlichen Leiter des Charitékrankenhauses insofern unterstellt, als jener die innerliche Behandlung von schweren

---

[1] Als res non naturales, *„nebennatürliche"* Dinge, hatte die mittelalterliche Medizin 6 Dinge zusammengeordnet, die „zwar nicht zum Bau des menschlichen Körpers gehören, aber doch für die Erhaltung seiner Gesundheit unbedingt nötig sind. ...Diese sind: Luft und Atmung, Speise und Trank, Leibes-Übung und -Ruhe, Schlafen und Wachen, Verdünnung und Verdickung der Säfte, Gemütsbewegungen". [Vgl. u. a. JULIUS SCHUSTER: Heilhandlung mit tierischen Organen in den mittelalterlichen Tacuin- oder Schachtafel-Büchern; in: Medizinische Mitteilungen der Schering-Kahlbaum A. G. 7, 106 (1935). Zur Herleitung dieses Begriffes vgl. WALTER ARTELT: Arzt und Leibesübungen in Mittelalter und Renaissance. I. In: Klin. Wschr. 1931 I, 847, Anm.] — [2] HENCKEL (74) Einleitung, S. 5ff. [3] So bringt er z. B. eine Mitteilung eines Lübecker Chirurgen über Zirbeldrüsenversteinerung, in der der scheußliche Charakter eines Menschen mit versteinerter Zirbeldrüse ausführlich geschildert wird, um daraus zu schließen, daß der Recensent von HENCKELS „Anmerckungen" daran leiden müsse und ihm nur durch die Trepanation geholfen werden könnte (!); vgl. HENCKEL (81) Smlg. 3, S. 22f. — [4] Vgl. Charité-Akten II 4 No. 1 Vol. 2 fol. 167v.

chirurgischen Fällen leiten mußte. Trotzdem waren ihm die venerisch Kranken, deren Behandlung sonst Sache des Arztes war, übergeben worden[1]. HENCKEL weigert sich unter Berufung auf seine Instruktion, die ihn ja nur als Chirurgen betrachte, energisch gegen diese Belastung und weist darauf hin, daß er sich nach dem geltenden Medizinaledikt strafbar mache, wenn er als Chirurg stark wirkende und gefährliche Medikamente innerlich verordne[2]. An seiner Instruktion selbst hat er mancherlei auszusetzen: Er könne nicht dafür haftbar gemacht werden, daß die Schwangeren wirklich erst kurz vor dem Ende der Schwangerschaft in die Charité aufgenommen würden; denn wer irrte sich nicht bei der Vorherbestimmung des Geburtstermins! Er wollte sich zwar bestreben, äußerst Gutes zu tun, „aber der Malice einer gottlosen Hure ist keinem guten Menschen möglich allemahl gehörig zu preveniren"[3]. Und wie solle er nachts heraus in die Charité kommen, wenn seine Hilfe dringend gebraucht würde?

Daß, wie offenbar nachträglich festgesetzt worden war, der Oberinspektor HABERMAASS darüber wachen sollte, daß er regelmäßig zweimal in der Woche die Kranken in der Charité besuche[4], erfüllt ihn mit solcher Erbitterung, daß er schreibt:

Ich muß „mich prostituiret sehen bey der Nachwelt, weñ man in meiner Instruction lesen wird, dass man auf mich Achtung geben soll, ob ich auch 2 mahle in der Woche die Charité besuche: man hätte wenigstens abwarten sollen, ob ich was negligiren werde: Es wäre zu wünschen, dass ein jeder seiner Pflicht so nachlebe als ich mich darnach jeder Zeit bestreben werde, und das nicht, weil man auf mich Achtung giebet, sondern weil der allsehende Gott es wahrnim̃t. Weñ man mit gelehrten Ärtzten so geringschätzig umgehet, das encouragiret zu nichts, sondern es benim̃t allen Muth"[5].

Kaum hatte HENCKEL seine Stelle in der Charité angetreten, so wies er außerordentlich energisch auf allerhand Mißstände hin[6]. Es sei nahezu unmöglich, daß in diesem Hause die „unreinen Krancken", das sind die Patienten mit venerischen Krankheiten, geheilt werden könnten, die Verhältnisse auf der Abteilung seien sehr schlecht. Außerdem seien zu wenig Chirurgen zur ausreichenden Versorgung der Kranken da, zwei bis drei mehr könnten ruhig eingestellt werden, auch schlechte Medizin hätte er angetroffen. Den Auftrag des Armendirektoriums, die Mißstände auf der Infiziertenstation näher anzuführen und Vorschläge zur Verbesserung anzugeben[7], beantwortete er nur sehr kurz mit dem Hinweis darauf, daß es unmöglich sei, daß ein Feldscher alle diese Kranken allein besorgen könne und geht darauf nicht weiter ein: „deñ ich habe nicht Zeit übrig mich in dergleichen Sachen en detaille einzulassen, weil ich zu studiren habe in med. et chir. und auch Tag und Nacht arbeiten muß um mich ehrlich ernähren zu könen"[8]. Das Armendirektorium berief bald nachher eine Konferenz ein, in der unter Teilnahme sowohl HENCKELs als auch MUZELLs all diese Punkte durchgesprochen wurden und beide die Zahl von 2 Pensionärchirurgen und 6 Feldscheren für ausreichend hielten[9]. Vorher waren es nur 1 Pensionärchirurg und 4 Feldschere gewesen. Die geforderte Einstellung fand noch im selben Jahre statt[10]. Doch HENCKEL gab so bald

---

[1] Charité-Akten II 4 No. 1 Vol. 2 fol. 173. — [2] Charité-Akten II 4 No. 1 Vol. 2 fol. 180. [3] Charité-Akten II 4 No. 1 Vol. 2 fol. 174. — [4] Charité-Akten II 4 No. 1 Vol. 2 fol. 176. — [5] Charité-Akten II 4 No. 1 Vol. 3 fol. 1f. — [6] Charité-Akten II 4 No. 1 Vol. 2 fol. 171v. — [7] Charité-Akten II 4 No. 1 Vol. 2 fol. 172. — [8] Charité-Akten II 4 No. 1 Vol. 2 fol. 173. — [9] Charité-Akten II 4 No. 1 Vol. 2 fol. 176f., s. unten S. 30 Anm. 7. — [10] Vgl. KÖHLER (103) S. 260.

nicht Ruhe[1], noch allerlei Klagen und Abänderungsvorschläge brachte er vor, nicht ohne an seinem Amtsvorgänger PALLAS Kritik zu üben:

„die armen Krancken sind zu beklagen gewesen, und verwundere mich, wie man solchen Mann dergleichen grosse Verrichtung hat anvertrauen könen, womit der gröste Medicus zu thun hat, dass er nicht Fehler begehe. Er war kein Held in der Chirurgie also noch viel weniger in der medecin"[2].

Denselben subjektiven und temperamentvollen Charakter tragen alle Eingaben HENCKELs. Meist sind es sicherlich nicht gegenstandslose, wenn auch nicht ausführlich begründete Behauptungen, die den Tatbestand recht drastisch beleuchten[3], zumal HENCKEL sie nicht in die damals der Behörde gegenüber üblichen Höflichkeitsformeln einkleidete. Vielfach scheint er den Weg der schriftlichen Beschwerde gewählt zu haben, statt sich über mangelnde Reinlichkeit, schlechtes Essen usw. direkt an den für die Verwaltung verantwortlichen Oberinspektor HABERMAASS, den zweiten Sohn des oben erwähnten Chirurgen und Charitéinspektors HABERMAASS, der seinen von 1755—1772 amtierenden älteren Bruder abgelöst hatte[4], zu wenden. Jener betont nämlich mit Recht, daß HENCKEL in solchen Dingen, wie es Geheimrat MUZELL täte, mit ihm „conferiren" müsse, „welches Er aber niehmalen thun will, und lieber, um mir nicht zu sehen, und zu sprechen, hinter meinen Hause nach seinen Wagen fort schleicht"[5]. Die Anklagen HENCKELs sucht HABERMAASS mit zum Teil recht nichtigen Einwänden zu bagatellisieren und die „Unreinigkeit" so darzustellen, als ob sie nur darin bestanden hätte, daß die „Charpie und Pflaster Lappen nicht von feiner Leinwand" seien, oder daß „denen inficirten Persohnen nicht ein Tag um den andern frische Kleidung und Hemden gegeben werden können", daß „derselben Schue oder Pantoffeln nicht unters Bette stehen" und endlich HENCKEL selber „kein feines Handtuch zum abtrocknen seiner Hände erhalten" hätte[6]. Auch im übrigen nimmt HABERMAASS eine recht feindselige Stellung gegen HENCKEL ein: seine Klagen über die Ungeschicklichkeit der Feldschere rühre nur davon her, daß er sie nicht nach seinem Gutdünken annehmen könnte[7], vielleicht auch, daß sie keine Privatkollegs bei ihm gehört und infolgedessen keine 5 Rthl. bezahlt hätten[8]. Er stellt die ganze Angelegenheit als „Chicane" des von jeher unruhigen HENCKEL dar[9], der das

---

[1] Daß wirklich die Verhältnisse auf der Schwangeren- und Geschlechtskrankenabteilung unzulänglich waren, beweist das mit einem Bauanschlag an den König geschickte Schreiben des Armendirektoriums vom Jahre 1771, das unter Hinweis auf die anwachsende Zahl von Schwangeren und Infizierten um die Mittel zu einem Neubau bittet. Der Antrag wurde jedoch abschlägig beschieden; vgl. SCHEIBE (180) S. 35. — [2] Charité-Akten II 4 No. 1 Vol. 2 fol. 181 v. — Diese Ausfälle entsprangen sicher nicht einem allgemeinen Bestreben HENCKELS, durch eine Herabsetzung der Verdienste seiner Vorgänger sein eigenes Licht heller leuchten zu lassen. Er zeigte vielmehr bei anderer Gelegenheit in seinem Urteil über ihre Leistungen und Fähigkeiten einen ausgesprochen historisch-gerechten Sinn; vgl. HENCKEL (81) Vorreden zu Smlg. 4 u. 5. — [3] So heißt es z. B. „auch nochmahlen zu wiederhohlen, daß heute das Brod nicht schlechter hat seyn könen" (Charité-Akten II 4 No. 1 Vol. 3 fol. 16) oder „der Hausvater von der Charité mus mehr auf die Reinigung angehalten werden, weil letzthin wegen Gestanck in den Gängen fast nicht gehen konte." (Charité-Akten II 4 No. 1 Vol. 3 fol. 12.) — [4] Vgl. KÖHLER (103) S. 259.— [5] Charité-Akten II 4 No. 1 Vol. 3 fol. 19v. — [6] Charité-Akten II 4 No. 1 Vol. 3 fol. 20. — [7] Es handelt sich dabei um die Subchirurgen, d. h. Feldschere mit noch nicht abgeschlossener Ausbildung, die seit 1743 zur Unterstützung des Pensionärchirurgen an die Charité überwiesen wurden; vgl. SCHAPER (179) S. 576. — [8] Charité-Akten II 4 No. 1 Vol. 3 fol. 18. — [9] Charité-Akten II 4 No. 1 Vol. 3 fol. 21.

Armendirektorium ja bekanntermaßen schon oft mit dergleichen unnötigen und unbegründeten Beschwerden belästigt habe [1]. Wenn wir auch auf Grund der vorhandenen Akten nicht sicher sagen können, wer von beiden Streitenden recht hat, so sprechen doch manche Äußerungen HENCKELs für tatsächlich vorhandene schwere Mißstände, z. B. die folgende aus dem Jahre 1774: „ferner bin ich gedrungen nach meiner Pflicht anzuzeigen, daß bey meinen Krancken ein allgemeines Klagen über schlechte und alzu wenige Speise sey, ja ich habe mich letzthin schämen müssen für denen frembden Studiosis, da eine Kranckin mir ihre Nahrung vorzeigte; dieselbe konte nicht schlechter seyn" [2]. Er schließt resigniert: „Ich will aufhören, sonsten heißt es wieder, daß ich mit allen zancke." Dieselben Mißstände — schlechtes Essen und mangelnde Reinlichkeit — werden auch später an der Charité gerügt und beschäftigen schließlich die Öffentlichkeit [3]. Die Klage in einer anderen Eingabe spricht für die Lauterkeit seiner Motive: „Ich gestehe, wie ich mich verwundere, daß man mir öffters Verdruß mache, da ich nichts mehr suche als meine Pflicht gegen Ihro Maj. den König, gegen das Königl. Armen-Directorio und gegen meine Krancke mit aller Treue und Fleiß zu erfüllen. Je besser ich handele je mehr stoße ich an" [4]. HABERMAASS dagegen erscheint in weniger günstigem Licht. Gelegentlich fordert er HENCKEL durch Verleumdungen heraus [5]. Auch spätere Charitéchirurgen hatten Klagen über seine schlechte Amtsführung vorzubringen [6], bis er im Jahre 1782 seines Amtes enthoben wurde.

Daß diese Streitigkeiten HENCKELs Stellung an der Charité sowohl als Arzt wie als Lehrer erschwerten, ist begreiflich [7], zumal die Pensionärchirurgen zum Teil Partei gegen ihn ergriffen. Ein guter Redner scheint HENCKEL nicht gewesen zu sein. FORMEY, der Sekretär der Preußischen Akademie der Wissenschaften, sagt von ihm: „il n'avoit pas le don de se faire écouter" [8]. Seine aufbrausende Art war nicht dazu angetan, ihm von seiten seiner Schüler Aufmerksamkeit und Respekt zu verschaffen. „Diesen Mann hatten die Zuhörer mehr wie einmal gehöhnäckt, ausgelacht, ja einmal den Stuhl weggezogen, so, daß er auf die Erde fallen mußte. Man hatte ihn während dem Operiren so gestöhrt, daß er voll Verdruß die Charite verließ", wird berichtet [9]. Mitschuld an dieser mangelnden Autorität trugen die schwierigen und ungeklärten Verhältnisse in der Leitung des Accouchiersaales und des geburtshilflichen Unterrichts, dessen Entwicklung an der Charité in dem Kapitel „Geburtshilfe und Gynäkologie" ausführlicher geschildert werden wird [10].

Der Wettlauf um die maßgebende Stellung im Gebärsaal führte zu Eifersüchteleien. Die Schwierigkeiten fingen an, als JOHANN FRIEDRICH MECKEL[11] im Jahre 1769 neben der geburtshilflichen Theorie auch den klinischen

---

[1] Vgl. Charité-Akten II 4 No. 1 Vol. 3 fol. 17. — [2] Charité-Akten II 4 No. 1 Vol. 3 fol. 31. — [3] Siehe unten S. 47ff. — [4] Charité-Akten II 4 No. 1 Vol. 3 fol. 26. — [5] Charité-Akten II 4 No. 1 Vol. 3 fol. 30ff. — [6] Vgl. dazu HAGEN (60) S. 484f. — [7] Vgl. Charité-Akten II 4 No. 1 Vol. 3 fol. 42, wo COTHENIUS, der damalige Vorsitzende des Armendirektoriums, feststellt: „Indeß leidet das allgemeine Beste unter dergl. Zänckereien, noch mehr aber geschiehet solches, wenn derjenige der einer Sache vorgesetzet ist, lächerlich gemacht wird; und, im gegenwärtigen Falle gehet solches nicht allein auf die pensionairs und Unter-Feldscher die von den Vorschrifften eines Profess. Chir. et art. obstetr. abhangen, sondern auch bis auf die Krancken deren Vertrauen dadurch geschwächet wird und folgl. mürrisch u. unfolgsam werden." — [8] Vgl. FORMEY (46) S. 56. — [9] Vgl. HAGEN (60) S. 472f. Anm. — [10] Siehe unten S. 144ff. — [11] Vgl. unten S. 66 u. 146.

Unterricht im Accouchiersaal übernehmen sollte. Damals ernannte ihn der König neben seiner anatomischen Professur zum Mitdirektor des Accouchiersaals, um den 74jährigen Pallas, der als Chirurg die Oberleitung hatte, zu „entlasten". Die Ernennung wurde schon nach wenigen Tagen mit Rücksicht auf PALLAS widerrufen [1]. Als PALLAS 1770 starb, war MECKEL noch nicht am Ziel. Nun kämpfte HENCKEL für sich um den Posten. Er hatte sich schon seit Jahren für einen besseren Unterricht in der Geburtshilfe für Hebammen und Chirurgen eingesetzt [2] und kannte die einschlägigen Verhältnisse aus Straßburg. 1773 bewarb er sich beim König um die Stelle des Lehrers der praktischen Geburtshilfe mit dem Hinweis, daß MECKEL ja nur die Theorie betrieb [3]. Sein Wunsch wurde erfüllt, aber er sollte sich seines Amtes nicht lange ungestört freuen. Schon zwei Jahre später erwirkte der inzwischen zum Professor der Anatomie und Nachfolger MECKELs ernannte JOHANN GOTTLIEB WALTER [4] die Erlaubnis, seine Hörer beim Collegium medico-chirurgicum praktisch auf dem Gebärsaal zu unterrichten, und versuchte HENCKEL zu verdrängen.

HENCKEL erreichte jedoch durch eine außerordentlich temperamentvolle Eingabe an den König, der ihm offenbar sehr wohlwollte, die Wiederherstellung seiner alten Rechte [5]. Im Jahre 1776 wurde er Mitglied der Preußischen Akademie der Wissenschaften, scheint aber mit seinen Arbeiten nicht viel Interesse gefunden zu haben [6]. In den folgenden Jahren erschienen die 2. Sammlung der „Neuen medicinischen und chirurgischen Anmerkungen" (1772) [7] und „Medicinische und chirurgische Beobachtungen und Abhandlungen, welche gröstentheils der Königl. Academie der Wissenschaften und der schönen Künste zu Berlin vorgelesen worden" [8]. Er weist in ihnen immer wieder darauf hin, daß gerade die Krankenhäuser viel mehr als die Privatpraxis geeignet seien, praktische Beobachtungen zu machen. Dazu kommt noch ein Lehrbuch der operativen Chirurgie für Studierende, das in mehreren Lieferungen erschien [9] und als Gegenstück zu seiner oben erwähnten Arzneimittellehre für den Chirurgen [10] gedacht ist. Eine Schrift über Fußgeburten schrieb er für die Hebammen, damit sie das, was er sie in diesem Jahre (1776) gelehrt hatte, nicht vergäßen [11]. Im Jahre 1779 starb er. Durch ein Stipendium sorgte er noch über seinen Tod hinaus für die Ausbildung junger Chirurgen.

Während HENCKELs Tätigkeit an der Charité hatten sich allerhand Schwierigkeiten bei dem geburtshilflichen Unterricht gezeigt. Teils hatten sich die Schwangeren über zu häufiges oder ungeschicktes Touchieren beklagt, teils waren die angehenden Ärzte und Chirurgen, die den praktischen Unterricht

---

[1] Vgl. MAMLOCK (121) S. 78ff. und Charité-Akten II 4 No. 1 Vol. 3 fol. 42v u. fol. 100. PALLAS wollte „keinen neben sich in der Charité leiden", und man wollte „diesem verdienten Manne kein Misvergnügen verursachen und hingegen allen collisionen mit Herrn MECKEL vorbeugen". Dadurch ist die Darstellung von SCHEIBE [(180) S. 85f.] und WILLE [(213) S. 415] überholt. — [2] Vgl. unten S. 145. Ferner HENCKEL (78) S. 16 und (81) Smlg. 2, S. 38f.; Charité-Akten II 4 No. 1 Vol. 2 fol. 177. — [3] Vgl. MAMLOCK (121) S. 81f. — [4] Er ist besonders bekanntgeworden durch seine Verdienste um die Anlegung einer damals berühmten anatomischen Sammlung in Berlin [vgl. HARNACK (68) I 1, S. 444]. — [5] Vgl. SCHEIBE (180) S. 86 und MAMLOCK (121) S. 83ff.; vgl. auch HENCKELs bewegliche Klage in seiner Abhandlung der Fußgeburten (73) Vorrede. — [6] FORMEY (46) S. 56. — [7] HENCKEL (82). — [8] HENCKEL (80). In dem Gesamtregister der Akademieschriften bei HARNACK (68) III, S. 124 ist nur eine geburtshilfliche Abhandlung HENCKELs angeführt. — [9] HENCKEL (76). — [10] Siehe oben S. 27. — [11] HENCKEL (73); vgl. die Vorrede.

genossen, noch zu jung und unreif gewesen [1] und hatten allerhand Unfug getrieben. Durch eine ausführliche Instruktion für HENCKEL waren daraufhin im Jahre 1777 für den Lehrbetrieb auf dem Gebärsaal besondere Anordnungen getroffen worden: Das Betreten des Saales war Studenten der Medizin und Chirurgie nur in HENCKELs Begleitung erlaubt oder, in dessen Abwesenheit, nur mit HENCKELs schriftlicher Erlaubnis während der Anwesenheit des Pensionärs. Diese Erlaubnis sollte nur der bekommen, auf dessen Anständigkeit er sich verlassen konnte [2]. Ähnliche weit ausführlichere Regelungen waren bereits für den chirurgischen und medizinischen Unterricht am Krankenbett ergangen.

Wir wissen aus ELLERs Bericht und den Bestallungen von SPRÖGEL und SCHAARSCHMIDT, wie er früher gehandhabt wurde [3]. Nach der Instruktion HENCKELs als Chirurg vom Jahre 1770 sollte er seine zweimal in der Woche abzuhaltenden Besuche mit Rücksicht auf die Pensionäre zu solchen Stunden ansetzen, wo keine öffentlichen Vorlesungen auf dem anatomischen Theater gehalten wurden. Tag und Stunde der angesetzten Operationen sollten den Pensionär- und anderen Chirurgen „welche die Collegia auf dem Theatro anatomico fleißig besuchen, und sich vorzüglich appliciren", mitgeteilt werden. Überdies aber war es einem jeden „der Medicin und Chirurgie Beflißenen" erlaubt, nach Meldung bei dem leitenden Arzt und Chirurgen und beim Oberinspektor, so oft er Zeit hatte, dem Verbinden der Kranken beizuwohnen und sich aus dem vom Pensionär geführten Hauptbuch, in das die Krankengeschichten aufgeschrieben wurden [4], über den Zustand der Patienten und die Wirkung der Behandlung zu orientieren [5]. Eine entsprechend eingehende Regelung enthielt die im Jahre 1776 für den jungen MUZELL ausgefertigte Instruktion [6]: Sie gab den „der Medicin und Chirurgie Zugethanenen" auch die Erlaubnis zum Studium der innerlichen Krankheiten und setzte für die klinische Visite dieser Patienten die Zeit Mittwoch vormittags von 9 Uhr ab fest, neben einem anderen, mit Kollegs nicht allzusehr besetzten Tage. Dieses Kolleg sollte durch den Dekan des Collegium medico-chirurgicum den Studierenden besonders angezeigt werden.

Neben dem Unterricht wurde auf eine gute *ärztliche* Betreuung der Kranken besonderer Wert gelegt. Das zeigt folgender Passus in der Instruktion:

„Er [der Medicus] wird sich bei Besorgung der ... Patienten allezeit erinnern, daß sie Menschen sind die alles Mittleiden verdienen: und sie dahero mit Güte behandeln, auch nicht leiden daß sie von denen Pensionairs u. Feldschern oder Aufwärtern anders als gütig behandelt werden, noch weniger auf Kosten ihres Lebens solche Versuche anstellen, davon man nicht vernünfftiger Weise zuvor absehen kan daß sie den vorgesetzten Zweck erreichen und den Patienten nicht in weit kläglichere Umstände versetzen dürfften."

Nach MUZELLs frühem Tode wurde im Jahre 1778 die Stelle des Charité-arztes mit CHRISTIAN GOTTLIEB SELLE neu besetzt. Die Umstände seiner Ernennung sind aus den Akten ausführlich bekannt [7]. Man übertrug ihm die Stelle zuerst vertretungsweise und hätte sie lieber, wie früher immer, einem Professor am Collegium medico-chirurgicum gegeben. Eine etwas vorlaute Fürsprache des Oberinspektors HABERMAASS für SELLE zog jenem eine energische

---

[1] Vgl. Charité-Akten II 4 No. 1 Vol. 3 fol. 42f. und vgl. das oben S. 31 geschilderte Betragen gegenüber HENCKEL. — [2] Charité-Akten II 4 No. 1 Vol. 3 fol. 63f. — [3] Siehe oben S. 11, 15, 19. — [4] Siehe oben S. 11. —[5] Charité-Akten II 4 No. 1 Vol. 2 fol. 167f. — [6] Charité-Akten II 4 No. 1 Vol. 3 fol. 50ff. — [7] Charité-Akten II 4 No. 1 Vol. 3 fol. 71f., 74ff., 81.

Zurechtweisung zu. Die Entscheidung zugunsten Selles fiel erst, als der Geheime Rat Cothenius, der als zweiter Direktor des Collegium medico-chirurgicum und als zweiter Dekan des Obermedizinalkollegiums entscheidenden Einfluß hatte, sich in mehreren persönlichen Unterredungen mit Selle davon überzeugt hatte, daß jener „sich einer behutsamen methode bei seinen Krancken bedienen, und nicht leichtsinnig dencken wolle: licere, experimentum facere in corpore vili," und daß er dabei „guten Rath anzunehmen fähig und willig" sei. Vielleicht waren die Bedenken in Anbetracht von Selles jugendlichem Alter ausgesprochen worden. Er war erst 29 Jahre alt, hatte sich aber literarisch bereits einen Namen gemacht. Von seiner Vaterstadt Stettin war er bald nach Berlin gekommen. Dort hatte er sich nach dem Willen seines Stiefvaters zuerst mit Pharmazie beschäftigt, war dann aber zum Studium der Medizin, zuerst in Berlin, hierauf in Göttingen und Halle übergegangen und 1770 in Halle zum Dr. med. promoviert. Im Jahre 1774 hatte er die Prinzessin von Darmstadt als Arzt nach St. Petersburg begleitet, war nachher als Arzt beim Fürstbischof von Ermeland in Heilsberg gewesen und 1777 endgültig nach Berlin übergesiedelt. Neben einigen Übersetzungen englischer medizinischer Arbeiten hatte er ein größeres Werk über die Lehre von den Fiebern geschrieben [1], eine Fortführung seiner vom gleichen Thema handelnden Dissertation. Diese Fieberlehre erlebte Jahrzehnte später mehrere Auflagen, wurde auch mehrfach ins Französische übersetzt und wegen der Klarheit der Definition und der Gliederung von den Zeitgenossen hoch geschätzt. Eine etwas spätere Schrift, betitelt „Urbegriffe von der Beschaffenheit, dem Ursprunge und Endzwecke der Natur" [2] zeigt, wie die Einleitung des obengenannten Werkes, schon seine Hinneigung zur Philosophie, die, wie wir später sehen werden, bestimmend für seine weitere Entwicklung werden sollte. Damit war kein Hinabgleiten in uferlose Spekulation verbunden. In der im Jahre 1777 erstmalig erschienenen Einleitung in das Studium der Arzneiwissenschaft [3] wird der Wert der Erfahrung für die praktische Medizin [4] betont und davor gewarnt, vorhandene Lücken durch Spekulationen auszufüllen. Dem entspricht das Ideal eines Arztes, das er in der zweiten Auflage dieser Schrift aufstellt:

Der Arzt muß ein Mann sein, „der einen großen Umfang von Kenntnissen hat, überall gesund und treffend urtheilt, die Gränzen seines Wissens kennt, sich entweder gar nicht oder nur nothgedrungen jenseits derselben wagt, und Redlichkeit genug hat, nichts zu unternehmen, dem er sich nicht gewachsen fühlt, der öffentliche und anerkannte Proben seiner gründlichen Gelehrsamkeit und eines eigenthümlichen Geistes abgelegt hat, der Mitleiden und Festigkeit, Redlichkeit und Klugheit, Bescheidenheit und Starkmüthigkeit in seinen praktischen Geschäften zeigt" [5].

Die Jahre seiner Tätigkeit an der Charité benutzte Selle, wie seine Vorgänger, zur Sammlung von Beobachtungen. Als Ergebnis erschienen „Neue Beiträge zur Natur- und Arzenei-Wissenschaft" in den Jahren 1782—86 [6]. Was sie von den „Anmerckungen" und „Nachrichten" seiner Vorgänger unterscheidet, ist die äußerst knappe, auf das Nötigste beschränkte Beschreibung des Krankheitsverlaufs. Sie nähert sich in der Form unseren modernen Krankengeschichten. Gegenüber der bunten Aneinanderreihung von Beobachtungen, wie sie bei den früheren Autoren aus der Freude an der Vielseitigkeit entsprang, bringt er eine sinngemäße Darstellung zusammengehöriger Fälle, welche die

---

[1] Selle (194). — [2] Selle (196). — [3] Selle (195a). — [4] Selle (195a) S. 223. — [5] Selle (195) S. 262. — [6] Selle (184).

Ergebnisse kurz zusammenfaßt, z. B. bei den Beobachtungen über das Puerperalfieber[1]. Gelegentlich werden systematische Versuche mit therapeutischen
Methoden angestellt und die Resultate in knapper Form mitgeteilt[2], in der
Erkenntnis, daß nur durch eine richtig angewandte Verallgemeinerung die
einzelnen Erfahrungen fruchtbar und verwertbar gemacht werden können[3].

Ein großer Teil der Charitéliteratur wird von Lehrbüchern gebildet, die
zur Ergänzung der Vorlesungen und klinischen Unterweisungen geschrieben
sind. Daß man dieses Schrifttum als eine Art nobile officium des Lehrers betrachtete, erhellt aus der Einleitung zu SELLEs „Medicina clinica" oder „Handbuch der medicinischen Praxis"[4].

„Lokalverfassung unserer Krankenanstalt im Charitéhause ist es, die es mir zur Pflicht
und Nothwendigkeit macht, meinen besondern mündlichen Anweisungen und Verordnungen,
eine allgemeine schriftliche vorzusetzen, wodurch jene vorbereitet, erleichtert, mehr bestimmt, besser verstanden und genauer angewandt werden können"[5].

Die Bedeutung dieses Lehrbuches wird weiter unten genauer erörtert werden[6].
Bald nach seiner Anstellung an der Charité wurde SELLE zum Professor ernannt[7]
und kam als Arzt zu großen Ehren. Er wurde Leibarzt FRIEDRICHS DES GROSSEN
und verfaßte eine Geschichte von dessen Krankheit[8]. In gleicher Eigenschaft
diente er FRIEDRICH WILHELM II. und III. Im Jahre 1795 untersuchte er im
Auftrage des Königs die Beschaffenheit der Hospitäler und die Gesundheitsverhältnisse in Südpreußen. Auf den Inhalt seiner Philosophie, die er gern
die „Philosophie des gesunden Menschenverstandes" nannte, wie sie in den
„Philosophischen Gesprächen" (1780)[9] und den „Grundsätzen der reinen
Philosophie"[10] niedergelegt ist, gehen wir an anderer Stelle näher ein[11].
Dazu kommen noch einige kleinere Arbeiten „Von der Freiheit und Nothwendigkeit der menschlichen Handlungen"[12], „Von der Moralität der menschlichen
Handlungen"[13], „Von den Gesetzen der menschlichen Handlungen"[14], „Über
Natur und Offenbarung"[15]. Auf Grund seiner philosophischen Arbeiten ernannte
die Preußische Akademie der Wissenschaften SELLE, der schon seit 1786 ihr
Mitglied war, im Jahre 1794 zum Direktor der Philosophischen Klasse. Wenn
er auch an der Akademie lediglich als Philosoph auftrat und nur philosophische
Abhandlungen vortrug[16], so gewann er doch eine große Bedeutung für das Geschick der Akademie; denn er benutzte seinen ganzen Einfluß als Arzt auf
FRIEDRICH WILHELM III. dazu, sie vor einer eingreifenden Umgestaltung oder
gar Auflösung zu bewahren[17]. Daß diese Doppelrolle SELLEs als Arzt und
Philosoph nicht allerseits anerkannt wurde, zeigt eine Tagebuchaufzeichnung
des oben erwähnten HEIM[18] am Tage nach dem am 9. September 1800 erfolgten
Tode SELLEs:

„Er war ein Mann von vielen Kenntnissen, im Umgange äußerst angenehm, doch von
großer Eigenliebe. Seiner eigenen Meinung war er ein großer Philosoph, was jedoch die
Philosophen nicht einräumten, sondern ihn für einen großen Arzt hielten. Die Ärzte
dagegen erkannten ihn nur als Philosophen an. Ich meinestheils habe seine Talente hoch
geschätzt, und sein Tod ist mir sehr nahe gegangen[19]."

---

[1] SELLE (184) Th. 1, S. 70; Th. 3, S. 100ff. — [2] SELLE (184) Th. 1, S. 5ff.; Th. 2,
S. 7, 10. — [3] SELLE (184) Th. 1 (Vorrede); vgl. unten S. 57. — [4] SELLE (191a). —
[5] SELLE (191a) Vorrede. — [6] Siehe unten S. 76 f. — [7] Vgl. Charité-Akten II 4
No. 1 Vol. 3 fol. 96f. — [8] SELLE (189). — [9] SELLE (187). — [10] SELLE (188). — [11] Siehe
unten S. 59. — [12] SELLE (185). — [13] SELLE (192). — [14] SELLE (186). — [15] SELLE (193).
[16] Vgl. die Zusammenstellung seiner Akademiearbeiten bei HARNACK (68) III, S. 257f. —
[17] Vgl. HARNACK (68) I 2, S. 525f., 533. — [18] Siehe oben S. 25. — [19] Vgl. KESSLER
(101) S. 405.

Während SELLEs Amtszeit wurde ein weiterer bedeutender Schritt zur Verbesserung des medizinischen Unterrichts getan. Auf Anregung des Chefs des Obermedizinalkollegiums, Oberkonsistorialpräsidenten VON DER HAGEN, und auf Grund der Vorschläge des Generalchirurgen THEDEN und FRITZES [1] wurde 1789 für Unterrichtszwecke ein *klinisches Institut* eingerichtet. Man belegte zu diesem Zweck in der Charité ein paar Zimmer gesondert mit etwa 12 Kranken. Mit der Abhaltung des Unterrichts wurde der Professor der praktischen Arzneikunde am Collegium und Geheime Rat JOHANN FRIEDRICH FRITZE betraut. Er hat die Lehrmethode selbst sehr anschaulich in seiner „Nachricht von einem neu errichteten klinischen Institute beym Königl. Collegio medico-chirurgico" (1789) [2] geschildert.

FRITZE, der aus einer mehr als 30jährigen ärztlichen Erfahrung schöpfen konnte — er war 1735 in Magdeburg geboren, hatte in Halle Medizin studiert und dort 1756 den Doktorgrad erworben —, fand sich Mittwoch und Sonnabend nachmittags mit seinen Hörern, die schon eine möglichst gute theoretische Vorbildung haben mußten, in der Charité für 3 Stunden ein. Einer von den Schülern mußte das „Krankenexamen" eines neu aufgenommenen Patienten vornehmen, ein anderer die Anamnese und den Befund in das Krankenbuch eintragen. Dann wurde das Ganze noch einmal vorgelesen. Jeder konnte sich zu der Ätiologie der Krankheit äußern und Vorschläge für die Behandlung machen. FRITZE leitete die Diskussion und erläuterte die betreffenden Fälle. Nachdem man sich geeinigt hatte, wurde das Resultat ebenfalls zu Papier gebracht und der Kranke einem der Hörer zur besonderen Betreuung übergeben. Dann wurden die schon bekannten Patienten gemeinschaftlich untersucht oder die für sie verantwortlichen Studierenden — heute würden wir sie Praktikanten nennen — mußten über ihr Befinden berichten. Die weitere Therapie wurde besprochen, das Für und Wider erwogen und die Prognose gestellt. Gelegentlich wurde von FRITZE über ähnliche Krankheitsfälle berichtet, die er selbst anderswo beobachtet hatte, oder er hielt eine kurze einführende Vorlesung über ein Thema der inneren Medizin. Die einzelnen Studierenden sollten die ihnen anvertrauten Patienten so oft als möglich besuchen und ihre Befunde in das Krankenbuch eintragen. In ihrer Abwesenheit sah der Pensionärchirurg der Charité nach den Kranken, ihn konnten die Studierenden auch, wenn sich plötzlich eine Änderung der Therapie nötig machte, um Rat fragen. FRITZE fügt der Darlegung seiner Unterrichtsmethode folgende Mahnung an seine Zuhörer bei, die sein pädagogisches Talent erkennen läßt:

„Es ist wohl nicht nöthig zu erinnern, daß man von einem jeden, wenigstens in der Versammlung selbst, eine anständig bescheidene Aufführung verlange, daß niemand auf irgend eine Art seinen Kommilitonen zur Last falle, am wenigsten durch Lachen oder andere spöttische Aeußerungen über unrichtige Vorstellungen, oder Fehler, welche sie hier und da in Beurtheilung der Krankheiten, oder beym Vorschlagen der anzuwendenden Arzeneyen, machen möchten. Man bedenke, daß man da ist, um sich zu üben, daß von einem Schüler nicht Meisterwerke verlangt werden können, und daß es keine Schande ist, in Sachen zu irren, in welchen man Belehrung verlangt.[3]"

Die Einrichtung dieses klinischen Instituts geht auf die Vorbilder anderer Anstalten zurück. Die mit etwa 12 Kranken angesetzte Belegungsziffer ist die übliche. Auf Veranlassung VAN SWIETENs war im Jahre 1753 in Wien

---

[1] Vgl. Akten Armendirektorium, Abt. Krankenpflege Nr. 7c des Stadtarchivs Berlin. — [2] FRITZE (51). — [3] FRITZE (51) S. 14.

nach dem Vorbild von Leiden eine solche klinische Abteilung mit je 6 Betten für männliche und weibliche Kranke eingerichtet worden. Ihr folgten die Abteilung in Prag im Jahre 1769, die ursprünglich nur 8 Betten umfaßte, Erlangen erhielt im Jahre 1779, Göttingen 1781, Kiel 1788 ein klinisches Institut, Tübingen folgte im Jahre 1793, Leipzig 5 Jahre später [1].

Fritze sieht mit Recht den Nutzen eines solchen mit wenigen Patienten beschickten Institutes darin, daß die Studierenden im kleinen die verschiedenen Erscheinungsformen der einzelnen Krankheiten besser beobachten lernen, daß sie die Symptome und den Verlauf selbst mit ansehen, selbst die Indikationen stellen und die richtige Therapie „anpassen" können, während ein großes Hospital mit einer hohen Zahl von Patienten mehr geeignet ist, die Erfahrung eines sowohl theoretisch als auch praktisch schon ausgebildeten Arztes zu bereichern.

Der Student „lerne erst an wenigen Kranken viel bemerken, schärfe dadurch seinen Beobachtungsgeist immer mehr, und erwerbe sich eine dem Arzte so nothwendige Fertigkeit im Urtheilen, im Zusammendenken der Erscheinungen und ihrer Ursachen, kurz, lerne erst medizinisch denken, wenn ich so sagen soll, ehe er es wagt, große Spitäler zu besuchen, die sonst nur dazu beitragen werden, seine Ideen zu verwirren, und ihm ein gewisses empirisches Verfahren anzugewöhnen, das dem Manne von Kopf immer sehr übel ansteht"[2].

In der oben geschilderten Weise wurde der klinische Unterricht in der Charité bis zum Jahre 1790 abgehalten. Er war durch die weite Entfernung der Charité von der Stadt beeinträchtigt; die Studierenden und Fritze selbst konnten kaum öfter als zweimal wöchentlich hinauskommen. So blieben sowohl die Krankenbücher wie die Beobachtung der Kranken durch die Studierenden lückenhaft [3]. Diesem Mangel wurde dadurch abgeholfen, daß der König im Jahre 1790 für das klinische Institut ein Haus im Innern der Stadt in der Heiligen Geist-Straße zur Verfügung stellte. Es konnte in vier Krankenzimmern 12 bis 16 Kranke aufnehmen. Daneben waren ein Sektionszimmer, eine Totenkammer und ein Hörsaal vorhanden. In diesem zentralen Institut konnten Fritze und seine Schüler die Patienten täglich mindestens einmal besuchen, während die gemeinsamen klinischen Unterrichtsstunden in der oben angegebenen Weise fortgeführt wurden. Die Kranken wurden nach ihrer Eignung für den Unterricht genau ausgesucht, wobei Fritze die Patienten mit alltäglich vorkommenden Krankheiten ausdrücklich bevorzugte. Er verurteilte die Überheblichkeit der jungen Mediziner, die nur den seltenen Fällen ihre Aufmerksamkeit widmen wollten: „einige Stunden am Krankenbette zugebracht, wo es ihnen obliegt, selbst Hand ans Werk zu legen, sind gemeiniglich hinreichend, diese Herren von ihrer thörigten Eitelkeit zu überzeugen"[4]. Wenn die Kranken unheilbar oder soweit auf dem Wege der Besserung waren, daß ihre Behandlung nichts mehr für den Unterricht Wichtiges bieten konnte, wurden sie nach der Charité verlegt. Um was für Kranke es sich handelte, können wir aus den Berichten ersehen, die Fritze in den drei Heften „Annalen des klinischen Instituts zu Berlin"[5] in den Jahren 1791—1794 veröffentlichte; darin gibt er in Tabellenform eine Übersicht über alle Patienten mit Mitteilungen über ihr weiteres Schicksal. Es waren in der Hauptsache akute fieberhafte und venerische Krankheiten [6], auch Krätze und Lungenaffektionen. Ein Beispiel einer der zahlreichen

---

[1] Vgl. Puschmann (154) S. 344ff. — [2] Fritze (52) H. 2, S. 7. — [3] Fritze (52) H. 1, Vorerinnerung, S. XVff. u. H. 2, S. 34f. — [4] Fritze (52) H. 2, S. 8. — [5] Fritze (52). — [6] Er schrieb auch ein Lehrbuch über die venerischen Krankheiten (50).

in aller Ausführlichkeit wiedergegebenen Krankengeschichten wird an anderer Stelle zitiert werden[1]. FRITZE zeigt sich, trotzdem er sich zum Brownianismus bekannte[2], als vorsichtiger, verantwortungsbewußter Arzt, der erst nach sorgfältiger Prüfung ein Urteil über den Wert eines Heilverfahrens abgibt[3], der falsche Diagnosen oder Mißerfolge seiner Behandlungsweise nicht beschönigt, sondern im Gegenteil offen darauf hinweist[4] und lieber zugibt, daß er über eine Krankheit nichts weiß, daß er sich die Wirkung eines Arzneimittels nicht erklären kann, als daß er die Lücken des medizinischen Wissens durch Spekulation auszufüllen sucht[5].

Schon im Jahre 1789 war durch Kabinettsordre ein 3 Monate langer Besuch des klinischen Instituts für alle in Berlin studierenden Mediziner und Chirurgen zur Pflicht gemacht worden. „Fremde", die nur zur Ablegung ihrer Kursusprüfung[6] nach Berlin kamen, mußten ebenfalls daran teilnehmen, wenn sie nicht das Klinikum in Halle besucht hatten[7]. Eine größere Bedeutung erhielt die klinische Ausbildung durch das ausführliche Prüfungsreglement vom 1. Februar 1798, das, entsprechend der Kabinettsordre vom 11. Januar desselben Jahres, für Ärzte eine klinische Kursusprüfung an Stelle der bisher üblichen schriftlichen Ausarbeitung eines Krankheitsfalles setzte. Dabei mußte der Prüfling 4 Wochen lang unter Aufsicht je einen an einer akuten und chronischen Krankheit leidenden Patienten betreuen, die Patienten täglich mindestens zweimal besuchen, Befund und Diagnose in das Krankenjournal eintragen, die Therapie vorschlagen und die Rezepte selbst ausschreiben[8]. Dasselbe Prüfungsreglement hatte übrigens, nachdem schon die Kabinettsordre vom Jahre 1789 ein scharfes *öffentliches* Examen vor je 2 Mitgliedern des Medizinaloberkollegiums und des Collegium medico-chirurgicum sowohl für Chirurgen als auch für Ärzte verlangt hatte, zur Abnahme dieser mündlichen Prüfung eine ständige Examenskommission eingesetzt, die aus einem Direktor und 4 Mitgliedern bestand. Diese hatte den Prüfling in Chirurgie oder innerer Medizin zu prüfen, wobei die Prüfung der Ärzte sich auf die in der klinischen Kursusprüfung behandelten und ähnliche Krankheiten erstrecken sollte[9]. Eine klinische Kursusprüfung mußten auch die Pensionärchirurgen und die übrigen Anwärter der höheren militärchirurgischen Karriere[10] ablegen, weil sie als künftige Regimentsfeldschere das Recht haben sollten, sowohl innere als äußere Krankheiten zu behandeln[11].

Als Stätte für die Abhaltung dieser klinischen Kursusprüfung wurde die Charité ausersehen. SELLE erklärte sich bereit, die Aufsicht zu übernehmen[12]. So wurde das klinische Institut in die Charité zurückverlegt. Man tat es um so lieber, als es im Inneren der Stadt unter großen finanziellen Schwierigkeiten gelitten hatte. Es war sogar nötig geworden[13], das dort befindliche Auditorium

---

[1] Siehe unten S. 110ff. — [2] Vgl. unten S. 61f. u. S. 63. — [3] FRITZE (52) H. 1, S. 96f., 108; H. 2, S. 75. — [4] FRITZE (52) H. 2, S. 52; H. 1, S. 50. — [5] Vgl. FRITZE (52) H. 1, S. 108; H. 3, S. 126. — [6] Siehe oben S. 3. — [7] Vgl. FRITZE (52) H. 2, S. 2f.; vgl. auch RÖNNE-SIMON (162) Th. 1, S. 344. — [8] Vgl. AUGUSTIN (5) Bd. 1, S. 252ff. — [9] Vgl. AUGUSTIN (5) Bd. 2, S. 392f. — [10] Vgl. AUGUSTIN (5) Bd. 1, S. 253. — Nach THEDEN (203) S. 2 konnten auch im Felde gediente, geschickte Wundärzte, wenn sie ihren Kursus und ihr Examen gemacht hatten, zu Regimentsfeldscheren befördert werden.— [11] Siehe oben S. 3. — [12] Vgl. SCHEIBE (180) S. 88f. — [13] Akten Armendirektorium, Abt. Krankenpflege, Nr. 7c des Stadtarchivs Berlin.

und sogar die Totenkammer zu vermieten. Fritze siedelte mit an die Charité über und wurde zum zweiten Arzt an ihr ernannt.

Laut seiner Instruktion vom 17. Januar 1798[1] mußte er neben Selle als eigentlicher Leiter die klinischen Kursusprüfungen beaufsichtigen. Dabei wies er dem Kandidaten die Kranken an. Er mußte die von dem Prüfling vorgeschlagene Therapie gebilligt haben, ehe sie zur Anwendung kam, täglich die Kranken mit ihm besuchen, das von dem Kandidaten geführte Krankenjournal kontrollieren, Selle wöchentlich einmal die Krankengeschichte vorlegen und mit ihm und dem Kandidaten gemeinsam den Kranken aufsuchen. Sie erstatteten dann beide zusammen das Gutachten über den Ausfall der Prüfung[2]. In seiner Funktion als zweiter Charitéarzt mußte Fritze die innerlich Erkrankten einschließlich der Krätzigen und der innerlich zu behandelnden Geschlechtskranken täglich besuchen. Einmal wöchentlich machte der erste Arzt die Visite mit. Die Pensionärchirurgen und die auszubildenden jungen Wundärzte, die von der im Jahre 1795 begründeten neuen militärärztlichen Bildungsanstalt, der Pepinière, an die Charité geschickt wurden, waren seiner Aufsicht unterstellt. Er hatte darüber zu wachen, daß die Kranken unter dem Unterricht und den Prüfungen nicht zu leiden hatten[3]. Zu allem wurde ihm eine große Schreibarbeit aufgebürdet. Wöchentlich bzw. monatlich und vierteljährlich waren dem Chef des Obermedizinaldepartements[4] Listen über die in der Charité befindlichen innerlichen Kranken[5], den Verlauf und Charakter der beobachteten ansteckenden und epidemischen Krankheiten unter Berücksichtigung der Witterungsverhältnisse vorzulegen, dazu Berichte über etwa beobachtete seltene Krankheiten oder den Erfolg von neuen Behandlungsmethoden, sodann halbjährlich ein Verzeichnis aller im Rahmen des klinischen Kursus behandelten Kranken[6] und monatlich ein Verzeichnis des chirurgischen Personals an der Charité.

Mit der Übernahme dieser arbeitsreichen Stelle überließ Fritze seine Professur am Collegium medico-chirurgicum seinem Sohn Friedrich Wilhelm, der ihm im klinischen Unterricht an die Hand gegangen war[7]. Er selbst betreute nur noch das klinische Institut bis zu seinem Tode im Jahre 1807. Wegen zunehmender Kränklichkeit hatte er sich schon im vorhergehenden Jahre seinen späteren Nachfolger Ernst Horn zur Unterstützung erbeten.

Diesem Aufschwung und Ausbau der inneren Medizin hatte die chirurgische Abteilung der Charité in den eben betrachteten Jahren nichts Gleichwertiges an die Seite zu setzen. Henckels Nachfolger als Professor der Chirurgie am Collegium medico-chirurgicum und als Oberchirurg an der Charité war im Jahre 1779 der Regimentsfeldscher Johann Christoph Friedrich Voitus geworden. Er war wie sein Vorgänger ein Zögling der Berliner Institute, an denen er 38jährig seine Wirksamkeit begann. Leicht war dem aus Genthin gebürtigen Sohn eines Schulrektors dieser Weg nicht geworden. Er hatte seine Laufbahn in der Barbierstube begonnen, als Kompagniefeldscher unter allerhand Entbehrungen nebenbei Sprachen erlernt, für die er schon von Kindheit an viel Begabung mitbrachte, und den Unterricht des Embryologen und Anatomen Kaspar Friedrich Wolff in Berlin genossen, war dann unter die Pensionärchirurgen aufgenommen und im Jahre 1773 Regimentsfeldscher geworden. Im folgenden Jahre hatte ihn auf Empfehlung des älteren Muzell der König nach Paris geschickt, damit er sich dort in der operativen Technik vervollkommnen sollte. Hier traf er im Hause von Desault mit Heim und dem jüngeren Muzell

---

[1] Charité-Akten II 4 No. 1 Vol. 4 fol. 67 ff. — [2] Vgl. Augustin (5) Bd. 1, S. 255 ff. — [3] Charité-Akten II 4 No. 1 Vol. 4 fol. 70 f. — [4] Dieses Departement war 1797 dem Obermedizinalkollegium als höchste Aufsichtsbehörde über sämtliche Medizinal- und Sanitätskollegien und Anstalten in Preußen vorgesetzt worden; vgl. Rönne-Simon (162) Th. 1, S. 56. — [5] Ähnliche Listen mußte Mursinna für die chirurgisch Kranken liefern. — [6] Vgl. einen derartigen bei Scheibe (180) S. 91 wiedergegebenen Bericht Fritzes. — [7] Er hatte auch das 3. Heft der „Annalen" (52) mit ihm gemeinsam herausgegeben.

zusammen [1]. Wie Henckel benutzte Voitus seinen Aufenthalt in Paris dazu, sich neben der chirurgischen eine gute geburtshilfliche Ausbildung anzueignen. Von seinen medizinischen Anschauungen wissen wir nichts; er hat keine Lehrbücher und keine Sammlung von Beobachtungen geschrieben. Nur zwei Reden sind uns von ihm bekannt. Nach dem Urteil der Zeitgenossen war er ein tüchtiger und sehr geschickter Chirurg, der neben seiner ausgedehnten Praxis und seiner Lehrtätigkeit, die ihn täglich 2—3 Stunden in Anspruch nahm, noch immer Zeit zur eigenen Fortbildung fand. „Er hatte alles gelernt, studirt und verdaut, was nur zu einem großen Arzt erfordert wurde, und sich daher einen hohen Grad von Gelehrsamkeit erworben" [2]. Ganz außerordentlich muß sein Lehrtalent gewesen sein. In allen zeitgenössischen Berichten wird es besonders gerühmt [3]. Die Schüler verehrten und liebten ihn, obwohl er an den zukünftigen Chirurgen die höchsten Anforderungen stellte. Als er im Jahre 1780 nach einer schweren Erkrankung seine Vorlesungen wieder aufnahm, definierte er, noch unter dem Erlebnis der Krankheit stehend, in einer Rede die erforderlichen „sitlichen" Eigenschaften des Chirurgen näher [4]:

Menschenliebe, d. h. die heiße Neigung, Gutes zu tun ohne Rücksicht auf materiellen Vorteil, ohne Vorbehalt [5]; Unerschrockenheit und Herzhaftigkeit, ja Unempfindlichkeit, müssen ihm helfen, während der Operation sein Mitgefühl mit dem Kranken zu unterdrücken, sie werden nach geschehenem Eingriff durch das reinste Mitleid abgelöst, die Leutseligkeit im Wesen muß von dem Wundarzt das Odium der Härte und Grausamkeit nehmen, „Biegsamkeit des Charakters" und Klugheit helfen ihm die Leidenschaften überwinden und führen ihn zur Selbstbeherrschung, Menschenkenntnis läßt ihn das Wesen der Kranken und seiner Angehörigen rasch durchschauen, „Wolanständigkeit" und Reinlichkeit müssen den Verrichtungen des Wundarztes das Gepräge der Unsauberkeit nehmen, das ihnen sonst leicht anhaftet. Interessant ist auch hier, daß, ähnlich wie in der oben wiedergegebenen Deontologie des Geburtshelfers [6], ausdrücklich darauf hingewiesen wird, daß der Chirurg von Patienten vorgeschlagene Mittel, „die dieser oder jener Laie in der Kunst, dis alte Weib, jener Scharfrichter als bewärt braucht", unparteiisch auf ihre Brauchbarkeit prüfen und, wenn sie wirklich brauchbar sind, keinen Augenblick zögern soll, sie zum Vorteil der Kranken anzuwenden.

Voitus scheint alle Eigenschaften eines guten Wundarztes in sich vereinigt zu haben. „Er hatte das, was ein ächter und untrüglicher Charakter eines menschenfreundlichen Herzens ist: es war einem jeden in seiner Gesellschaft wohl" schreibt Selle von seinem Kollegen [7], der ihm „Freund seines Herzens" und „Gesellschafter seines Kopfes" war. Auch Heim, der ihm zwar die Bescheidenheit abspricht, gibt zu, daß er viele große Tugenden besaß, und berichtet, daß ganz Berlin über den Verlust trauerte, als Voitus, eben erst zum 3. Generalchirurgen ernannt, im Jahre 1786 nach kurzer Krankheit starb [8].

Weniger freundschaftlich als zu Selle waren die Beziehungen Voitus' zu dem Geburtshelfer Johann Philipp Hagen gewesen. Dieser war, noch ehe Voitus das chirurgische Erbe Henckels übernahm, dessen Nachfolger als Hebammenlehrer geworden. Die Zweiteilung des Postens, den Henckel allein versehen hatte, und die Tatsache, daß das Medizinaloberkollegium, dessen Mit-

---

[1] Kessler (101) S. 170. — [2] Mursinna (136) S. 18. — [3] Mursinna (136) S. 19, Kessler (101) S. 293, Selle (197) S. 234. — [4] Voitus (210). — [5] Dabei wendet er sich scharf gegen die Geheimhaltung von neuen Mitteln: „Wer tausende hinsterben ... sehn kan, die sein Mittel hätte retten ... können, wenn es bekant gewesen wäre, ... der ist verwarlost an seiner Sele." (210) S. 81 f. — [6] Siehe oben S. 28. — [7] Selle (197) S. 235. [8] Kessler (101) S. 293. — Selle berichtet auch in seiner Biographie Voitus' (197) ausführlich über dessen letzte Krankheit und fügt den Sektionsbefund bei.

glied Hagen war, die Charitéverwaltung ausdrücklich anwies, ihm auf geburts-
hilflichem Gebiet die vollen Machtbefugnisse Henckels zu übertragen [1], führte
dazu, daß der Gebärsaal wieder einmal der Zankapfel der verschiedenen Parteien
und Gegenstand unzähliger Beschwerden und Eingaben wurde. Dazu kam,
daß der Charakter Hagens nicht dazu angetan war, eine friedliche Lösung der
Kompetenzfragen herbeizuführen.

Hagen war im Jahre 1734 in einem kleinen thüringischen Orte geboren,
stammte aus den allerdürftigsten Verhältnissen und hatte nach einer freudlosen
und schlägereichen Kindheit seine Laufbahn in einer Barbierstube in Frankfurt a. O. begonnen. Dann war er nach Berlin gekommen, hatte dort unter
großen Entbehrungen fleißig Vorlesungen am Collegium medico-chirurgicum
u. a. bei Henckel und Meckel gehört, die Charité besucht und als Kompagniechirurg den Siebenjährigen Krieg mitgemacht. Nach seiner Rückkehr war er
noch immer völlig mittellos. Damals wollten einige seiner Freunde eine Uni-
versalmedizin durch ihn vertreiben lassen. Er machte ihnen klar, daß er dazu
erst seine Studien vollenden müßte. Auf diese Weise veranlaßte er sie, seine
Ausbildung u. a. bei Pallas und Walter und auch noch einen Unterricht
in Latein und Mathematik zu finanzieren. Die Geldgeber starben, ehe sie
den Erfolg sahen. Hagen erreichte dagegen sein Ziel. Mit Hilfe einer unmittelbaren Eingabe an den König gewann er die Approbation als Chirurg, ohne wie
üblich eine Barbierstube zu kaufen [2], indem er versprach, auf das Barbieren
zu verzichten. Eine Anstellung als Wundarzt bei dem Erbprinzen von Curland
in Mitau verschaffte ihm in den Jahren 1766—1772 vorübergehend bessere
Lebensbedingungen. Er verwendete diese und die auf seine Rückkehr nach
Berlin folgenden Jahre dazu, sich Erfahrungen in der Geburtshilfe anzueignen;
denn er hatte angesichts einer sehr schweren Entbindung seiner eigenen Frau
untätig dastehen und sich daran erinnern müssen, daß er, trotzdem er bei Meckel
Geburtshilfe gehört hatte, noch nie eine Geburt gesehen hatte. Von diesem
Tage an wurde er Geburtshelfer. Er gab sich diesem Beruf mit so heißem
Bemühen hin und kämpfte in der Folgezeit so fanatisch für die Vervollkommnung
des geburtshilflichen Unterrichts, namentlich der Hebammen, daß viele Konflikte
sich aus diesem ehrlichen Wollen erklären lassen. Sobald er sich in der Er-
reichung dieses Zieles aufgehalten sah, setzte er alles in Bewegung, um seine
gerechte Sache durchzuführen, meist mit Hilfe unmittelbarer Eingaben an
den König, in dessen Familie er als Geburtshelfer gute Dienste leistete. Hagen
war außerordentlich empfindlich und glaubte sich, wenn seine Pläne nicht gleich
gebilligt wurden, sehr leicht von irgendwelchen mißgünstigen Neidern benach-
teiligt und verfolgt. Seine Autobiographie, die alle Einzelheiten seines Lebens
und Kampfes außerordentlich lebendig macht und zugleich ein sehr aufschlußreiches Dokument zur Kulturgeschichte des 18. Jahrhunderts bildet, spiegelt
sein Wesen am reinsten wieder [3].

Hagen verlangte die völlig selbständige Leitung des Gebärsaales. Nur so
glaubte er seine Hebammenschülerinnen praktisch unterrichten zu können, wie
es ihm in seiner Instruktion vorgeschrieben war [4]. Voitus, dem als Chirurg

---

[1] Charité-Akten II 4 No. 1 Vol. 3 fol. 102. — [2] Dieses war Vorbedingung zur Zulassung zum Examen und damit zur Approbation. — [3] Hagen (60); auch auszugs-
weise wiedergegeben bei Ebstein (26) S. 57—65. — [4] Charité-Akten II 4 No. 1 Vol. 3
fol. 112v.

die Oberaufsicht über den Gebärsaal in der Charité und die Anleitung der Pensionärchirurgen zukam, war nicht gewillt, Konzessionen zu machen [1].

Gegen HAGEN sprachen die älteren, mit der Chirurgenstelle verknüpften Rechte und die frühere Handhabung des Hebammenunterrichts, wobei man immer wieder auf MECKELs Zeiten verwies, der sich nie ein Recht auf den Gebärsaal angemaßt und ihn nicht einmal betreten, sondern die Hebammen nur zur praktischen Weiterbildung hingeschickt habe [2]. Für HAGEN sprach seine Instruktion und die oben erwähnte vieldeutige Anordnung des Medizinaloberkollegiums. Nach langem Hin und Her kam das Armendirektorium zu der Regelung, daß HAGEN der Gebärsaal in den Wintermonaten, während deren er Kolleg las, an allen Tagen der Woche außer Mittwoch und Sonnabend zur Verfügung stand. An diesen Tagen waren VOITUS und SELLE in der Charité anwesend und überwachten die Entbindungen selbst [3]. Die Pensionärchirurgen hatten bei HAGENs Anwesenheit zugegen zu sein. In schweren Fällen sollte er die Entbindung im Beisein des Oberchirurgen vollziehen. HAGEN wehrte sich dagegen mit dem Hinweis, daß der Unterricht der Hebammen für den Staat viel wichtiger als der der Pensionärchirurgen sei, weil beispielsweise von 700 Geburten nur eine so schwer sei, daß sie der Geburtshelfer verrichten müsse, alle anderen aber den Hebammen zufielen. Außerdem wollte er weder die Anwesenheit der Pensionärchirurgen noch eine Zuziehung VOITUS' bei schweren Geburten zugeben [4]. Er mußte sich fügen. Am Ende des Winters beklagte er sich, daß er den praktischen Unterricht nicht so, wie er es wollte und sollte, hätte erteilen können, da man ihn zu keiner von den mehr als 30 Geburten gerufen hätte. Außerdem übte er in dieser Eingabe an das Oberkollegium Kritik an dem Ausgang dieser Entbindungen, verglich sie mit den viel besseren Resultaten seiner Privatpraxis, wies darauf hin, daß Fehler gemacht worden seien, und hatte allerlei an der Behandlung der Hebammen auf dem Gebärsaal auszusetzen [5]. SELLE und VOITUS verteidigten sich mit einem sehr klug abgefaßten Schreiben und griffen ihrerseits HAGEN an. Er könne nicht die Privatpraxis mit dem Hospital vergleichen. Wenn er über die unzweckmäßige Einrichtung der Charité klage, so täte er das, weil er ein „Neuling in der Betrachtung über öffentliche Anstalten" sei, der wohl noch nie eine andere gesehen hätte. Er habe sich Rechte auf den Gebärsaal angemaßt, die ihm nicht zukämen; die Beweggründe seines Handelns seien trotz des Mantels von Uneigennützigkeit und Patriotismus allzu deutlich [6]. Schließlich wurde eine aus Mitgliedern des Armendirektoriums und des Obermedizinalkollegiums bestehende Kommission zur Prüfung der Angelegenheit eingesetzt. Man verwies HAGEN seine unschicklichen Ausdrücke dem Armendirektorium gegenüber und ordnete die Sache für ihn nicht so günstig, wie er es erstrebt hatte [7]. Es blieb im wesentlichen bei der eben erwähnten Regelung des Armendirektoriums. Nur sollte HAGEN von jetzt an bei jeder Geburt gerufen werden, die Aufschub duldete [8]. Nach diesem Abkommen im Jahre 1781 erlosch der Streit [9]. HAGEN gab den Kampf auf. Er lehrte noch

---

[1] Charité-Akten II 4 No. 1 Vol. 3 fol. 118. — [2] Charité-Akten II 4 No. 1 Vol. 3 fol. 100f., 116, 122, 125. — [3] Charité-Akten II 4 No. 1 Vol. 3 fol. 132f., 135f. — [4] HAGEN (60) S. 432ff. — [5] Vgl. Charité-Akten II 4 No. 1 Vol. 3 fol. 141f. und HAGEN (60) S. 447f. — [6] Vgl. Charité-Akten II 4 No. 1 Vol. 3 fol. 149f. — [7] HAGEN (60) S. 483. — [8] Charité-Akten II 4 No. 1 Vol. 3 fol. 169. — [9] Abgesehen von einer kleinen Auseinandersetzung anläßlich zweier Todesfälle nach der Entbindung. Vgl. HAGEN (60) S. 501ff.

das Touchieren, den sonstigen praktischen Unterricht überließ er den Pensionärchirurgen und kam selbst nur noch im Notfall [1]. Von nun an schrieb er Bücher
und machte darin seine Vorschläge zur Verbesserung der Hebammenausbildung
nicht ohne die Absicht, „die noch zur Zeit in der Charite elende praktische
Behandlung herunter zusetzen und lächerlich zu machen" [2]. Auf die Bedeutung
seiner Werke wird in dem Kapitel Geburtshilfe und Gynäkologie näher eingegangen werden [3]. Im Jahre 1787 versuchte er, während die Stelle des Charitéchirurgen nach VOITUS' Tode unbesetzt war, den Gebärsaal der Charité auch
während der Sommermonate für seinen Unterricht zu bekommen, da er jetzt
auch Privatvorlesungen für Studierende abhielt [4]. SELLE befürwortete eine
dahingehende interimistische Lösung. Das Armendirektorium genehmigte sie,
jedoch kam sie durch die Ernennung MURSINNAs zum Charitéchirurgen nicht
zur Durchführung [5]. Mit MURSINNA focht der streitbare HAGEN zwar nicht in
der Charité, aber doch auf dem Boden der Privatpraxis noch manchen Strauß
aus. Obwohl er zu den höchsten Ehren gekommen war — der König hatte ihn
im Jahre 1789 zum Hofrat und Professor am Collegium medico-chirurgicum
ernannt, schon bis zum Jahre 1790 hatte er fast 1300 Entbindungen zu verzeichnen — wurde er seines Lebens bis zu seinem Tode im Jahre 1792 nie recht
froh. Nichts charakterisiert die Tragik seines Lebens besser als seine eigenen
Worte: „ich war dazu bestimmt, immer in Unruhe zu leben, bestimmt mich
von meinen Nebenmenschen geneckt, und beneidet zu sehen" [6]. —

HAGENs Nachfolger im Hebammenlehramt, CHRISTIAN HEINRICH RIBKE,
ein Schüler von HENCKEL [7], hatte ganz ähnliche Lebensschicksale wie HAGEN
gehabt [8]. Er stand seinem Vorgänger an Ansprüchen nicht im geringsten nach;
sein Wesen war vielleicht noch anmaßender als das HAGENs; wie dieser, erfreute
er sich seit einer zufälligen Begegnung mit dem König im Jahre 1792 dessen
besonderer Gunst [9]. Auf seine Professorenwürde — er war gleichzeitig Professor
der Entbindungskunst beim Collegium medico-chirurgicum — berief er sich,
als er im Mai des Jahres 1794 gegen seine Instruktion als Hebammenlehrer an
der Charité, die vom Jahre 1793 stammte, energisch Protest einlegte. Er wählte
dazu gerade den Zeitpunkt, wo der Charitéchirurg, sein Konkurrent auf dem
Gebärsaal, ins Feld ziehen mußte. Er sähe nicht ein, warum man ihm den Zugang zum Gebärsaal nur an einigen Wochentagen gestatte[10]. Der Lehrer der Geburtshilfe gehöre ebenso auf den Gebärsaal wie der Professor der Chirurgie auf
den Operationssaal. Eigentlich komme ihm die Direktion des Accouchements

---

[1] HAGEN (60) S. 485f. — [2] HAGEN (60) S. 496, 629, 656f., 678f. — [3] Siehe unten
S. 146ff. — [4] Vgl. Charité-Akten II 4 No. 1 Vol. 4 fol. 1f. — [5] Vgl. HAGEN (60) S. 624ff.
Das sich in HAGENs Darstellung des Vorgangs aussprechende Mißtrauen gegen das ihm
angeblich feindlich gesinnte Armendirektorium wird durch die in den Akten (Charité-
Akten II 4 No. 1 Vol. 4 fol. 3, 5ff.) niedergelegten Beschlüsse zugunsten HAGENs widerlegt.
[6]Vgl. HAGEN (60) S. 694f. — [7] Vgl. die Empfehlung HENCKELs, die RIBKE einreichte, als er
sich schon um HENCKELs Nachfolge bewarb. Charité-Akten II 4 No. 1 Vol. 3 fol. 99. —
[8] Er war im Jahre 1744 in Hamburg geboren und stammte ebenfalls aus dürftigen
Verhältnissen, hatte bis zum Jahre 1769 das Barbierhandwerk in seiner Vaterstadt, in
Leipzig, Magdeburg und Berlin erlernt, war dann in den Militärdienst getreten, hatte
Kollegs bei MECKEL und HENCKEL gehört, wurde 1771 als Chirurg approbiert, half HENCKEL
in seiner Praxis und hatte schließlich nach mancherlei kühnen Eingaben und einer besonderen
Prüfung erreicht, daß er die Approbation als Geburtshelfer erhielt. — [9] Vgl. HAUCK (70)
S. 34ff. — [10] Für ihn galt dieselbe Regelung, wie wir sie oben für HAGEN kennengelernt
haben. Siehe oben S. 42.

in der Charité ganz allein zu, doch wolle er in den Sommermonaten mit dem Chirurgen abwechseln. Zu der für den Winter getroffenen Regelung sei er bereit, aber an den für ihn vorgeschriebenen Tagen wolle er die Leitung *allein* haben. Übrigens erbiete er sich, Mittwochs und Sonnabends auch hinzukommen — das waren gerade die dem Chirurgen vorbehaltenen Tage! — und die Krankheiten mit den Professoren gemeinsam zu besorgen. Es wäre für das Institut und die Wissenschaft höchst schädlich, wenn der eine nicht auf den Gebärsaal kommen dürfe, während der andere die Direktion habe. Für die Zeit der Abwesenheit seines chirurgischen Kollegen möchte er die Leitung der Geburtshilfe allein haben. Eine Kommission solle über seine Vorschläge und Beschwerden entscheiden [1]. Das durch die früheren Erfahrungen gewitzigte Armendirektorium ließ sich auf Verhandlungen nicht ein, sondern schlug sein Gesuch rundweg ab [2]. RIBKE scheint sich gefügt zu haben. Er versah seinen Dienst neben seiner allmählich außerordentlich angewachsenen geburtshilflichen Praxis noch lange Zeit, bis er sich im Jahre 1821 wegen eines Augenleidens zurückziehen mußte [3]. Literarisch ist er kaum hervorgetreten [4]. Bekannter wurde er durch ein von ihm angegebenes Instrument zur Abbindung von Polypen [5] und durch das nach ihm benannte RIBKEsche Kinderpulver [6]. Seine Hauptverdienste liegen auf dem Gebiet der geburtshilflichen Praxis. Sein Tagebuch verzeichnet mehr als 3000 Geburten. Schwierigkeiten, die geburtshilfliche Ausbildung der Studierenden von der der Hebammen abzugrenzen, hat es, wie aus einem königlichen Spezialbefehl vom Jahre 1801 hervorgeht [7], noch mehrfach gegeben. Eine eingreifende Neuregelung geschah im Jahre 1802. Zwei Drittel aller Schwangeren der Charité wurden für den Hebammenunterricht, die übrigen für die Studierenden bestimmt. Hebammen und Pensionärchirurg mußten sorgfältig ausgewählt, letzterer, der in Abwesenheit des Hebammenlehrers die Hebammen unterrichtete, besonders in der Geburtshilfe geprüft sein und sich mit den Methoden des Hebammenlehrers vertraut gemacht haben. Der Hebammenlehrer mußte mindestens einmal wöchentlich selbst Unterricht geben. Die Oberleitung sollte aber auch dann dem Oberchirurgen zustehen [8].

Noch einmal bemühte sich RIBKE, dieses Mal viel gemäßigter, aber ebenfalls ohne Erfolg im Jahre 1805, wenigstens vertretungsweise das Accouchement in seine Hand zu bekommen [9].

Es lag damals kein Grund vor, die geburtshilflichen Aufgaben von denen des Oberchirurgen zu trennen; denn in CHRISTIAN LUDWIG MURSINNA hatte man einen Mann gewonnen, der sich neben seinen chirurgischen gute geburtshilfliche Erfahrungen [10] erworben und bereits eine zweibändige „Abhandlung von den Krankheiten der Schwangern, Gebärenden und Wöchnerinnen" geschrieben hatte [11]. Auch die von ihm in den Jahren 1782—1783 heraus-

---

[1] Vgl. Charité-Akten II 4 No. 1 Vol. 4 fol. 52f. — [2] Charité-Akten II 4 No. 1 Vol. 4 fol. 55. — [3] Er starb, nachdem er völlig erblindet war, im Jahre 1822. — [4] Es existieren von ihm nach HAUCK (70) S. 40ff. nur eine Arbeit über die Heilung eines Nabelbruches, eine Rede über die Struktur der Gebärmutter und eine ungedruckte Abhandlung über Polypen. — [5] Vgl. HAUCK (70) S. 33. — [6] Seine wirksamen Bestandteile waren Rhabarber und Fenchel, vgl. HAUCK (70) S. 43. — [7] Charité-Akten II 4 No. 1 Vol. 4 fol. 103. „...so wird es schwer werden, die hiesige Unterrichts Anstalt zu dem Grad der Vollkommenheit zu bringen, worinn sich zum Exempel die Hebammenschule zu Magdeburg befindet." — [8] Charité-Akten II 4 No. 1 Vol. 4 fol. 113. — [9] Charité-Akten II 4 No. 1 Vol. 4 fol. 116. — [10] Vgl. MURSINNA (127) Bd. 1, Vorrede S. XX. — [11] MURSINNA (127).

gegebenen „Medicinisch-chirurgischen Beobachtungen"[1] enthielten Proben seiner geburtshilflichen Tätigkeit, die er namentlich an Soldatenfrauen ausgeübt hatte. Vor seiner Anstellung war er nämlich längere Zeit in der Garnison als Regimentschirurg beschäftigt gewesen. Seine ganze bisherige Laufbahn war eigentlich überhaupt viel mehr auf die Militärkarriere als auf die eines Anstaltsarztes mit Privatpraxis zugeschnitten gewesen. Aus ärmlichen Verhältnissen in Stolp in Pommern stammend, hatte er nach seinen Lehrjahren in der Barbierstube längere Zeit als Lazarettchirurg in Stettin, Berlin, Torgau und Schweidnitz Dienst getan und dabei, angetrieben von einem ungeheuren Ehrgeiz, jede Gelegenheit benutzt, sich medizinische Kenntnisse anzueignen und Vorlesungen zu hören. Dann war er in Breslau bei KASPAR FRIEDRICH WOLFF Famulus gewesen. Not und Entbehrungen, die er nach seiner Entlassung am Ende des Siebenjähriges Krieges zu erdulden hatte, konnten ihn nicht von seinem Ziele abbringen. Mit dem Jahre 1765 begann sein rascher Aufstieg: zuerst Kompagniechirurg, dann 1772 Pensionärchirurg in Berlin, sorgfältige praktische Ausbildung an der Charité bei MUZELL und HENCKEL, 1776 Regimentschirurg in Bielefeld, Teilnahme am bayerischen Erbfolgekrieg im Jahre 1778, die ihm Gelegenheit gab, die gefährlichen Lagerepidemien kennenzulernen und zu behandeln[2]. Kurz vor seiner Berufung an die Charité war er, eben erst 43jährig, zum 3. Generalchirurgen ernannt worden. Auch in den ersten Jahren seiner Tätigkeit an der Charité wurde MURSINNA oft abgerufen, um mit den Truppen ins Feld zu ziehen. Es waren die an Kriegen reichen Jahre um die Jahrhundertwende. So nahm er, inzwischen zum 2. Generalchirurgen befördert, an den Feldzügen gegen Österreich (1790), gegen Polen (1795), gegen Frankreich (1805 und 1806) teil. Überall dort, wo es sich darum handelte, möglichst schnell aus dem Nichts Feldlazarette für Tausende von Verwundeten aus dem Boden zu stampfen, bediente man sich des Organisationstalentes von MURSINNA. Seiner Energie und seiner Rastlosigkeit gelang es tatsächlich immer, in wenigen Stunden für Tausende Raum und Verpflegung zu beschaffen, wie die Lazarette, die er in Halle und in Erfurt anlegte, bezeugen[3]. Seine Stelle in der Charité versah während dieser Zeit JOHANN GOTTLIEB ZENCKER, der zweiter Professor der Chirurgie am Collegium medico-chirurgicum war[4]. Er trat literarisch nicht weiter hervor, war aber ein allgemein beliebter und sehr geschickter Wundarzt, „ein sehr gefälliger Mann, ohne Falschheit und Betrug", wie sein Freund HEIM von ihm schrieb[5]. Als ZENCKER im Jahre 1807 gestorben war[6], blieb MURSINNA in Berlin. Nach seiner Entlassung aus dem Militärdienst (1809) versah er seine Stelle an der Charité noch bis 1818[7]. Erst 3 Jahre vor seinem 1823 erfolgten Tode hörte er auf zu lesen. Sein hohes Alter machte ihm die feldärztliche Tätigkeit in den Befreiungskriegen unmöglich, statt dessen widmete er seine Dienste in der Heimat der Pflege der Verwundeten. In Anbetracht dieser starken Inanspruchnahme durch den Kriegsdienst ist MURSINNAS literarische Produktion

---

[1] MURSINNA (129). — [2] Seine Erfahrungen legte er in den „Beobachtungen über die Ruhr" (131) nieder. — [3] Vgl. BOCK u. HASENKNOPF (18) S. 204f. — [4] Er soll nach G. FISCHER (42) S. 537 die Behandlung der Hydrocele durch Injektion von alkoholischen Lösungen, die in England und Frankreich geübt wurde, in Deutschland eingeführt und im Jahre 1795 an der Charité ausgeübt haben. Diese Behandlungsmethode lehnte übrigens MURSINNA scharf ab, vgl. Journal (132) Bd. 1, S. 243ff. — [5] Vgl. SIEGERIST (198) S. 16. — [6] Vgl. BERNSTEIN (9) Th. 2, S. 381. — [7] Nach SCHEIBE (180) S. 99 wirkte er dort noch bis 1821.

erstaunlich. Getreu seiner Überzeugung, wer Fähigkeiten und Gelegenheit hat, Beobachtungen anzustellen, der ist verpflichtet, sie aufzuzeichnen und der Welt zu übergeben[1], fuhr er emsig fort, Beobachtungen in Krieg und Frieden zu sammeln und gab, kaum von seinen Feldzügen zurückgekehrt, schon eine Sammlung „Neue medicinisch-chirurgische Beobachtungen"[2] heraus. Es folgte eine Anzahl von kasuistischen Arbeiten im STARKschen Archiv für Geburtshilfe und in LODERs Journal für Chirurgie, bis er im Jahre 1800 ein „Journal für die Chirurgie, Arzneykunde und Geburtshülfe" herausgab[3], in dem er selbst eine Reihe von Beobachtungen brachte, das er aber vor allem in der Absicht gründete, den preußischen Militärchirurgen ein Organ zur Veröffentlichung ihrer Beobachtungen zu schaffen. Gerade dem Regimentschirurgen, der ja innerliche und äußerliche Krankheiten behandle und 2000 Mann zu betreuen habe, böte sich in den gut eingerichteten Lazaretten ausgezeichnete Gelegenheit zur Beobachtung von Krankheitsfällen; er hätte da viel mehr Freiheit in der Behandlung als mancher „bürgerliche" Arzt. Das entspricht ganz seiner Unabhängigkeit von der Schule. Allen Systemen ist er abhold. Er lehnte die damals auftauchende Reizlehre BROWNs und die Erregungstheorie RÖSCHLAUBs ab. Nur von der „mit einem philosophischen Beobachtungsgeist gemachten", d. h. der richtig ausgewerteten Erfahrung[4], erhofft er eine Förderung der Arzneikunst[5]. Als guter Lehrer macht er den Militärchirurgen Mut: er kenne sie ja fast alle als seine Schüler, es solle keiner zu furchtsam oder bescheiden sein oder seine Beobachtungen für zu unwichtig halten, sondern sie ihm nur ja dreist anvertrauen. Durch eigene Zusätze und Bemerkungen will er das Ganze anschaulicher und lehrreicher machen[6]. Wie MURSINNA mit Leib und Seele Lehrer war, zeigt auch, daß er seine oben erwähnten „Neuen Beobachtungen" gewissermaßen für seine Schüler als Entschädigung für seine lange Abwesenheit herausgegeben hatte[7]. Er schätzt die Ausbildungsmöglichkeiten für die angehenden Chirurgen in Berlin besonders hoch ein. Nicht ohne Stolz verweist er auf sein eigenes Beispiel, zum Beweis, daß man, auch ohne im Ausland gewesen zu sein und ohne eine Universität besucht zu haben, ein tüchtiger Wundarzt werden könne[8].

Dieser Stolz war nicht unberechtigt. Er hatte im Jahre 1798 von der Universität Jena das Doktordiplom erhalten; die Wiener Josephsakademie ernannte ihn im folgenden Jahre auf Grund seiner preisgekrönten Arbeit über die Kopfwunden zu ihrem Mitglied. Sicher spielte dabei mit, daß er sich für die wissenschaftliche Ausbildung der Chirurgen einsetzte, die diese Akademie vertrat.

Die Jahre seiner Amtszeit waren alles andere als Jahre der ruhigen und stetigen Entwicklung für die Charité. Sie waren vielleicht die schwersten und stürmereichsten, die ihr seit ihrer Gründung beschieden waren.

Wir haben gesehen, wie zweckmäßig sie zu ELLERs Zeiten angelegt und eingerichtet, und wie stark sie schon bald beansprucht worden war. Bereits im 4. Jahrzehnt des Jahrhunderts genügte sie räumlich nicht mehr den an sie gestellten Anforderungen. Schuld daran, daß man sie nicht damals bereits vergrößerte, war der Mangel an Geld; denn in ihren Mitteln war sie anfangs haupt-

---

[1] MURSINNA (127) Bd. 1, Vorrede S. XIII. — [2] MURSINNA (130). — [3] Journal (132). — [4] Vgl. das unten S. 55 über die Bedeutung des Begriffes „philosophisch" Gesagte. — [5] Journal (132) Bd. 2, Bemerkungen S. IX. — [6] Journal (132) Bd. 1, Vorrede S. XII, XVf. — [7] MURSINNA (130) Vorrede S. IV. — [8] MURSINNA (138) S. 27f.

sächlich auf die Armenkasse und auf gelegentliche öffentliche Kollekten, später auf Einkünfte aus Privilegien, Fonds und Schenkungen usw. angewiesen. Daß diese nicht reichlich flossen, zeigen die Charité-Akten der folgenden Jahre an mannigfachen Beispielen: Vorschläge zur Sparsamkeit in der Arzneiverordnung, Anordnung einer Kontrolle der Patienten auf ihre Entlassungsfähigkeit, damit sie der Charité nicht zu lange zur Last fallen. In den späteren Jahren mehren sich die Klagen über das Anwachsen der Patientenzahl. Alle Baupläne und Vorschläge, die seit Beginn der 40er Jahre immer wieder gemacht worden waren, fanden keine Verwirklichung.

Der König war zwar von der *Notwendigkeit eines Erweiterungsbaues* überzeugt, der vor allem der Infiziertenstation und der geburtshilflichen Abteilung zugute kommen sollte, aber jedesmal war es eine andere Geldsorge, die ihn zur Ablehnung der Gesuche veranlaßte. Bald waren es Wasserschäden, bald Turm- und Kasernenbauten. Auch der anschauliche Bericht des Oberinspektors HABER-MAASS vom Jahre 1782, ihm sei bei dem letzten großen Sturme sehr bange geworden, daß ein großer Teil des Gebäudes zusammenfallen würde, hatte nichts gefruchtet. Endlich, im Jahre 1785, wurde der Neubau begonnen[1]. Ein zweiter Flügel folgte bis zum Jahre 1794. Das beide verbindende Mittelstück ersetzte den alten Teil erst im Jahre 1800. Dieses alte, im höchsten Grade feuergefährliche Gebäude war bis zu seinem Abbruch voll belegt gewesen. Während der Jahre des Baues machte die Unterbringung dieser Kranken erhebliche Schwierigkeiten. Auch die Verlegung einer großen Zahl von Kranken in das Arbeitshaus und eine Einschränkung der Aufnahmen konnten den Raummangel nicht völlig beseitigen. Das letzte Jahrzehnt des Jahrhunderts ist eines der schlimmsten in der Geschichte der Charité. Zu den räumlichen Schwierigkeiten kamen zahlreiche *Mißstände,* die sich seit Jahren eingeschlichen hatten, so erschwerend hinzu, daß auch die Öffentlichkeit auf die Zustände aufmerksam wurde. Ihre — wie das so oft geschieht — unsachliche Darstellung gab zu vielen Verteidigungs- und Streitschriften Anlaß. Schon zu HENCKELs Zeiten hatte die Verpflegung der Kranken Anlaß zu Klagen gegeben, ebenso waren die Behandlungsresultate vielfach nicht befriedigend gewesen [2], sicher zum Teil, weil mit Arzneien gespart werden mußte und die Unterbringung der Kranken schlecht war. Nachdem schon im Jahre 1796 in FORMEYs Topographie von Berlin Platzmangel, mangelnde Reinlichkeit und Pflege und die hohe Sterblichkeit der Patienten in der Charité erwähnt worden waren [3], warfen im Jahre 1798 die beißenden Bemerkungen in dem „Taschenbuch für die Freunde des Scherzes und der Satire" [4] den ersten Funken in das Pulverfaß. Was in anderen Städten die Guillotine und die Findelhäuser zur Entvölkerung täten, besorge in Berlin neben den Destillationsläden die Charité. Zur Erläuterung dieser Behauptung wird ein Aufenthalt in der Charité fingiert, bei dem besonders bemerkt wird, daß die Kranken mit den Rekonvaleszenten zusammen untergebracht sind, daß die jungen Doktoren und Chirurgen an der Charité ihren Übungsversuchen so gewissenhaft obliegen, daß nicht so leicht ein Patient aufstehen könne, sich über sie zu beklagen. Ein Lazarettfieber hätte gerade ungeheure Opfer gefordert. Letzten Endes, und darauf läuft alles hinaus, wird die Einrichtung der Charité voller Bitterkeit mit der der glänzend

---

[1] Die ganze Vorgeschichte des Baues und die Festlichkeiten bei der Grundsteinlegung sind bei SCHEIBE (180) S. 35ff. ausführlich geschildert. — [2] Siehe oben S. 29. — [3] FORMEY (48) S. 272f. — [4] Taschenbuch (38) S. 97f. u. (39) S. 287.

ausgestatteten neuen Tierarzneischule verglichen und die Charité als der Ort bezeichnet, wo Menschen wie Hunde behandelt werden. Ein Artikel in den „Neuesten Staatsanzeigen" stellt die schlechte Verpflegung an den Pranger [1]. Die im Jahre 1800 erschienene, ausführlich-breite, aber unkritische „Treue Erzählung meiner gehabten Schicksale in Berlin vor, und nach der Aufnahme in die Charité" des Predigtamtskandidaten CARL HEINRICH ERNST MORITZ [2] unterstrich dieselben Punkte und brachte manche Übertreibung des allzu empfindlichen und verwöhnten Verfassers. Eine Verteidigung der Charité in den Berlinischen Blättern [3] konnte ihre Ehre nicht retten; denn inzwischen erschien eine sehr gewichtige, weil sachkundige kleine Schrift: „Einige Worte über die Berlinische Charité, ... von dem zeitigen lutherischen Prediger dieser Anstalt, WILHELM PRAHMER" [4]. PRAHMER, der jeden Tag und in jeder Situation die Kranken sah, bestätigte aus eigenster Beobachtung die erhobenen Anklagen und erörterte gleichzeitig die Ursachen dieser Mißstände.

Die Pflege der Kranken sei deshalb so schlecht, weil als Aufwärter frühere Patienten der Charité, oft gebrechliche Personen, oder solche, die sonst auf keine andere Weise einen Lebensunterhalt finden könnten, angenommen und so erbärmlich schlecht bezahlt würden, daß es kein Wunder sei, wenn sie den Patienten das Essen wegäßen oder sie nicht gehörig betreuten. Die Verpflegung sei in der Tat sehr schlecht, die Suppen mit ranzigem Fett bereitet, das Fleisch hart und die Butter verdorben, schon für die „Officianten", (das war das höhere Personal[5]), wieviel schlechter noch für die Patienten. Zubereitet würde das Essen von den Küchenmädchen, die meist als Krätze- oder Geschlechtskranke in der Charité gelegen, und da sie sich nicht in die Hurenkurkasse eingekauft hätten, jetzt ihre Zeit wieder abdienen müßten. In ihren unsauberen Kleidern bereiteten sie das Essen zu, nicht ohne ihren früheren Lebenswandel fortzusetzen, und stählen einen Teil des Essens, um es an andere Kranke zu verkaufen. Der dritte Hauptfehler sei der Mangel an Sauberkeit, die Wäsche werde nicht sauber gewaschen und sei auch nicht in hinreichender Menge vorhanden. Das Haus sei voller Ungeziefer. Und viertens würde den Anordnungen der Ärzte entweder nicht gleich oder gar nicht genügend Folge geleistet. Die von SELLE für die Wolldecken auf der Krätzestation im vorigen Jahre angeordneten weißen Überzüge, die eine Weiterverbreitung der Krätze durch die Decken verhüten sollten, seien noch immer nicht allgemein eingeführt, ebenso könnten die frisch Operierten durchaus nicht die von den Ärzten verlangten Matratzen statt der Strohsäcke bekommen, die Heizung und Beleuchtung der Krankenzimmer lasse zu wünschen übrig, und überall mache sich eine schlecht angebrachte Sparsamkeit geltend. Die Viehställe in der Charité seien sauberer und besser als die Stuben des Hospitals.

Wie vorsichtig und bedachtsam PRAHMER urteilte, geht daraus hervor, daß er sich nicht für zuständig hielt, ein Urteil über den klinischen Unterricht zu fällen, nur sei er selbst Zeuge davon gewesen, wie die Kranken die schrecklichen Worte hätten hören müssen: „An dem können wir nichts mehr kuriren, an jenem wollen wir die Probe machen." Der Herausgeber des oben erwähnten „Taschenbuches", erfreut, sich so bestätigt zu sehen, stellt kurz darauf das alles noch einmal alphabetisch nach Schlagworten geordnet in Versen zusammen, so z. B. unter dem Buchstaben E:

> „Essen
> Ward schmackhaft zubereitet von
> Den Schönen aus dem Pavillon.
> Wer sie nur sieht, kriegt Appetit:
> Erkenn' es dankbar mein Gemüth!"
> [Der „Pavillon" war die Geschlechtskrankenstation.]

---

[1] Vgl. SCHEIBE (180) S. 59f. — [2] MORITZ (126). — [3] Vgl. BIESTER (12) u. (13). — [4] PRAHMER (148). — [5] Unter anderem habe sich auch früher SCHLEIERMACHER — er war Prediger an der Charité gewesen — darüber beklagt.

Unter R:

„Durch Reinlichkeit zog aller Fremden
Bewunderung die Wäsche an.
Die beste Sackleinwand, die man
im Preussenlande finden kann!
Auf zwanzig Kranke funfzehn Hemden!"[1]

Die Schrift PRAHMERs verfehlte ihren Zweck nicht, der König ordnete sofort eine umgehende Untersuchung der Mißstände an. Die nach der Charité abgesandte Kommission, der unter anderem HEIM angehörte, konnte PRAHMERs Angaben nur bestätigen[2]. Nun trug der König für rasche Abhilfe Sorge: der Charitéfonds wurde erhöht, Anschaffungen gemacht, die Übersiedlung FRITZEs in den Neubau beschleunigt, damit er immer zur Stelle sein, sich ganz dem Hause widmen und mit SELLE zusammen die Oberaufsicht führen könne. Die zahlreichen verwaltungstechnischen Aufgaben, die, wie wir oben sahen, mit der Stelle des zweiten Charitéarztes verbunden waren, finden darin ihre Erklärung. Endlich wurde für die Kranken mehr Raum geschaffen, indem die Hospitaliten in einem Hause in der Nähe der Inselbrücke untergebracht wurden. Diese Trennung hatten schon SELLE und VOITUS im Jahre 1785 vorgeschlagen[3].

Von nun an war die Charité nur noch Krankenhaus, medizinische Unterrichts- und Prüfungsanstalt. Gegen Ende des Jahres 1798 wurden, als die Irrenanstalt in der Krausenstraße einem Brande zum Opfer fiel, ihre Insassen in die Charité gebracht; der geplante Neubau eines Irrenhauses auf dem Charitégrundstück kam jedoch erst im Jahre 1835 zur Verwirklichung.

Der große *Chariténeubau* der Jahre 1785 bis 1800 war nicht ohne Berücksichtigung der sachverständigen Vorschläge von SELLE, VOITUS und MURSINNA angelegt worden. So hatten ihre Forderungen größerer Geräumigkeit, besserer Durchlüftungsmöglichkeiten der Gänge und Krankenzimmer zum Teil Verwirklichung gefunden. Auf überdachte Gänge als Wandelgänge für Rekonvaleszenten, Badestuben und Wasserleitungen mußte aus Geldmangel verzichtet werden. Diese Sparsamkeit rächte sich schon nach wenigen Jahren. Der Einfluß der Ärzte auf die Maßnahmen der Verwaltung war zum Nachteil des Ganzen nicht genügend zur Geltung gekommen. Die Zahl der Patienten wuchs stetig, im Anfang des 19. Jahrhunderts betrug sie schon 800—1000 Kranke, namentlich die Irrenabteilung wurde immer mehr beansprucht[4].

Wenn auch in dem Bericht von HUFELAND über die Charité im Jahre 1801 die Zustände in recht günstigem Licht erscheinen und er der Ansicht ist, daß sowohl Krankenbehandlung als auch Unterricht nun in einem sehr vollkommenen Grade erreicht werden können[5], so brachten die Kriegsjahre 1806 und 1807 die Anstalt doch fast an den Rand des Verderbens. Ein französisches Militärlazarett wurde in der Charité aufgeschlagen, der größte Teil der Kranken mußte das Haus räumen, die nicht transportierbaren Kranken mußten sich mit wenigen Räumen begnügen. Die Finanzlage der Anstalt war so trostlos, daß nicht viel zu ihrer Auflösung gefehlt hätte[6]. Alle alten Mißstände,

---

[1] Vgl. FALK (37). — [2] Vgl. den Bericht HEIMs in seinen Tagebuchaufzeichnungen bei SIEGERIST (198) S. 6. — [3] Vgl. Akten Armendirektorium, Abt. Krankenpflege, Nr. 7a des Stadtarchivs Berlin. — [4] Vgl. unten S. 121 und die Verbesserungsvorschläge HUFELANDs für die Irrenabteilung (Akten des Preuß. Geh. Staatsarchivs, Rep. 108C No. 16 Vol. II fol. 34ff., vgl. auch fol. 174, 179, 189ff.). — [5] HUFELAND (97) für das Jahr 1801, S. 3f. — [6] Vgl. HORN (89) S. 96.

schlechtes Essen, Unsauberkeit und ihre Folgen, Hausinfektionen, schlechte Wartung der Kranken durch ungeeignetes Personal, Überbelegung der Räume machten sich wieder geltend. In dieser schwersten Zeit übernahm ein Mann die Geschicke der Charité, der wie kaum ein anderer geeignet war, für die Belange der Kranken zu retten, was zu retten war. Es war der Nachfolger FRITZES, ERNST HORN.

Ehe man den erst 32jährigen nach Berlin berief, hatte man sorgfältige Erkundigungen eingezogen. Sie waren sowohl was Lehrtalent, wissenschaftliche Eignung und literarische Leistungen angeht, als auch bezüglich seiner praktischen Erfahrungen so günstig ausgefallen, daß man sich freute, ihn für Berlin gewinnen zu können[1].

HORN, gebürtig aus Braunschweig und Zögling des Collegium Carolinum, war in Jena Schüler HUFELANDs und STARKs gewesen und hatte in Göttingen seine Studien mit der Promotion beendet. Dort war es besonders RICHTER, der großen Einfluß auf ihn gewann. Eine Reise nach Wien und Paris führte ihn besonders in die Spitäler und Irrenanstalten. Dabei machte er die Bekanntschaft JOHANN PETER FRANKs und PINELs. Von den Beobachtungen in PINELs Anstalt mag sein späteres Interesse für die Irrenheilkunde beeinflußt sein. Einen Niederschlag fanden die Erfahrungen seiner Reise in seinen „Beiträgen zur medizinischen Klinik“, die im Jahre 1800 erschienen[2]. HORN zeigt sich darin als Anhänger der BROWNschen Reizlehre. Nach seiner Rückkehr war er in Braunschweig zunächst als Armenarzt tätig, wurde dann dort Professor, im Jahre 1804 Professor in Wittenberg. Noch im selben Jahre nahm er einen Ruf nach Erlangen als Leiter der neu errichteten Klinik an. 2 Jahre später folgte er dem Ruf nach Berlin als zweiter Arzt der Charité und Professor der Klinik und versah sein Amt, vorläufig zur Entlastung von FRITZE, zur Zufriedenheit aller. Nur HUFELAND scheint Einspruch gegen seine endgültige Ernennung erhoben zu haben. HUFELAND, der HORN seine Hinneigung zum Brownianismus nicht verzeihen konnte, sprach ihm die nötige Erfahrung ab[3], obwohl HORN in seiner Antrittsrede „Über den Werth der medizinischen Erfahrung“[4] durchaus den Wert der Erfahrung gegenüber jeder Theorie betonte. Erst unter großen Schwierigkeiten erhielt er die ihm zugesagten Vollmachten. Später bezeichnete HORN seine frühere positive Einstellung zum Brownianismus selbst als nur vorübergehend. Er hat die Aufgabe, die er sich in seiner Antrittsvorlesung in wissenschaftlicher Hinsicht stellte, voll erfüllt. Die Möglichkeiten, die ihm der große Krankenbestand der Charité gab — er zählte in späteren Jahren oft 700—800 Kranke und mehr (vgl. S. 49) — benutzte er, um im großen Stile die Wirksamkeit von Behandlungsmethoden in exakter Weise zu prüfen. Die Sektionen waren ihm eines der „wichtigsten Mittel zur Bereicherung wahrer medizinischer Erfahrung“[5]. Hier zeigt sich wieder der früher erwähnte Wandel im Charitéschrifttum. HORN ordnete noch großzügiger, als es SELLE getan hatte, Zusammengehöriges zusammen und wertete mit Hilfe der Statistik Hunderte von Fällen aus[6]. Wenn er etwa zwei verschiedene Verfahren der Krätzebehandlung prüfen wollte, so behandelte er je 100 männliche Kranke mit dem einen und 100 andere männliche Patienten mit dem anderen Mittel und beurteilte

---

[1] Charité-Akten II 4 No. 1 Vol. 4 fol. 122. — [2] HORN (87). — [3] Charité-Akten II 4 No. 1 Vol. 4 fol. 141. — [4] HORN (91). — [5] HORN (91) S. 42f. — [6] Vgl. HORN (89) S. 283ff.

das Verfahren nach der Zahl der Behandlungstage [1]. Dabei fällt eine Besserung der Behandlungsresultate gegen früher auf: Während im Jahre 1786 sich in einer Aufstellung aller Krätzekranken in den Charitéakten [2] Behandlungsdauern von 70, 80 ja 111 Wochen finden, treffen wir bei Horn Höchstzahlen von 3 Monaten an. Daß er über dem wissenschaftlichen Interesse nicht den Menschen im Kranken vergaß, bezeugt seine Stellung zur Frage der Euthanasie. Er, der, durch die Not erfinderisch geworden, den Weinessig mit einem Bittermittel versetzte, damit er nicht zum Schaden der Anstalt von den Wärtern verbraucht wurde, der einfache Arzneigemische statt der teuren Mittel einführte und auswärtige durch billigere inländische Mittel ersetzte, alles nur, um der Charité Geld zu sparen, geizte nicht, wenn es galt, einem Sterbenden auch nur die Lebenshoffnung zu erhalten [3]. Das Gebiet, das ihn Zeit seines Lebens immer wieder von neuem beschäftigt hat, war, wie gesagt, die *Irrenheilkunde*. Auf seine Verdienste um die Behandlung der Geisteskranken wird an anderer Stelle ausführlich eingegangen werden [4]. Hier sei nur eine Stelle angeführt, die von dem feinen Einfühlungsvermögen Horns in die Psyche seiner Geisteskranken zeugt: „Sie leben in einer Welt, die für uns unbegreiflich ist, sie gehen von Prämissen aus, die uns schlechthin verkehrt erscheinen, und handeln nach Motiven, die wir thöricht, ja lächerlich finden müssen. [5]"

Wie die Verbesserung der Irrenbehandlung, so war auch die Abänderung der Mißstände an der Charité sein Verdienst [6]. Noch spät abends ging er zu den Kranken und überzeugte sich, daß die Wärter ihre Schuldigkeit taten, er schickte die schlecht gewaschene Wäsche solange immer wieder zurück, bis sie sauber geliefert wurde, er führte Reinigungsbäder für die Kranken, die oft in erbärmlichem Zustand, in Lumpen gehüllt und voller Ungeziefer, in die Charité kamen, ein. Eine größere Sauberkeit in den Krankenzimmern erzielte er durch immerwährendes Mahnen, Fordern, Strafen und Belohnen der Verantwortlichen, erreichte eine etwas bessere Bezahlung der Krankenwärterinnen und versuchte immer wieder, die Einrichtung einer Krankenwärterschule durchzusetzen. Das Essen der Kranken kostete er nicht in der Küche, sondern am Krankenbett, weil es bis dahin oft mehreren Verdünnungen ausgesetzt war; im Jahre 1811 führte er ein neues Verpflegungsschema ein.

Nach 12jähriger Dienstzeit verließ er die Charité, verbittert durch Mißhelligkeiten mit seinem chirurgischen Kollegen Kohlrausch.

Neben Horn wirkte an der Charité als dirigierender Arzt Christoph Wilhelm Hufeland, dem ein glücklicheres Los zuteil geworden war. Aus einer alten Ärztefamilie aus Thüringen stammend, war er 1762 geboren, hatte in Jena und Göttingen studiert und bald nach seiner Promotion im Jahre 1783 die Praxis seines Vaters übernommen. Während der 10 Jahre seiner praktischen Tätigkeit in Weimar trat er in Beziehung zu Goethe, Schiller, Herder und Wieland. Nach seiner Ernennung zum Professor in Jena zählte mancher zu seinen Schülern, dessen Name zu den bekannten seiner Zeit gehört. Er muß einen großen Einfluß auf die Studenten gehabt haben; denn Rademacher, der ihn in jener Zeit hörte, hält sich noch als 70jähriger an den Satz seines Lehrers: Prüfe alles und das Beste behalte! [7] Hufeland war alles andere als Wissenschaftler.

---

[1] Vgl. Horn (89) S. 166ff. — [2] Charité-Akten II 4 No. 1 Vol. 3 fol. 182ff. — [3] Horn (89) S. 150f. — [4] Siehe unten S. 122f. — [5] Horn (89) S. 233. — [6] Eine ausführliche Beschreibung dieser Mißstände befindet sich bei Horn (89) und in den Akten Armendirektorium, Abt. Krankenpflege, Nr. 7a. — [7] Rademacher (156) Bd. 2, S. 747.

Er war zuerst Arzt, der es als seine Aufgabe ansah, „nicht medizinische Gelehrte und Philosophen, sondern Heilkünstler" zu bilden und der sich oft mit seinem ärztlichen Wissen an Laien wandte. Daher gehen auch viele seiner Schriften von der Fragestellung des medizinischen Laien aus und tragen allgemeinverständlichen Charakter. Noch vor seiner Berufung nach Berlin schrieb er den „Guten Rath an Mütter über die wichtigsten Punkte der physischen Erziehung der Kinder in den ersten Jahren" (1799). Mehrere derartige Arbeiten vereinigte er in einem Sammelband mit dem charakteristischen Titel: „Gemeinnützige Aufsätze zur Beförderung der Gesundheit, des Wohlseins und vernünftiger medicinischer Aufklärung.[1]" Am bekanntesten wurde seine „Makrobiotik oder die Kunst, das Leben zu verlängern"[2].

Er war im allgemeinen jeder Festlegung auf ein medizinisches System abhold, blieb Zeit seines Lebens Eklektiker und war souverän genug, in dem von ihm seit 1795 herausgegebenen „Journal der practischen Heilkunde" die Anhänger jeder Richtung zu Worte kommen zu lassen, wenn auch gelegentlich mit einigen kritischen Randbemerkungen, wie z. B. im Anschluß an einen Artikel von RADEMACHER mit dem Hinweis, daß er sich an das „rein Faktische" halten müsse[3]. Nach Berlin kam HUFELAND auf besondere Veranlassung des Königs im Jahre 1801. Durch ihn gelangte er auch sehr bald zu großem Einfluß. Bei Stellenbesetzungen an der Charité wurde er um sein Urteil gefragt, und er sprach sich über die Anforderungen, die er an seine Kollegen stellte, deutlich aus[4]. Er verlangte „Toleranz in Meynungen und eine collegialische friedliebende Denkart" und lehnte jeden Brownianer ab. Er wurde Leibarzt und Direktor des Collegium medico-chirurgicum, das er ziemlich unabhängig von seinem juristischen Mitdirektor leitete[5].

Von besonders weitreichender Bedeutung waren seine Pläne für die Gestaltung des medizinischen Unterrichts an der zu gründenden Universität, in denen der Charité eine maßgebliche Rolle zukam. Um dabei eine zu große Belastung des klinischen Lehrers und des Charitébetriebes zu vermeiden, wollte er die Höchstzahl der Studierenden *eines* Kurses auf 20 beschränkt wissen. Daneben hielt er eine Ausbildung des werdenden Arztes in den Häusern der Kranken selbst für erstrebenswert.

Wenn auch die Pläne HUFELANDs nicht restlos verwirklicht wurden, so erhielt doch die Charité durch die Verbindung mit der Universität eine neue Bedeutung, und damit begann eine neue Phase ihrer Entwicklung.

II. Der Geist der Charitémedizin.

Man kann der Medizin des 18. Jahrhunderts nicht gerecht werden ohne die Berücksichtigung der zeitgenössischen *Philosophie*. Ihr Charakteristikum ist die *Aufklärung*. Die riesigen Fortschritte, welche die Wissenschaft, insbesondere die Mathematik, seit dem Beginn der Neuzeit gemacht hatte, zeigten mit evidenter Deutlichkeit, was Intellekt und Vernunft zu leisten vermögen. Der Vernunft gehörte der Primat im Leben und in der Kultur. Es erhob sich das Ideal einer intellektuellen, auf den Fortschritt der Erkenntnis gegründeten Kultur.

---

[1] Bd. 1. Leipzig 1794. — [2] 1. Aufl. Jena 1796. Sie erlebte zahlreiche Auflagen, wurde in viele fremde Sprachen übersetzt und ist noch heute lesenswert. — [3] Journal der practischen Heilkunde Bd. 62 St. 5, S. 112 (1826). — [4] Vgl. Akten des Preuß. Geheimen Staatsarchivs Rep. 108 C No. 16 Vol. II fol. 105. — [5] Vgl. LENZ (113) Bd. 1, S. 40f.

Sie sollte durch ihren Rückhalt an den allgemeinen Vernunftwahrheiten und durch die Möglichkeit ihrer grenzenlosen methodischen Entwicklung zugleich der größten Ausdehnung wie eines unübersehbaren Fortschritts fähig sein[1]. Die Aufklärung ging von den Niederlanden und von England aus. Es lag in ihrem Wesen, daß sie der Philosophie und dem Realismus einen ungeheuren Einfluß auf alle anderen Wissenschaften gab. Man hat nicht umsonst das 18. Jahrhundert das „philosophische" genannt. Das Bedürfnis, die neuen Ideen zu popularisieren, führt zu der Tendenz, die Ergebnisse der Wissenschaft dem allgemeinen Verständnis zu erschließen. „Das 18. Jahrhundert ist das Zeit- alter der moralischen Wochenschriften, der Salons, der Preisarbeiten, der gemein- nützigen Bibliotheken."

Die Heilkunde und ihre Vertreter an der Charité lassen den *Geist der Auf- klärung* mit seinem philosophischen Drang, seinem Realismus, seiner Tendenz zur Popularisierung, deutlich erkennen. — Die Charitéliteratur war schon durch den fachlichen Leserkreis, für den sie geschrieben ist, gezwungen, sich allgemeinverständlich auszudrücken; denn sie diente den Chirurgen so gut wie den Ärzten. Die Chirurgen aber verstanden im allgemeinen nur wenig Latein, wenn auch die Forderung nach ihrer sprachlichen Durchbildung immer wieder erhoben wurde[2]. So wurde die Tendenz der Zeit, das Wissen in der Landes- sprache zu vermitteln, zur Notwendigkeit. Lateinische Werke sind an der Charité äußerst selten. Von ELLERs „Anmerckungen"[3] vom Jahre 1730 an, dem ersten Werk, das aus der Charité hervorging, werden die lateinischen Fach- ausdrücke oft durch Verdeutschung erklärt. Dafür, daß man auch bei vielem an ein weiteres Publikum dachte, sind SCHAARSCHMIDTs S. 16f. erwähnte „Medicinische und Chirurgische Berlinische wöchentliche Nachrichten"[4] der beste Beweis. Von dieser halb populärmedizinischen Wochenschrift, einer der ältesten medizinisch-chirurgischen Zeitschriften, die regelmäßig erschienen, kam anfangs jede Woche ein halber Bogen für einen Groschen heraus[5]. In dem früher erwähnten bunten Inhalt zeigt sich überall der Geist der Aufklärung.

Für den Volksglauben, daß man im Zwölften (d. h. in den 12 Tagen von Weihnachten bis Dreikönige) keine Hülsenfrüchte essen darf, hat SCHAARSCHMIDT[6] folgende Begründung: Der Bauer wird um diese Zeit leicht krank, weil er 1. nicht arbeitet, 2. zu viel ißt, 3. sich einen tüchtigen Rausch antrinkt. Da verträgt er Hülsenfrüchte natürlich so wenig, wie was anderes. In den Hundstagen vermeidet man operative Eingriffe nach Möglichkeit nicht, wie das Volk meint, wegen der Sterne, sondern wegen der Hitze. Dringende Operationen kann man ruhig machen[7]. Die Vertreibung eines Fiebers, das ausblieb, als die Eltern (wie es als Methode über die ganze Welt verbreitet ist) an die Stubentür schrieben: „Johann Martin (so hieß das Kind) ist nicht zu Hause, Fieber bleib draussen", führt SCHAARSCHMIDT[8] auf die medikamentöse Therapie zurück. Der Patient soll sich nicht selbst ärztlich behandeln, aber genau beobachten, so daß er dem Arzt Bescheid sagen kann. Bei den Genußmitteln kommt es vor allem darauf an, wieviel man verträgt, und daß man sie mit Maß nimmt usw.

Wie wir S. 16 sahen, setzt sich SCHAARSCHMIDT energisch für den Gebrauch der deutschen Sprache ein und mokiert sich über die, die meinen, man müsse das Sexuelle diskret lateinisch behandeln.

In Preußen hatte die Aufklärung den *Pietismus* zu überwinden. Er erfüllte das geistige Leben vor allem in der Regierungszeit FRIEDRICH WILHELMs I. und

---

[1] ÜBERWEG (205) S. 348ff. — [2] Vgl. oben S. 16 und unten S. 57 u. 65. — [3] ELLER (30). — [4] SCHAARSCHMIDT, SAM. (174). — [5] FISCHER, GEORG (42) S. 152f. — [6] SCHAARSCHMIDT, SAM. (174) Jg. 1, S. 407. — [7] SCHAARSCHMIDT, SAM. (174) Jg. 1, S. 246. — [8] SCHAARSCHMIDT, SAM. (174) Jg. 2, S. 167.

die Charitémedizin der ersten anderthalb Dezennien des Bestehens der Anstalt. Dafür ist das genannte Werk von ELLER der beste Beweis. Hier wird immer wieder auf die Gnade Gottes hingewiesen; selbst das glückliche Zustandekommen des Brauwesens (1728) in der Charité wird unmittelbar auf sie zurückgeführt. Die Regelung des Gottesdienstes und die Bibel spielt eine große Rolle. Die Hochburg des Pietismus war am Anfang des Jahrhunderts Halle. Hier wirkte A. H. FRANCKE († 1727), der Schüler PHILIPP JACOB SPENERs, der Begründer der berühmten FRANCKEschen Stiftungen, aus deren Erziehungsanstalten manch hervorragender Mediziner hervorgegangen ist [1], zu derselben Zeit, in der FRIEDRICH HOFFMANN († 1742) und ERNST GEORG STAHL († 1734) als glänzende Leuchten die Halleschen Katheder der Medizin innehatten. In Preußen herrschten, wie überhaupt in Deutschland, in der aufklärerischen Philosophie die theologischen Interessen vor [2].

Diese Richtung findet ihren stärksten Niederschlag im medizinischen System STAHLs. Er, der streng religiös erzogene, der homo acris et metaphysicus, wie ihn HALLER einmal genannt hat, hält die unsterbliche Seele für die letzte Ursache des leiblichen Lebens. Ohne sie tritt der Tod ein, geht der Körper in Fäulnis über. Die Gesundheit beruht auf dem normalen Ablauf der von der Seele in Gang gehaltenen vitalen Bewegung. Die Krankheit wird durch ihr unzweckmäßiges Verhalten bedingt. Unentschlossenheit, Furcht, Schwanken der Seele führen z. B. zu Konvulsionen. In der Seele liegen aber auch die Heilbestrebungen. Das Fieber ist eine von ihr unternommene Aktion, um Schädlichkeiten aus dem Körper auszutreiben [3]. Daher soll man es therapeutisch nicht bekämpfen. Den Krankheitsvorgang selbst dachte STAHL sich rein körperlich. Eine große Rolle spielen die *Zirkulationsstörungen* und *Spannungsanomalien* der Faser. Die *Faser* war damals das letzte Formelement, aus dem man sich den Körper zusammengesetzt dachte, wie wir aus der Zelle. Bei näherer Betrachtung erscheint das System STAHLs weniger abenteuerlich, als man zunächst denkt. Neben der religiösen Weltanschauung war seine Triebfeder eine gesunde Reaktion gegen die einseitig naturwissenschaftliche Einstellung der Iatrochemie und Iatrophysik des 17. Jahrhunderts. Sie hatten alles Leben und alle Krankheit in rein chemische bzw. rein physikalische Prozesse aufgelöst. STAHL fühlte sich von der LEIBNIZschen Philosophie stark beeinflußt, die damals in der von CHRISTIAN WOLFF vertretenen Form von Halle aus außerordentlich populär geworden war, wenn WOLFF selbst auch von den Pietisten aufs heftigste bekämpft wurde. In der Monadenlehre von LEIBNIZ waren Körperliches und Geistiges aufs engste verbunden. Vor allem aber hatte STAHL als Arzt die Abhängigkeit des Körpers von seelischen Aufregungen und Störungen sehr deutlich erkannt. Wenn er auch den Tieren das Fieber absprach, weil sie keine Seele hätten, so hat er andererseits große Verdienste um die *Psychiatrie*, die an der Charité besonders liebevoll gepflegt wurde, da er sich für die Geisteskranken von seinem Animismus aus natürlich stark interessierte. Er war ein hervorragender Chemiker und vortrefflicher interner Therapeut. Wir haben in der uns zugänglichen Literatur der Charitéärzte nur gelegentliche Bezugnahmen auf die STAHLsche Seelenlehre gefunden; so wird z. B. von SCHAARSCHMIDT-MOEHSEN der Körper

---

[1] Unter anderem waren SAMUEL und AUGUST SCHAARSCHMIDT Zöglinge der FRANCKEschen Anstalten. — [2] ÜBERWEG (205) S. 350. — [3] Über ältere ähnliche Anschauungen z. B. bei SYDENHAM († 1689) und zum ganzen Problem vgl. NEUBURGER (141).

durch die Mitwirkung der Seele belebt und bewegt, eine Erscheinung, deren Begründung in die Physiologie gehört [1]. STAHL selbst und seine Rezepte werden dagegen oft zitiert. STAHL war kurz nach der Einrichtung des Pesthauses im Jahre 1716 als Leibarzt FRIEDRICH WILHELMS I. nach Berlin gerufen worden und wirkte auch an dem Edikt von 1725 mit, das für die Gestaltung der preußischen Medizin so wichtig wurde. Aber der nüchterne Realismus des Preußentums war im Diesseits verhaftet und unter dem großen FRIEDRICH sollte bald ein nichts weniger als pietistischer Geist wehen. Von den Spannungen der Faser und den Zirkulationsstörungen ist in der Biologie und Pathologie der Charité-ärzte noch oft, von der unsterblichen Seele dagegen kaum mehr die Rede. Aber man darf das große *Interesse für Psychosen*, das sich bald bemerkbar macht und am Ausgang des Jahrhunderts immer stärker auf die Einrichtung einer besonderen Abteilung für Geisteskranke drängt, zum großen Teil auf STAHL zurückführen. Freilich war später auch der Auslandseinfluß, vor allem von England und Frankreich her, maßgebend. Dem Geiste des Pietismus entsprechen allerdings auch noch bei späteren Autoren häufige Hinweise auf Gott, der sie in schlimmen Tagen der Krankheit gnädig bewahrt, ihren Kuren Erfolg verlieh und sie und ihre Kranke Gefahren entgehen ließ, wie denn überhaupt in allem aufklärerischen Realismus ein frommer Geist für Deutschland noch lange charakteristisch blieb. Nach einer Bemerkung von AUGUST SCHAARSCHMIDT wurden ihm bei der Herausgabe seiner Berlinischen Wochenberichte Vorwürfe aus dem Leserkreis gemacht, weil er christliche Fragen nicht genügend berücksichtigte [2]. SELLE, der in den seelischen Vorgängen nur eine Funktion des Gehirns sieht, läßt darum 1787 in seiner „Einleitung in die Natur- und Arzeniewissenschaft" als plausible Erklärung für das Wunderwerk des Organismus die Annahme eines „höchst weisen" Schöpfers gelten [3].

Wie STAHL war FRIEDRICH HOFFMANN in seiner theoretischen Begründung der Medizin im höchsten Grade von der LEIBNIZ-WOLFFschen Philosophie abhängig, aber er blieb auf dieser Erde. Für ihn besteht das Leben in *Bewegung*, vertreten in den Phänomenen des Kreislaufs und der Veränderung des Spannungszustandes der Fasern im Sinne der Anspannung und Erschlaffung. Darin stimmt er mit STAHL überein. Aber die letzte Ursache dieser Bewegung, welche das Leben trägt und den Körper vor Fäulnis schützt, ist nicht die Seele, sondern der die ganze Welt erfüllende Äther, ein Fluidum höherer Art, das aus feinen Teilchen besteht, welche „die Idee ihres Zwecks und einen eigenen Bewegungstrieb in sich tragen"; sie sind den Monaden von LEIBNIZ auf das engste verwandt. In der Charitémedizin kommt HOFFMANNscher Geist an vielen Stellen zum Vorschein. Von ihren Vertretern war SCHAARSCHMIDT sein unmittelbarer Schüler.

Das STAHLsche und HOFFMANNsche System bedeuteten nur lockere Bindungen an die Philosophie. In der Praxis merkte man nicht viel davon. Wie weit der Begriff des Wortes „Philosophie" genommen wurde, zeigt eine charakteristische Äußerung von MURSINNA [4] über die von ihm erfundenen und in der Charité verwendeten elastischen, der Individualität angepaßten Verbände, die nach allen Regeln der Kunst „mathematisch" berechnet sind. Er nennt sie „philosophische Verbände". Damit wird schließlich alles Überdachte zum Philosophischen. Auch das muß man aus dem Geist der Aufklärung verstehen.

---

[1] SCHAARSCHMIDT, SAM. (177) S. 3. — [2] SCHAARSCHMIDT, AUG. (163) Splanchnologische Tabellen, Vorrede. — [3] SELLE (195) S. 170f. — [4] MURSINNA (135) S. 25f.

Ihr erschien die Mathematik als Inbegriff der souveränen Vernunft. Dadurch erklärt es sich, daß von unseren Schriftstellern die *Mathematik* für ein besonders wichtiges Bildungselement des Arztes und Chirurgen gehalten wird. Von DESCARTES und LEIBNIZ her war die Auffassung der Philosophie als „Erkenntnis der Naturgesetze" geläufig. So spricht HAGEN [1] von Männern, die mit „philosophischer Stärke" ihr Fach als wissenschaftliche Geburtshelfer bearbeiten. Nach MURSINNA sehen die scharfsinnigen Ärzte und sogar gründliche „Philosophen" endlich ein, daß die Chirurgie auch von ihnen studiert werden muß [2]. So kommt es, daß die Charitélehrer mit besonderer Vorliebe „philosophisch" werden, wenn sie sich in festlicher Rede oder in einführenden Übersichten, in den Einleitungen zu ihren Lehrbüchern an ihre Schüler oder auch entsprechend der Popularisierungstendenz ihrer Zeit an das breitere Publikum wenden, daß sie sorgfältige logische Übersichten bringen, daß SELLE [3] die Philosophie, welche die „moralische Bewegung" behandelt, mit der Physiologie, welche die „physikalische Bewegung" erforscht, in Parallele stellt.

Man hat STAHL und HOFFMANN „systematische Mediziner", das 18. Jahrhundert das Zeitalter der systematischen Medizin genannt, weil ihre Lehre auf philosophischer Basis die medizinische Erfahrung in ein System einzuordnen bemüht war, das alles von einem einheitlichen Gesichtspunkt erklären sollte. Diesem Fehler entging ihr holländischer Zeitgenosse BOERHAAVE († 1738). Auf ihn und auf seine berühmte Klinik in Leiden richteten sich damals die Augen der gesamten medizinischen Welt. BOERHAAVE legte sich nicht einseitig fest. In seiner Physiologie und Pathologie trafen die Theorien des 17. Jahrhunderts zusammen. Er kannte Erkrankungen durch abnorme Spannungs- und Erschlaffungszustände der Fasern, durch mechanische Störungen, durch Blutarmut und Blutüberschuß, durch chemische, „scharfe" und dyskrasische Veränderungen der Säfte. Aber bei aller philosophischer Durchbildung und glänzenden Universalität des Wissens, bei aller Theorie und bei aller Berücksichtigung der neuen anatomischen, physiologischen und chemischen Kenntnisse war die Erfahrung sein Leitstern in der Praxis. Er war der Typus und das Vorbild des guten Arztes. Seine Schule fand ihre glänzende Fortsetzung in erster Linie nicht, wie man erwarten sollte, in Holland, sondern in Wien, in der kaiserlichen Hauptstadt MARIA THERESIAs und JOSEFs II. Ihr Ruhm knüpft an die Namen VAN SWIETEN, DE HAEN und STAHL.

Es entsprach dem realistischen Charakter der preußischen Bildungsanstalt, daß die Charitéliteratur dieser praktischen BOERHAAVEschen Richtung die größten Sympathien entgegenbrachte. Die meisten Charitéärzte waren direkte oder indirekte Schüler des großen Holländers, so ELLER, MUZELL, HENCKEL, VOITUS und MURSINNA. Wie eindrucksvoll seine Persönlichkeit in Berlin wirkte, erhellt aus einer Äußerung FRIEDRICHs DES GROSSEN: „Die Professores müssen in der Medicin besonders bei des BOERHAAVEN's Methode bleiben. [4]" Die Erfahrung steht für MUZELL [5] an erster Stelle. Der Gedanke, noch nicht genügende Erfahrung zu haben, hat ihn, wie wir sahen, lange davon abgehalten, mit seinen medizinischen und chirurgischen Wahrnehmungen an die Öffentlichkeit zu treten, bis er sich endlich dazu entschloß. Aber die Erfahrung bestimmt

---

[1] HAGEN (63) Vorrede S. XVI. — [2] MURSINNA (135) S. 11. — [3] SELLE (195) S. 161. — [4] Vgl. HARNACK (68) Bd. I 1, S. 373 und MAMLOCK (120) S. 37f. — [5] MUZELL (140) Smlg. 1, Vorrede.

keineswegs allein den Charakter der Charitémedizin. Immer wieder wird die Notwendigkeit ihrer Verknüpfung mit dem „Raisonnement" betont. MURSINNA [1] spricht (1809) von einer „rationellen" Chirurgie, die im Gegensatz zur empirischen steht, der inneren Medizin besonders nahe verwandt und die moderne und allein wissenschaftliche ist [2]. HAGEN unterscheidet sogar in seinem Hebammenkatechismus (1786) [3] eine „historische" von der „praktischen" Hebammenkunst. Die erstere ist mit der wissenschaftlichen Geburtshilfe zu identifizieren, wie wenn man Naturgeschichte mit Naturwissenschaft gleichstellt. In der zeitgenössischen Philosophie wird [4] die unmittelbare sinnliche Erfahrung als anschauend von der mittelbaren als der „historischen" geschieden. Für alle diese Ärzte und Chirurgen gehört auch die *Geschichte der Medizin* und ihrer Sonderfächer zum Begriff der wissenschaftlichen Heilkunde. Ihre Notwendigkeit und ihr Nutzen werden wiederholt hervorgehoben. Die Erfahrungen längst vergangener Ärztegenerationen waren noch so aktuell, daß man sich mit ihnen auseinandersetzen mußte. Es gab wenige, die nicht geglaubt hätten, aus HIPPOKRATES noch unmittelbar lernen zu können oder sich wenigstens mit ihm auseinandersetzen zu müssen. MURSINNA warnt vor seiner Überschätzung in der Geburtshilfe, indem er die eigene Erfahrung irrtümlichen hippokratischen Lehren gegenüberstellt [5]. Hippokratische Aphorismen werden als autoritative Stellen zitiert. Damals war die sog. „gelehrte" Medizingeschichte, die aus dem Humanismus hervorgegangen, sich wesentlich damit begnügt hatte, den Verfasser im Lichte eines riesigen, durch eine Masse von Fußnoten und Hinweisen erhärteten Wissens zu zeigen, von der pragmatischen, lehrhaften Medizinhistorik überwunden. Diese lehrhafte Geschichte konnte vom praktischen Sinn der Berliner Schule ohne Schwierigkeiten übernommen werden.

Nach SELLE hatte die hauptsächlich durch GALEN verschuldete Spekulation die Medizin in der Zeit von HIPPOKRATES bis zu SYDENHAM zur Unfruchtbarkeit verdammt. Aber jetzt ist die Zeit der Theorie dahin [6], das Zeitalter der Beobachtungen ist angebrochen. Der Naturkundige hat es immer nur mit der Induktion zu tun, die mit strengster Unparteilichkeit angewendet werden muß. Nur mit Hilfe des auf die Erfahrung gestützten Raisonnements kann man sichere Resultate bekommen. Trotzdem hält SELLE die Logik und Metaphysik nicht für unerläßliche Vorbereitungsfächer des künftigen Arztes, während die Kenntnis der Fremdsprachen nötig ist, um die Erfahrungen aller Zeiten und Völker nutzbar zu machen. Die anderen Disziplinen gehen ihm vor: „Wer Geisteskraft genug fühlt, sich in die Dunkelheiten der Metaphysik zu wagen, der stärke sich erst mit den Nahrungsmitteln aus andern Wissenschaften, wenn er sich nicht verlieren will. [7]" Das wirklich Gesicherte, dessen Vorläufigkeit er sich klar bewußt ist, ist nach SELLE im Verhältnis zu dem Wust von Deutungen und Theorien, die man daran hängt, sehr gering. Wenn man es allein berücksichtigt, könnte man manches Lehrbuch auf den 50. Teil verringern. SELLE hat sich von den Charitéärzten am intensivsten mit diesen grundsätzlichen Fragen beschäftigt.

---

[1] MURSINNA (137) S. 12. — [2] Wir haben es hier mit dem Vorläufer der Bezeichnung „rationelle Medizin" zu tun, die im 19. Jahrhundert eine ganz bestimmte Richtung bedeutet. Sie wurde von JACOB HENLE inauguriert und fand in der Zeitschrift für rationelle Medizin seit 1844 ihre Vertretung in der Presse. — [3] HAGEN (63) Inhaltsübersicht. [4] SELLE (188) S. 44. — [5] MURSINNA (127) Bd. 1, S. 100. — [6] SELLE (184) Th. 1, Vorrede und SELLE (195) S. 253. — [7] SELLE (195) S. 7f.

Er war neben Horn der philosophischste Kopf von ihnen. Aber viele andere
sprechen sich im gleichen Sinne aus. Das Nützlichkeitsprinzip wird manchmal
übertrieben. So etwa, wenn Selle [1] glaubt, von Detailbeschreibungen des
Gehirns absehen zu können, weil man nur wenig von ihm weiß. Freilich muß
man auch bei der Einschränkung des Theoretischen daran denken, daß die
meisten Bücher unserer Autoren für die Schüler der Charité geschrieben wurden,
deren Vorbildung, wie schon angedeutet, eine sehr verschiedene war. In diesem
Zusammenhang weist Fritze in der Einleitung zu seinem Handbuch über die
venerischen Krankheiten (1790) [2] auf die Schwierigkeiten hin, die sich aus einer
so gemischten Zuhörerschaft wie den Medizinstudenten und den jungen Wundärzten der Armee ergeben.

Das Problem der *Vorbildung* des Mediziners und Chirurgen, deren Unzulänglichkeit man zuweilen beklagt, wird namentlich in den programmatischen
Reden berührt. Nach Mursinna (1809) [3] muß sich die Vorbildung auf Geschichte,
Philosophie, Logik und Mathematik erstrecken. Durch das ganze Jahrhundert
hindurch hat die Charitéschule jedenfalls an der Notwendigkeit einer *univer-
sellen*, nicht nur naturwissenschaftlichen Bildung für den zukünftigen Arzt
festgehalten.

Bei der Lektüre manchen Buches sollte man meinen, es hätte, namentlich
den chirurgischen Autoren, selbst an der nötigen Vorbildung gefehlt. Die Sprache
ist manchmal holperig und unbeholfen. Gelegentlich entschuldigt sich einer
deswegen. Nach Fischer [4] war das Deutsch der Chirurgen zweiter Klasse herzlich
schlecht, ihre Beschreibung der interessantesten Fälle so weitläufig und langweilig, daß er es für eine Strafe hält, sie als Historiker durchlesen zu müssen.
Wir haben das nicht empfunden. Der Unterschied der Auffassung mag darin
liegen, daß Fischer in den 70er Jahren schrieb, wo das rasende Tempo des
Fortschrittes kein Verstehen für behaglichere Zeiten ermöglichte, während wir
sie geradezu mit einem gewissen Neid genießen.

Den Servilismus gegenüber den Landesherren, hohen Beamten und anderen
,,Personen von Stand‘‘, den Widmung, Vorwort und Text mancher Schrift
erkennen lassen, muß man aus der Zeit verstehen und als den Ausdruck der
Mode betrachten. Für den Charakter der Verfasser bedeuten sie ebensowenig,
wie die öfteren abfälligen Bemerkungen über den ,,niedrigen Pöbel‘‘, der roh,
dumm und verständnislos, seinen Trieben ergeben, durch unzweckmäßiges Verhalten und Zuwiderhandlungen gegen die ärztlichen Vorschriften sein Unglück
selbst verschuldet. Es waren, wie heute, oft wenig erfreuliche Familienverhält-
nisse und Kellerwohnungen, in die diese Ärzte, vor allem die Charitégeburtshelfer, hereinsahen. Hagen schildert die Zustände manchmal mit großer Plastik.
Da wird z. B. eine uneheliche Kreißende während seiner Abwesenheit von ihrem
Liebhaber verprügelt. Die Wöchnerin betrinkt sich und läßt alle Verordnungen
außer acht, die zu entbindenden Weiber toben und benehmen sich wie Tiere usw. [5].
Wenn Fischer [6] es zu den Krebsschäden jener Zeit rechnet, daß unsere Landsleute meistens nur ihre glücklichen Fälle veröffentlichen und sich nicht einge-
stehen, daß der Mißerfolg anderen eher zur Lehre dient, so können wir unseren
Charitéautoren diesen Vorwurf nicht machen. Wir haben im Gegenteil den

---

[1] Selle (195) S. 96. — [2] Fritze (50) Vorrede S. VII. — [3] Mursinna (137) S. 11
u. 15. — [4] Fischer, Georg (42) S. 148f. — [5] Als Beispiel vgl. Hagen (64) Th. 2,
S. 199, 201f. — [6] Fischer, Georg (42) S. 150.

Eindruck der Ehrlichkeit gewonnen. In den spärlichen Statistiken fehlen die
reichlichen Todesfälle nicht. Auch lasen wir manche Krankengeschichte, in der
der unglückliche Ausgang zur Mahnung und Belehrung dienen soll [1].

Die gewaltige Anregung, die die deutsche Philosophie von KANT empfing,
findet in der Charitéliteratur ihren deutlichsten Niederschlag in den Werken
des vielseitigen SELLE. Von ihm erschienen neben anderen Schriften anonym
1780 in zwei Teilen philosophische Gespräche [2] und 1788 Grundsätze der reinen
Philosophie [3]. Er fühlte sich von England stark beeinflußt, knüpfte an LOCKE
an und wird in der Geschichte der Philosophie [4] zu den Gegnern KANTs gerechnet,
den er vom empiristischen Standpunkt aus bekämpft, trotzdem aber aufs
höchste verehrt. In seinen Gesprächen bekennt er sich zu Vorstellungen über
das *Leibseeleproblem*, die man praktisch als *Materialismus* bezeichnen kann,
wenn er auch, wie das oben schon angedeutet wurde, nicht zu den Gottesleugnern
gerechnet werden darf [5]. Die Neigung zur materialistischen Weltanschauung
ist bei einigen unserer Verfasser sicher vorhanden, wenn sie auch nur in vorsichtig getarnter Form hervortritt. So schließt z. B. AUGUST SCHAARSCHMIDT [6]
seine anatomische Betrachtung des Zentralnervensystems, nachdem er das
völlige Fehlen positiver Kenntnisse über seine Funktion eingestanden hat, mit
dem Hinweis darauf, daß die Natur nichts im menschlichen Körper ohne bestimmten „Nuzen" geschaffen hat, und fügt hinzu: „Wenn man solchen Nuzen
von den Theilen des Gehirns speciel zu determiniren wüßte, würde man alsdenn
nicht vielleicht die actiones animales ... mechanice erklären können?" SELLE
leugnet das Dasein einer von der körperlichen Organisation unabhängigen
Seelensubstanz [7]. Die menschlichen Geisteskräfte sind nur in einem verhältnismäßig hohen Grad der Zusammensetzung des Körpers begründet.

Auch ist er von einer *Stufenfolge* der Naturkörper überzeugt, deren Grade
eng nebeneinander liegen und sich „durch unmerkliche Schattirungen in einander
verlieren". Die unterste Stufe ist die Verbindung zweier Elementarteile, die
oberste die menschliche Organisation [8]. Aus denselben Elementen, aus welchen
die gemischten (d. h. anorganischen) Körper bestehen, können durch eine
künstliche Zusammensetzung organische Körper gebildet werden [9]. Das Gewebe
des menschlichen Körpers hat ebensolche Fäden wie das leichteste Gespinst
eines Steines. Das Mikroskop und andere Instrumente werden hier einmal
Aufschlüsse geben, an deren Anfängen wir erst stehen [10]. Die Kräfte der Körper
stehen wie ihr Stoff in einer Stufenfolge. Der unterste Grad ist die Kraft eines
einfachen Elements, der höchste das sehr ausgebreitete und ausgebildete Genie
eines Menschen [11].

Das ist die realistische Naturphilosophie der französischen Aufklärung, wie
sie vor allem von MAUPERTUIS vertreten wurde. Er war von FRIEDRICH DEM
GROSSEN nach Berlin berufen, 1746 zum Präsidenten der Preußischen Akademie
ernannt worden, der SELLE später auch angehörte, und hatte fast ein Jahrzehnt
einen großen unmittelbaren Einfluß auf das geistige Leben Berlins. Wir werden
sehen, daß er auch bei der Einrichtung der Hebammenschule an der Charité
ein Wort mitzusprechen hatte. Der Zusammenhang ist also klar. Sicher hat

---

[1] Vgl. z. B. oben S. 38. — [2] SELLE (187). — [3] SELLE (188). — [4] ÜBERWEG (205)
S. 608. — [5] SELLE (188) S. 171f. — [6] SCHAARSCHMIDT, AUG. (163) Splanchnologische
Tabellen S. 189f. — [7] SELLE (187) Th. 2, S. 191. — [8] SELLE (187) Th. 2, S. 197. —
[9] SELLE (187) Th. 2, S. 201. — [10] SELLE (187) Th. 2, S. 203. — [11] SELLE (187) Th. 2, S. 207.

SELLE, der schon in seinen ersten Schriften durch ihre methodische Klarheit und ihre Gedankenfülle seine Neigung und seine Qualifikation für philosophische Probleme bewies, diese Lehre auch seinen Schülern an der Charité vorgetragen oder in seinen Unterricht eingeflochten und ihnen damit Gedanken vermittelt, die die *Entwicklungstheorien des 19. Jahrhunderts vorbereiten* halfen.

Um die Mitte des Jahrhunderts war der bedeutendste Repräsentant des aufgeklärten *Realismus* für Berlin, das vom Glanze der Ära FRIEDRICHS DES GROSSEN getragen wurde, in der Literatur LESSING mit seinen scharfsinnigen Rezensionen, kritischen Briefen und seinen absichtlich nüchternen Fabeln.

Als SELLE die eben genannten philosophischen Werke schrieb, hatte sich bereits seit etwa $1^1/_2$ Jahrzehnten eine immer stärker werdende *Reaktion gegen die Übersteigerung des Verstandesmäßigen* erhoben. Die Dichter des Sturms und Drangs verfochten ihr gegenüber die künstlerischen, seelischen und gesellschaftlichen Rechte des Gefühls. ROUSSEAU hat bekanntlich einen großen Einfluß auf diese Generation gehabt. Mit seiner Theorie von der Verderbtheit der Zivilisation und der Notwendigkeit einer Rückkehr zur Natur entflammte er die Herzen der Dichter; die Denker brachten das, was er in genialer Eingebung hingeworfen hatte, in Deutschland in ein System. Man spürt ihn, wie überall, so auch in der Charitémedizin. SELLE weist z. B. darauf hin, daß der Mensch als komplizierter Organismus Krankheiten mehr ausgesetzt ist als das Tier, und daß die Fortschritte der Kultur mit manchen Gefährdungen verbunden sind [1]. Die Geburtshelfer beklagen die Verringerung der Gebärtüchtigkeit der Frauen als Folge der Kultur [2]. In der *Klassik* sollten sich bald die feindlichen Mächte des Vernunft- und des Gefühlsmäßigen versöhnen, bis an der Schwelle des 19. Jahrhunderts die *Romantik* heraufzog. Sie war dem Sturm und Drang in der Betonung des Irrationalen und der Intuition und in der Bevorzugung des Gemüts vor dem Verstand ähnlich, dem deutschen Gedanken durch die Pflege der nationalen Eigenart und Überlieferung förderlich. Der Medizin und ihrer Grundlage, den Naturwissenschaften, wurde sie zur Gefahr, weil sie glaubte, die Gesamtheit der Welt im Natürlichen und Übernatürlichen einheitlich erfassen, die Natur aus dem Geist verstehen zu können, und weil sie das Wesen des Lebendigen und des kranken Vorganges nicht im Konkreten, sondern im Abstrakten, in der ihm zugrunde liegenden Idee suchte. Die dadurch gestellten Probleme konnten nur mit Hilfe der Philosophie gelöst werden. Unter dem Einfluß KANTS und SCHELLINGS wurde die Philosophie in Deutschland die Hauptmethode, mit der der Mediziner an seine wissenschaftlichen Aufgaben herantrat. Am Ausgang des 18. Jahrhunderts beginnt die *naturphilosophisch-romantische Ära der deutschen Heilkunde.* Ein Umstand kam dieser Richtung zugute und erleichterte ihr das Aufkommen. Man war von einer wesentlich stofflichen zu einer *dynamischen* Auffassung des Lebens und der Krankheit gekommen. Um die Mitte des Jahrhunderts hatte der große ALBRECHT VON HALLER, der Ruhm der Universität Göttingen, wo er von 1736 bis 1753 wirkte, die Lehre von der *Irritabilität* und *Sensibilität* begründet. Er hatte spekulativ und experimentell den Nachweis geliefert, daß der Muskel Irritabilität, d. h. die Fähigkeit besitzt, auf Reize mit Bewegung zu reagieren, und daß dem Nervensystem Sensibilität eigen ist, d. h. die Fähigkeit, Reize zu leiten und zu empfinden. HALLER erkannte — und das ist das Epochemachende — die Abhängigkeit dieser Funktionen

SELLE (195) S. 193. — [2] HAGEN (64) Th. 1, S. 5f.

von der spezifischen anatomischen Struktur der genannten Gebilde als eine Lebensäußerung dieser Struktur, also im modernen Sinne biologisch. Er ist ein großer Förderer der Anatomie und der Begründer der modernen Experimentalphysiologie. HALLER selbst war als Naturforscher nüchtern und realistisch. Was aus seiner Schule von Göttingen an Anatomie und Physiologie nach Berlin kam, trug denselben Charakter. Aber den medizinischen Theoretikern seiner Zeit gaben seine Ergebnisse weniger den Ansporn, auf dem von ihm beschrittenen Wege der empirisch induktiven Naturforschung weiter zu schreiten, als den Ausgangspunkt zu neuen Spekulationen über das Wesen des Lebens und der Krankheit. Sie führten zur Annahme eines Mitteldinges zwischen Leib und Seele, zwischen den chemisch-physikalischen Vorgängen und dem metaphysischen Agens der Seele STAHLs. Dieses neue oberste Leitprinzip der körperlichen Vorgänge nannte man *Lebenskraft*. Die Theorien, die sich auf diesen Begriff aufbauen, faßt man unter der Bezeichnung *Vitalismus* zusammen. Er gibt im letzten Drittel des 18. Jahrhunderts und im beginnenden 19. Jahrhundert dem ärztlichen Denken das Gepräge. Die normale Funktion der Lebenskraft, unter der man eigentlich gar nichts praktisch Greifbares unter den Händen hatte, bedingt das Leben, ihr falsches Funktionieren die Krankheit, ihr Versagen den Tod. Die Arzneien wirken durch ihre Kräfte, nicht als Stoff auf die Lebenskraft. Alle Therapie läuft auf ihre Stärkung und Ordnung heraus. In diesen Auffassungen wurzeln die verschiedensten medizinischen Richtungen, z. B. die Lehre vom tierischen Magnetismus, die Homöopathie u. a. Keine von ihnen hat die zeitgenössische Heilkunde in Deutschland zunächst so intensiv durchdrungen, wie die *Irritabilitätslehre* des Engländers BROWN. Sein grundlegendes Werk, die Elementa medicinae, erschien 1780 und wurde bald ins Deutsche übersetzt.

BROWN sagt: Das Leben ist kein spontaner, von selbst erfolgender, sondern ein nur durch „Reize" erzwungener und erhaltener Zustand. Die Reize sind entweder äußere (Wärme, Luft, Nahrung) oder innere (Muskelbewegung, Gemütsaffekte). Er drehte die Sache sozusagen um. Was für uns *Lebensäußerungen* sind, waren für ihn *Lebensursachen*. Das Leben beruht auf der Fähigkeit des Organismus, auf diese Reize zu reagieren. Diese Fähigkeit nennt man Erregbarkeit. Der mittlere Grad der Erregbarkeit bedeutet Gesundheit, Abweichung davon Krankheit. Alle Leiden beruhen auf einem Mißverhältnis zwischen Reizstärke und Erregbarkeit im Sinne einer zu starken oder zu schwachen Erregung, einer *Sthenie* oder *Asthenie*. Es gibt eine direkte und eine indirekte Asthenie. Die direkte Asthenie ist durch zu schwache Reize an sich bedingt, bei der indirekten ist die Erregbarkeit erst sekundär durch zu lange dauernde oder zu starke Reize erschöpft. Die Sache verkam ganz im Schema. Man brachte alle Krankheiten in einer Krankheitsskala unter, wo sie sich nur nach dem Grade der Asthenie oder Sthenie unterschieden. Die Therapie suchte die Erregung je nachdem mit beruhigenden oder stimulierenden Mitteln auf das rechte Maß zurückzubringen. Wir können uns schwer vorstellen, daß ein so einfaches Schema das Denken der Ärzte einmal so intensiv beeinflussen konnte, aber es waren nicht viele Gegner da. Es ist kein Zufall, daß die BROWNsche Lehre den Naturphilosophen der Romantik sympathisch war. SCHELLING ist von ihr begeistert, ebenso NOVALIS, wenn sie ihm auch später nicht mehr in dem gleich günstigen Licht erscheint wie im Anfang. Ihr hemmungsloser Dynamismus paßte zu einer Weltanschauung, die in der Vorstellung von der *Einheit der Kräfte* lebte. In der Charitéliteratur findet man den *Niederschlag der Begeisterung und des Kampfes um den Brownianismus,* immer wieder begegnet uns das Schlagwort von der Sthenie und Asthenie. Er wurde nicht einfach hingenommen. Mancher wandelt sich im mühsamen Ringen mit sich selbst vom Anhänger zum Gegner.

Das entspricht dem kritischen Geist der Atmosphäre von Berlin. 1800 erhielt HUFELAND einen Ruf als Nachfolger SELLEs als Direktor des Collegium medico-chirurgicum und erster Arzt der Charité nach Berlin. 1801 nahm er den Unterricht auf. In den Jahren 1800—1805 erschien das „System der practischen Heilkunde, ein Handbuch für academische Vorlesungen und für den practischen Gebrauch", das er, der Mann des Ausgleichs und Eklektizismus, selbst als sein medizinisches Glaubensbekenntnis bezeichnet hat [1]. Er zeichnet darin die schwere Lage, in die der junge Arzt durch die sich überall widersprechenden Lehrmeinungen und Behandlungsgrundsätze versetzt ist, den ewigen Kampf zwischen ärztlicher Kunst und medizinischer Wissenschaft, den scharfen Streit seiner Zeit um den dynamischen Standpunkt, wie er von BROWN und seinen Anhängern in erster Linie vertreten wird, und um den, der das Wesen des Lebens und der Krankheit in dem materiellen Substrat des Körpers sieht. Von den Grundsätzen, die er für das ärztliche Handeln entwickelt, kann man heute noch jeden unterschreiben. Sein Ziel ist die Ausschaltung alles Persönlichen im Streite, die Verminderung des Autoritätenglaubens, „Toleranz, Gemeinsinn, Vereinigung der Gemüther zu den höheren Zwecken der Kunst". Dem entspricht die Auswahl der Bücher, die er seinen Schülern zum Privatstudium empfiehlt. Dabei vergißt er nicht, auf die Bedeutung historischer Studien aufmerksam zu machen. Für die Schriften der Alten, insbesondere HIPPOKRATES, erfüllt ihn [2] die größte Hochachtung. Hier wird die Begeisterung des Klassizismus für die Antike und ROUSSEAUsches Gedankengut lebendig. Die Beobachtungen der Alten sind sicher „die reinsten von allen", da nicht nur die Beobachter alles, was an dem Kranken sinnlich bemerkbar war, mit ganz reinem Sinne und unbefangenem Gemüthe auffaßten und ebenso rein ohne Kunst und Nebenabsicht darstellten, sondern auch die Natur selbst natürlicher und sich gleicher in Krankheiten wirkte, da die Körper noch ungeschwächt und unverdorben waren und der Gang der Krankheit durch keinen künstlichen Eingriff gestört oder verändert wurde.

Der *Mittelweg* zwischen Spekulation und Erfahrung scheint ihm der einzig richtige. Er hat die Gefahren des Versuchs erkannt, „das gleichsam durch Sturm zu anticipiren, was der ruhige Fortschritt der Zeit sichrer aber langsamer verschafft hätte", der gefährlichen Abwege, auf die man „bey dem genialischen Emporstreben" gelangen kann, wie es die Romantiker wollten. Wir können nicht schildern, zu welchen biologischen und pathologischen Verirrungen die Romantik durch die einseitige Anwendung der Philosophie auf die Medizin verführt hat. Die Hauptzentren der romantischen Heilkunde lagen in Süddeutschland und in Jena. An der Charité haben sie nicht recht aufkommen können, wenn auch das geistige Leben Berlins, wie bekannt, eine Zeitlang aufs stärkste vom romantischen Denken durchdrungen war.

---

[1] HUFELAND (95). — [2] HUFELAND (95) Bd. 1, S. 17f.

Mehr geahnt als bewußt spricht aus der Rede, die Ernst Horn bei der Eröffnung seines medizinisch-klinischen Unterrichts hielt[1], die Besorgnis vor dieser romantischen Naturphilosophie. Es gibt wohl kein sprechenderes und besseres Zeugnis als diesen Vortrag für den Geist, der den Unterricht in der Charité damals erfüllte.

Gerade in unseren Tagen, wo in der Heilkunde ganz ähnliche Fragen zur Diskussion stehen, muß man das tiefe Verständnis Horns, der zwischen zwei Zeiten stand, für das Verhältnis von Erfahrung und Theorie, seine vollendete Objektivität gegenüber dem alten und dem neuen Denken, die ärztliche und philosophische Durchbildung, die aus jedem Wort spricht, und im ganzen den vorbildlichen Lehrer bewundern. Er hatte manche Wandlungen durchgemacht. Als große Erfolge der Erfahrung bezeichnet er die Verbesserung der Fieberlehre, die ungleich glücklichere Behandlung einer Menge dynamischer Krankheiten, worunter man Affektionen zu verstehen hat, die man auf Störungen der Lebenskraft zurückführt, die „Heilung der Syphilis" durch die Quecksilberkuren, vor allem die Rettung des Lebens vieler Millionen durch die Kuhpockenimpfung[2]. Als theoretische Basis der Medizin sind ihm die Hypothesen von den Schärfen, von den qualitativen Veränderungen des Säftematerials, von den Unreinigkeiten, von der Roheit, Kochung und Fäulnis der Säfte, wie sie die veraltete und entartete hippokratische Humoralpathologie gelehrt hatte, von der Straffheit und Laxheit der Faser nach zahllosen Opfern überwunden. Der Brownschen Lehre schreibt er mit vollem Recht den Vorzug zu, daß sie diese Schulsysteme zu Fall brachte. Aber er kennt auch die schlimmen Folgen, welche die irrige Deutung und die willkürliche Anwendung ihrer Sätze auf die Praxis nach sich gezogen haben. Erst als man vorsichtig wurde, nicht alles Vorbrownische verwarf und dazu überging, die Brownsche Ansicht klinisch sorgfältig zu überprüfen, in der Anwendung von Arzneien auf ihrer Basis zu individualisieren, erkannte man, daß sie sich zwar befriedigender als alle bisherigen Theorien bewährte, aber auch eine keineswegs sichere Richtschnur für das ärztliche Handeln bot[3]. Nirgendwo geht es ohne kritische Erfahrung. Es kann kein Zweifel sein, daß Horn sich hier in Bahnen bewegt, die schon Fritze betreten hatte; denn auch er, obwohl ein begeisterter Anhänger der Brownschen Lehre, machte die kritische Erprobung der Arzneien am Krankenbett zum Prüfstein ihres Wertes, wie aus seinen Bemerkungen in den Akten[4] hervorgeht. Ihre Pflanzstätte, ihr Betätigungsfeld ist das große Krankenhaus. Ihm singt der eben an die Charité berufene akademische Lehrer ein begeistertes Loblied[5]. Diese Institute sind nicht nur die berufenen Organe der Krankenheilung und des Unterrichts, sondern auch der Ausbeute für die Wissenschaft, der Erprobung neuer therapeutischer Methoden. Das ist ein für die damalige Zeit durchaus moderner Gedanke; er zeigt, daß auch den Charitélehrer der Geist erfüllt, der später die deutschen Universitätskliniken zu Zentren des wissenschaftlichen Fortschrittes machen sollte. Unter dem Eindruck Morgagnis bezeichnet Horn, wie seine Vorgänger[6], die klinische Leichenöffnung als eines der wichtigsten Mittel zur Bereicherung der ärztlichen Erfahrung, fordert aber zugleich ein tieferes Studium, das neben „Morgagnischem Fleiße" über die Beschreibung des

---

[1] Horn (91); vgl. auch oben S. 50. — [2] Vgl. hierzu unten S. 116. — [3] Horn (91) S. 25. — [4] Vgl. Akten des Preuß. Geh. Staatsarchivs Rep. 108C No. 16 Vol. II fol. 163f. — [5] Horn (91) S. 40. — [6] Vgl. hierzu unten S. 75.

sinnlich Wahrnehmbaren heraus theoretisch fundiert sein muß. So stellt auch er immer wieder die Theorie neben die Erfahrung. Dem entspricht seine Stellung zur Naturphilosophie. Die einfache Anwendung eines geschlossenen Systems der Philosophie auf die Medizin ist bedenklich und trügerisch [1], so notwendig die philosophische Durchbildung für den Arzt ist. Man muß abwarten, ob die neue philosophische Richtung die Heilkunde weiter bringt. „Eine ruhige und unbefangene Aufnahme neuer Thatsachen ist ergiebiger für die Kultur der praktischen Heilkunde, wie willkührliches Raisonnement; und wenn gleich ein poetischer Schwung und eine schöpferische Phantasie kühne Deutungen hervorbringen können; so sind sie doch nicht geeignet, einer Wissenschaft Prinzipien zu geben, deren Anwendung zu wichtig und zu groß ist, um von einer willkührlichen Gestaltung abhängig zu seyn. [2]"

In unserer Zeit wird man besonderes Verständnis für den offenen Sinn haben, den HORN zu erkennen gibt, wenn er seinen Schülern empfiehlt [3], gewagte Ansichten und Spekulationen der eigenen ruhigen Prüfung wert zu halten, auch wenn sie das Gepräge einer offenbaren Willkürlichkeit und Seltsamkeit an sich tragen und unsere Hoffnungen oft enttäuscht werden.

So sehen wir in HORN einen Vertreter des *realistischen Preußengeistes* am Krankenbett. Die Erfahrung geht ihm vor alles. Auch in der Zukunft wird sie nach seiner Ansicht die wichtigsten Fragen entscheiden, z. B. die, ob das gelbe Fieber zu den ansteckenden Krankheiten gehört oder nicht? Aber HORN stellt seinen Epirismus in eine Weltanschauung herein, die einen gesunden *Idealismus* besitzt, den Idealismus, aus dessen Geist bald darauf die Gründung der Berliner Universität erfolgen sollte.

Zu den schwersten Hemmungen des Fortschrittes gehörte im Denken der Ärzte vergangener Jahrhunderte die unselige Vorstellung, daß (innere) *Medizin* und *Chirurgie verschiedene Dinge* seien. Sie schloß die Wundärzte von der Wissenschaft aus und versagte dem Arzte die Beobachtung und Kenntnis zahlreicher Symptomenkomplexe, welche die Erfahrung dem Chirurgen vermittelte. In Deutschland erhielt sich das Vorurteil länger als in anderen Ländern. Aber auch in Frankreich brachten erst die aus der Revolution hervorgegangenen medizinischen Schulen in Paris, Montpellier und Straßburg eine gleichmäßige und gemeinsame Ausbildung der Ärzte und Chirurgen [4]. Es bestanden zwar überall an den Universitäten Professuren für Chirurgie, doch mehr zur theoretischen Belehrung des inneren Arztes als zur Heranbildung von tüchtigen praktischen Chirurgen. Daß in Berlin ein anderer Wind wehte, geht schon aus der Bezeichnung des Collegium medico-chirurgicum hervor. Viel wichtiger ist,. daß an der Charité die Ärzte und Chirurgen *in engster Gemeinschaft* arbeiteten und für einander lehrten und schrieben. Es müssen gute kollegiale Verhältnisse zwischen ihnen geherrscht haben. Gelegentlich wird das ausdrücklich gesagt. Der Internist MUZELL hat neben dem Chirurgen PALLAS „ohne Jalousies" gewirkt und, wenn er abwesend war, im Einverständnis mit ihm auch einmal seinerseits chirurgisch behandelt [5].

Häufig wird von den medizinischen Autoren die Tüchtigkeit und Geschicklichkeit der Chirurgen, auch der jungen, rühmend hervorgehoben. Vor allem

---

[1] HORN (91) S. 32. — [2] HORN (91) S. 35. — [3] HORN (91) S. 52. — [4] Vgl. hierzu FISCHER, GEORG (42) S. 139. — [5] Vgl. oben S. 24.

sind es die in der Charité führenden Chirurgen selbst, die auf die *Gleichheit der Vorbildung* für den künftigen Wundarzt mit der des künftigen Mediziners dringen. Genau wie der Internist bedarf der Chirurg nach Voitus [1] nicht nur der Anatomie, sondern auch der Physiologie, ohne die die Anatomie tot ist, der Pathologie, die sich auf die Physiologie gründet, der Symptomatologie und der allgemeinen Therapie. Zum Studium der Physiologie gehören Physik, Chemie und Mathematik, mag auch die Anwendung dieser Disziplinen auf die Physiologie noch so lückenhaft sein. Zum Studium der ausländischen Fachliteratur sind Sprachkenntnisse nötig. Am ausführlichsten hat sich mit der ganzen Frage Mursinna beschäftigt [2]. Die engen Beziehungen zwischen dem Mediziner und dem Chirurgen ergeben sich daraus, daß die Tätigkeit beider bei zahlreichen Krankheiten zusammenfallen, bei den Entzündungen, die in Eiterung übergehen, bei Exsudaten der Brust- und Bauchhöhle, bei vielen Blasen-, Nieren- und Darmaffektionen. Durch zu langes Verweilen der Kranken in den Händen des inneren Arztes wird bisweilen die rechtzeitige Operation des Krebses versäumt. Am schlimmsten ist nach Mursinna, daß der Arzt nichts von Geburtshilfe versteht. Gewöhnlich wird er zuerst gerufen, weil er mehr Vertrauen genießt. Dann stellt sich bald heraus, daß er nichts versteht und sich auf einen gewöhnlich unfähigen, ohne genügende Allgemeinbildung privilegierten Geburtshelfer verlassen muß. Wenn es nach Mursinna ging, müßte jeder Arzt Geburtshilfe studieren und ausüben. An anderer Stelle (1811) wendet er sich gegen die Spezialisierung der Augenheilkunde, die man dem eigentlichen Arzte entrissen hat. „Wie ist es möglich, daß man einen Arzt für ein einzelnes, besonderes Organ bestimmen kann, als wenn dieses Organ gänzlich isoliert wäre!"

Die Auffassung von der Gleichwertigkeit von Chirurgie und Medizin und der Notwendigkeit ihrer Vereinigung war damals keineswegs unbestritten. Als im Jahre 1773 Mederer von Wuthwehr in Freiburg i. Br. seine Antrittsvorlesung hielt und darin diesen Standpunkt vertrat, brachten ihm die Studenten eine Katzenmusik und drohten, ihm die Fenster einzuschlagen. Hier in Berlin wird der Gedanke, daß der Spezialismus und Einseitigkeit vom bösen sind, klipp und klar ausgesprochen. Dieselbe Meinung vertritt Hufeland (1805) in seinem gegen Reil in Halle gerichteten Artikel „Ueber Aerzte und Routiniers" [3]. Reil hatte vorgeschlagen, zur Versorgung der Armen und der minderbemittelten Volkskreise vor allem auf dem Lande sog. Routiniers in besonderen Schulen auszubilden, d. h. eine Sorte von Heilkundigen, die nur Empiriker ohne wissenschaftliche Durchbildung sein sollten. Davon will Hufeland nur insofern etwas wissen, als diese Heilkundigen unselbständig unter der Aufsicht von Ärzten arbeiten sollten. Sein Ziel war die Abschaffung der üppig blühenden Kurpfuscherei, der zahlreichen selbständig praktizierenden minderwertigen Elemente, die Schaffung eines Ärztestandes von universellster Bildung und bester Qualität.

So sehen wir in der Heilkunde der Charité *den* Geist, der die Medizin des 18. Jahrhunderts erfüllt, in seiner besten Form vertreten. Die theoretische Basis liefert ihr die Philosophie, sie führt von der Aufklärung zur Romantik, vom Realismus zum Idealismus, vom stofflichen zum dynamischen Denken. Aber niemals verkommt man in der Spekulation. Gewiß werden auch außerhalb Berlins Stimmen laut, die diesen Weg weisen, den Boerhaave den Ärzten neu geschenkt hatte, aber es ist doch etwas Besonderes, daß damals eine lange

---

[1] Voitus (210) S. 39. — [2] Mursinna (137). — [3] Hufeland (93) S. 9ff.

Reihe von klinischen Lehrern so ununterbrochen und mit solcher Konsequenz die Erfahrung vor die Theorie stellten, allein in ihrer Verknüpfung mit der Theorie die richtige medizinische Methode sahen und so ausdrücklich eine Spekulation ablehnten, welche ohne Erfahrung bestehen zu können vermeinte. Es ist *preußischer Geist,* der die Schüler diese Wege gehen heißt, trocken, manchmal pedantisch, aber immer vom höchsten Pflichtgefühl erfüllt. Die Ärzte der Charité waren vorbildliche Ärzte und gute Lehrer. Sie haben die Medizin nicht sprunghaft gefördert und keine großen Entdeckungen gemacht. Aber sie haben aus dem, was die Heilkunde des 18. Jahrhunderts bot, für den Kranken und die Praxis herausgeholt, was herauszuholen war. In der Geschichte des ärztlichen Standes wird ihre Pflege der Gemeinschaft von Medizin und Chirurgie ein Zeugnis eines Geistes bleiben, der über sein Jahrhundert heraussah. Was sie im einzelnen leisteten, sollen die folgenden Kapitel zeigen.

III. Die Anatomie und Physiologie.

Wenn man sich mit der Medizin des 18. Jahrhunderts beschäftigt, pflegt man von der *Anatomie* weniger als in anderen Zeiten zu sprechen. Gewiß fehlte es nicht an großen Förderern. In Italien bereicherte VALSALVA die Kenntnis des Gehörs, beschrieb SANTORINI mustergültig die Kehlkopfknorpel, schlug MORGAGNI, der von AUGUST SCHAARSCHMIDT der „berühmte" genannt wird, als Anatom und Pathologe neue Bahnen ein. Der Däne WINSLOW legte in Paris die komplizierte Anatomie des Netzbeutels klar. In Holland gab BOERHAAVEs Schüler ALBINUS seinen berühmten topographischen Atlas heraus und versuchte PIETER CAMPER, der vergleichende Anatom, die Intelligenzstufen der Tiere und Menschenrassen aus dem Gesichtswinkel zu bestimmen. In Frankreich beschrieb LIEUTAUD das nach ihm benannte Blasendreieck zwischen Harnleiter und Harnröhrenöffnung in seiner Eigenart und förderte POURFOUR DU PETIT die Gehirnanatomie. In England erkannte DOUGLAS die Besonderheit der nach ihm genannten Bauchfelltasche. In Deutschland hatten JOH. FRIEDR. MECKEL, genannt der Ältere, I. G. ZINN, NATHANAEL LIEBERKÜHN, H. A. WRISBERG die Führung. Ihr Name ist mit der Geschichte der Anatomie des zentralen und peripheren Nervensystems, des Darms und des Auges, der sympathischen Nervengeflechte für immer verknüpft. MECKEL war der bedeutendste von ihnen. Aus der Schule von HALLER in Göttingen hervorgegangen, beschrieb er in seiner Doktorarbeit, die sich mit dem fünften Hirnnervenpaar beschäftigte, zum ersten Male das Ganglion sphenopalatinum und das Ganglion submaxillare. In der langen Reihe von Jahren, in denen er die Studierenden des Collegium medico-chirurgicum in Anatomie, Botanik und Geburtshilfe unterrichtete, haben sie sicher besonders zuverlässige Kenntnisse vom menschlichen Körper erwerben können.

Aber im Vergleich zu den vorausgegangenen Jahrhunderten, in denen seit VESAL die Entdeckungen Schlag auf Schlag gefolgt waren, ist das Erträgnis für die Anatomie um diese Zeit gering. Die Injektionsmethode, die Korrosionspräparate, das Mikroskop, welches dem 17. Jahrhundert die Wunderwelt des feinen Körperbaus erschlossen hatte, schienen in ihrer Leistungsfähigkeit erschöpft, wenngleich, wie wir oben sahen, SELLE noch vieles von dem Vergrößerungsglas erwartete. Auch mochte die Neigung zur Spekulation, die die Medizin damals erfüllte, vom Präparieren ablenken. Was makroskopisch zu eruieren war, schien zu einem gewissen Abschluß gekommen zu sein.

Um so wichtiger waren klare Darstellungen für den künftigen *Praktiker*. Da die meisten Anatomen um diese Zeit praktische Chirurgen sind, waren sie hierfür besonders begabt. Den besten Einblick in die Art und Weise, wie die Anatomie den Studierenden vorgetragen wurde, und mit welchen Vorstellungen vom Bau des menschlichen Körpers sie in die Praxis kamen, vermitteln die von AUGUST SCHAARSCHMIDT in den 40er und 50er Jahren herausgegebenen anatomischen Tabellen [1]. Sie enthalten in 6 Teilen die ganze Anatomie. Der Ausdruck Tabellen trifft eigentlich auf den Inhalt nicht zu; denn bei aller numerierten Ordnung ist der Text vielfach in Form eines kurzen Lehrbuches geschrieben, das gelegentlich kritisch und selbst polemisch wird. In der neueren Literatur wird das Werk als Auszug aus WINSLOW bezeichnet [2]. Das stimmt nicht. Wenn auch vieles aus WINSLOW entlehnt ist, der manchem Autor als Vorbild diente, so kommen auch andere Anatomen, z. B. WEITBRECHT, zu Wort, und die Art der Behandlung ist selbständig. SCHAARSCHMIDT, der als langjähriger Prosektor am Theatrum anatomicum reichlich Gelegenheit hatte, Erfahrungen zu sammeln, hat der Anatomie keine neuen Entdeckungen geschenkt. Er ist sich darüber klar, daß er nichts Neues bringt. Er will ein Lehrbuch für Anfänger geben. Wegen seiner ungewöhnlichen Klarheit ist sein Werk auch für den Historiker eine besonders geeignete Quelle, um sich in die Anatomie seiner Zeit einzuarbeiten. Der Verfasser steht bewundernd vor dem „Kunst und Meisterstück der Natur", das sich oft im äußerlich einfachsten am vollendetsten erweist. Er weiß auch die *vergleichende Anatomie* zu schätzen; der Vergleich fördert die Erkenntnis des menschlichen Körpers, weil man an den Tieren manches deutlich sehen kann, was einem beim Menschen versagt ist.

Als A. SCHAARSCHMIDT diese Tabellen verfaßte, war die *deskriptive Anatomie*, soweit sie sich dem unbewaffneten Auge des Beobachters bot, von der unsrigen nicht so weit entfernt, als man der Zeit nach glauben sollte. Man beschrieb die einzelnen Organsysteme und Organe, etwa die Knochen, die Leber, die Niere, mit derselben minutiösen Genauigkeit, wie es heute geschieht, in ihrer Morphologie, in dem Verlauf ihrer Gefäße und Nerven, ihren Verbindungen mit den Nachbarorganen, mit ihren Umhüllungen und Schichtungen. Auch kleine und kleinste Organe, z. B. die Nebennieren, die Zirbel, die Muskulatur des inneren Ohres waren dem Blick der Anatomen nicht entgangen. Der *topographischen Anatomie* wird sorgfältig Rechnung getragen, wie das bei dem praktischen Zweck nicht anders zu erwarten ist.

Es würde ermüden, wenn wir diese Beschreibungen wiederholen wollten. Von größerem Interesse ist die Frage: Welche Vorstellung hatte man vom *feineren Bau* des Körpers und seiner Organe? Das letzte Formelement, aus dem man sich den Organismus im 18. Jahrhundert zusammengesetzt dachte — bis zu einem gewissen Grad unserer Zelle als Baustein verwandt — bildeten, wie schon angedeutet wurde [3], die Fasern, Fibrae, kleinste linienförmige Gebilde, die sich unter das selbst mikroskopisch nicht mehr Sichtbare verloren. Sie waren von dem 1677 gestorbenen Engländer GLISSON in die Biologie und Pathologie

---

[1] Spätere Sammelausgabe: SCHAARSCHMIDT, AUG. (163). — [2] GURLT in HIRSCH-GURLT (85) V², S. 47. — [3] Vgl. oben S. 54.

eingeführt worden, ein feines spinnengewebartig verflochtenes, schwer zerreiß-
bares, contractiles und expansibles Gebilde, sollten sie der eigentliche Träger des
Lebens sein. ALBRECHT VON HALLER machte im 18. Jahrhundert den Versuch,
weiter in die Struktur dieser Faser einzudringen, über das Morphologische heraus
ihren Chemismus aufzuklären. Er kam zu der Überzeugung, daß die Fibern
zunächst aus einem „eiweißartigen Wasser", einer Leimsubstanz, aus dem Gluten,
hervorgehen, einer Gallerte, aus der die niederen Tiere allein bestehen. Er
schloß das unter anderem daraus, daß sich aus pleuritischen und anderen Exsudaten fibröse Niederschläge bilden. Bei der normalen Entwicklung vermischt
sich das eiweißartige Wasser mit einer geringen Menge Erde und bildet durch
Druckwirkung feine Fäden. Diese Fäden lassen Zwischenräume und bilden
dadurch ein Zellgewebe. So ist der Ausdruck „Zellgewebe" zu verstehen, der
uns in der Charitémedizin häufig begegnet. Der überschüssige wäßrige Anteil
wird ausgepreßt, die in den Fäden enthaltenen Erdteilchen nähern sich. Dadurch
werden die Fäden zäher und fester und bilden Blättchen, Fasern, Membranen,
schließlich auch Knochen. Überhaupt unterscheiden sich nach HALLER die
harten und weichen Teile nur dadurch, daß in den harten weniger Leim und
mehr dicht aneinanderliegende erdige Teile enthalten sind. Alles besteht in
letzter Linie also aus den Fibrae, in deren Gluten bei den höheren Tieren Öl,
Erde und Luft eingelagert sind. Es finden sich bei HALLER manche Anklänge
an moderne Auffassungen über das Verhältnis von Funktion und Form. Die
breiten Gewebsflächen entstehen unter dem Druck der Muskeln, der dehnenden
Säfte, sie rollen sich unter diesen Faktoren zu Zylindern, Kegeln und Gefäßen
zusammen. Diese Vorstellungen von dem Baumaterial des menschlichen Körpers
wurden bald allgemein akzeptiert. HALLERs Primae lineae physiologiae vom
Jahre 1747 erschienen in zahlreichen Auflagen und landessprachlichen Übersetzungen und wurden den Lehrvorträgen zugrunde gelegt [1].

Auch für A. SCHAARSCHMIDT besteht der *Knochen* ursprünglich aus den
Fibrae [2]. Aus ihnen bilden sich im Laufe der embryonalen Entwicklung dünne
Membranen, die sich schichtweise übereinander legen und eine dicke, zunächst
weiche Haut darstellen. Im weiteren Verlauf wird diese Haut immer härter;
erst entwickelt sie sich zu Knorpel, dann zu Knochen. Hierbei spielt der Chemismus eine Rolle. Chemisch besteht die Knochensubstanz aus Erde mit dazwischen-
gelagerten öligen und wäßrigen Elementen, die immer stärker herausgetrieben
werden, so daß die Erde den Primat bekommt und die Substanz immer härter
wird. An dem feineren Chemismus dieser 3 Substanzen hatten die Praktiker
der Charité wenig Interesse. PALLAS begnügt sich [3] (1770) mit der Feststellung,
daß die Knochen durch das Feuer in ein „Phlegma, geistiges Wesen, flüchtiges
Salz, stinkendes Öl und eine schwarze Erde" auseinandergesetzt werden können.
Wenige Jahre später (1787) finden wir nach KRÜNITZ [4] als neuestes Unter-
suchungsergebnis der Chemiker den Nachweis von Kalkerde und Phosphor-
säure in den Knochen. Die *Ligamente* bestehen [5] aus biegsamen, dicht ineinander
gewebten, besonders schwer zerreißlichen und zerbrechlichen Fasern, die durch
ihre verschiedene Verflechtung schmale und runde Stricke oder breite und
dünne Binden formieren.

---

[1] Wir benutzten für unsere Darstellungen HALLER (67). — [2] SCHAARSCHMIDT, AUG.
(163) Osteol. Tab. S. 2. — [3] PALLAS (145) S. 6. — [4] KRÜNITZ, Art. „Knochen" in
KRÜNITZ (110) Th. 41, S. 432. — [5] SCHAARSCHMIDT, AUG. (163) Syndesm. Tab. S. 2.

In viel komplizierterer Weise ist der *Muskel* aus den Fibrae aufgebaut. Er zeigt durch die Beteiligung der Blut- und Lymphgefäße und Nerven bereits eine organartige Struktur. Das Grundelement ist die kleinste unteilbare sog. Fibrilla muscularis. Aus dieser bauen sich Fibrae auf, die schon eine organartige Zusammensetzung haben, da sie mit einer Membran und feinsten Blut- und Lymphgefäßen umgeben sind; sie bilden in ihrer Gesamtheit wieder größere Fibrae musculares. Aus diesen besteht der Muskel[1]. Die Membran ist aus Zellgewebe mit eingelagertem Fett gebildet. Der Muskel und der ihn versorgende, niemals fehlende Nerv bilden eine Einheit und gehen ineinander über. Wenn der Nerv in den Muskel eintritt, geht seine Membran, die ihrerseits eine Fortsetzung der Hirnhäute darstellt, in der Muskelmembran auf. Die zentralen Markfasern des Nerven zerteilen sich durch den ganzen Muskel. Einige gehen quer durch die längsgerichteten Muskelfasern durch und verbinden sie untereinander. Von den übrigen, die sich immer feiner aufspalten und schließlich ganz zu verschwinden scheinen, ist es höchst wahrscheinlich, daß sie sich mit den kleinsten Blut- und Lymphgefäßen umwinden und nichts anderes darstellen als das letzte Formelement des Muskels, die Fibrillae musculares. Der Muskel ist also eine Art Fortsetzung der Nerven. Die in den Muskel eintretende Arterie geht als Endstation in Arteriae lymphaticae (Lymphgefäße) über, ferner spalten sich aus den Arterien Kanäle ab, die Fett in das Zellgewebe schicken, schließlich erfolgt der übliche Übergang (durch das Capillarsystem) in die Venen[2].

Es handelt sich hier um typische End- und Übergangsstationen, wie sie sich bei jeder Arterie finden; denn aus jeder Arteria capillaris entspringen[3] vor dem Übergang in die Venen seitwärts noch andere konische Kanäle, welche kein Blut, sondern eine „Lymphe oder ein Serum" führen und Arteriae lymphaticae oder seriferae heißen. Arterien und Venen führen in ihrer Wand zellulöse, muskulöse und nervöse Schichten[4].

Die eigentlichen *Nerven* zeigen einen ganz ähnlichen Bau wie die Muskeln. Sie sind Bündel kleiner, hohler, weißer und zylindrischer Kanäle, die mit einem feinen gefäßhaltigen Zellgewebe zusammengehalten und mit einer Membran versehen sind[5].

Die *Drüsen* stellen ein Konglomerat von Arterien, Lymphgefäßen und Nerven dar, das nach einem bestimmten Plan gebaut ist. Ihre Funktion besteht darin, Flüssigkeiten zu verändern, zu verbessern oder abzuscheiden. Unsere Lymphdrüsen werden also physiologisch mit den anderen Drüsen als Einheit erfaßt. Alle sind mit einer besonderen Haut umkleidet und dadurch zusammengehalten[6].

Die Art und Weise, wie diese vier Gebilde, Arterien, Venen, Lymphgefäße und Nerven im einzelnen geordnet sind, ineinander übergehen, sich in die Lücken des „Zellgewebes" oder in Körperhöhlen und Hohlorgane öffnen, ist das entscheidende für jedes Organ. Von einem spezifischen in unserem Sinne zelligen Organbau hatte man noch keine Ahnung. Wir führen als Beispiel die Beschreibung der *Niere* nach SCHAARSCHMIDT[7] an: Man unterscheidet in

---

[1] Vgl. SCHAARSCHMIDT, AUG. (163) Myol. Tab. S. 2ff. — [2] SCHAARSCHMIDT, AUG. (163) Myol. Tab. S. 4. — [3] SCHAARSCHMIDT, AUG. (163) Angiol. Tab. S. 2. — [4] SCHAARSCHMIDT, AUG. (163) Angiol. Tab. S. 2f. — [5] SCHAARSCHMIDT, AUG. (163) Neurol. Tab. S. 1ff. — [6] SCHAARSCHMIDT, AUG. (163) Adenol. Tab. S. 6. — [7] SCHAARSCHMIDT, AUG. (163) Splanchnol. Tab. S. 56f.

ihr drei verschiedene Substanzpartien, deren Bezeichnungen zum Teil noch in unserer modernen Nomenklatur erhalten sind: die äußere Substantia corticalis, die mittlere s. vasculosa oder tubulosa, die innere s. papillaris.

Zwischen der Substantia corticalis und tubulosa formieren die Arterien Bogen, welche mit einer feinen Membran bekleidet sind (unsere Arteriae arciformes). Von diesen Bogen dringen unzählige feine Äste einerseits in die Corticalis, andererseits in die Tubulosa. In der Corticalis bilden sie zahlreiche Windungen, zum Schluß lösen sie sich in das Capillarnetz zum Übergang in die Venen auf. Zum Teil bilden sie Anastomosen mit Seitengefäßen anderer Arterien, die man Tubuli urinarii Bellini heißt. Diese Gänge sind viel enger als die Arterien und die eigentlichen Sekretionskanäle der Niere (also unsere Harnkanälchen). Zum Teil gehen sie in Lymphgefäße über. Aus dieser Verwicklung der verschiedenen Gefäßarten wird die spezifische Substanz der Nierenrinde gebildet.

Die spezifische Substanz der tubulösen Nierenschicht (unserer Markschicht) kommt dadurch zustande, daß die eben beschriebenen Harnsekretionskanäle, die in der Rindenschicht nicht weit voneinander entfernt liegen, sich mehr und mehr nähern. Schließlich bilden ihre „Pakete" papillenartige Substanzen. So geht daraus die Papillenschicht hervor.

Entsprechende Vorstellungen hatte man vom Bau der übrigen Organe. Das Interessanteste und Wichtigste daran ist, daß die verschiedenen Gefäßformen sich eigentlich nur durch ihre Funktion unterscheiden, aber alle ineinander übergehen, selbst unter Einschluß der Harnkanälchen.

Was man über das Letzte der *lebendigen Vorgänge* im 18. Jahrhundert dachte, wurde schon im vorausgegangenen Kapitel gesagt. Bei der Erklärung der einzelnen lebenswichtigen Funktionen sind humoral- und solidarbiologisches Denken eng miteinander vereint. Für uns sind die *Verdauungsvorgänge* von besonderer Bedeutung, weil die HOFFMANNsche Schule und damit ihr Niederschlag in Berlin in den Störungen der Verdauung eine besonders häufige Ursache der verschiedenen pathologischen Prozesse sah [1].

Der *Aufbau* und der *Ersatz des Körpers* erfolgt aus der aufgenommenen Nahrung. Bei ihrem Wege durch den Intestinaltractus unterliegt sie mechanischen und chemischen Umwandlungen. An ihnen sind neben den Bewegungsapparaten des Kanals und neben der natürlichen Wärme, die z. B. durch die Ausdehnung der in den Nahrungsstoffen enthaltenen „Luft" ihre Zerkleinerung bedingt, die Drüsen des Mundes, Magens und Darmes wesentlich beteiligt. Nachdem der Mundspeichel die aufgenommenen Speisen verdünnt und gemengt, der Magensaft sie feiner aufgeteilt und im Darm der pankreatische Saft und die Galle sie gemeinsam in den vollkommenen *Chylus* überführt haben, wird dieser Chylus von der Darmwand resorbiert. Er gelangt durch eine Art Capillarattraktion in die „Milchgefäße" (Vasa lactea) [2]. Diese beginnen mit einem haarfeinen offenen Ende an der Innenfläche der Darmschleimhaut, bilden eine Art Netz und gelangen zu den Lymphdrüsen des Mesenteriums als der *ersten Station.* Auf dieser Strecke bilden sie die sog. Venae lacteae *primariae.* In den Drüsen wird der Chylus durch Zuströmen einer dünnen serösen Flüssigkeit aus den Arterien verdünnt. Von diesen Drüsen gehen die Milchgefäße zu einem sackförmigen Receptaculum, in welches auch zahlreiche gewöhnliche Lymphgefäße einmünden. Auf diesem Wege heißen sie Venae lacteae *secundariae.*

---

[1] Vgl. LONG (114) S. 120. — [2] SCHAARSCHMIDT, AUG. (163) Splanchnol. Tab. S. 37f.

Das Receptaculum ist der später (HYRTL) Cisterna lumbalis genannte Teil des Ductus thoracicus, durch den der Chylus dann in die Blutbahn gelangt, um in und mit dem Blut an Ort und Stelle zum Aufbau der Organe und Gewebe verwendet zu werden. Nach ELLER kommt hierbei dem Nervensystem eine besondere Aufgabe zu. Nach ihm ist die Grundtextur des Körpers eine Produktion des *Gehirns*, nämlich in letzter Linie eine subtile membranöse Ausbreitung der Nerven [1]. In ihren feinen Fäserchen zirkuliert ein sehr flüssiges, lymphatisches und seröses Liquidum, durch das Ernährung und Wachstum der Teile unterhalten wird.

Die Annahme einer direkten Öffnung in die Höhlen des Körpers ist für jene alte Physiologie, die von Zellen und Endosmose noch keine Ahnung hatte, eine Conditio sine qua non. HALLER [2] läßt auch die Venen des Gekröses durch feine Öffnungen nach dem Darm einen Teil der Resorption des Chylus übernehmen. Nicht nur resorbierende, sondern auch sezernierende Gefäße sollten direkt in den Magendarmkanal münden. So nimmt z. B. HALLER [3] an, daß die Arterien des Magens durch feine Öffnungen den Magensaft austräufeln. Das Blut enthält und verarbeitet in sich also die verschiedensten Elemente. Sie sind als verschiedene Feuchtigkeiten in ihm enthalten. Bei ihrer Aufteilung im Körper kommt es sehr auf ihre physikalische Beschaffenheit und auf die physikalische Beschaffenheit der kleinen Gänge an, in die sie sich verteilen, und durch die sie zur Ausscheidung kommen, soweit sie Abfälle des Stoffwechsels darstellen. Eine stark *mechanistische Auffassung* des Lebens! Sie war von der Iatrophysik des 17. Jahrhunderts vorbereitet. Die chemische gewann ihr gegenüber erst im Laufe des 18. Jahrhunderts mehr Boden. Wir werden sehen, daß sie sich auch in der Pathologie deutlich zu erkennen gibt.

Zu den *Exkretionsvorgängen* des Stoffwechsels rechnete man nach uralter Tradition als für die Erhaltung der Gesundheit ganz besonders wichtiges Phänomen die *Menstruation*. Ihre Unregelmäßigkeit und ihr Ausbleiben wird für zahlreiche leichtere und schwerere pathologische Zustände verantwortlich gemacht. Aber über den lokalen physiologischen Prozeß und seine wirkliche Bedeutung herrscht nicht die geringste Sicherheit; selbst darüber, ob der Ursprung der Blutung im Uterus oder in der Scheide zu suchen war, gingen die Ansichten am Ende des 18. Jahrhunderts noch auseinander. MURSINNA [4] glaubt, daß bei der Periode nicht nur Blut aus den Gefäßen des Uteruskörpers, sondern etwas Blutähnliches auch aus den „Gefäßen" der Portio und Scheide austritt. Die ganze Resignation spricht aus dem Satz, mit dem der berühmte BLUMENBACH 1787 das Kapitel über die Menstruation in seinen „Institutiones physiologicae" schließt. Er rechnet sie zu den „Mysterien der lebendigen Natur" [5].

Seit HARVEYs grundlegender Entdeckung und ihrer Ergänzung durch den Nachweis des capillaren Blutwegs durch MALPIGHI war der *Blutkreislauf* allgemein bekannt. Über seine Bedeutung gingen die Ansichten auseinander, bis Ende der 70er Jahre durch LAVOISIER den Physiologen klargemacht wurde, daß es sich bei der Atmung um eine Sauerstoffaufnahme und Kohlensäureabgabe handele. Damit war eine einheitliche Basis für den Ausbau der *Kreislauf-* und *Atmungsphysiologie* geschaffen. Die hier zu betrachtende Charitémedizin fällt

---

[1] Die ja auch, wie wir oben S. 69 sahen, in den Muskeln aufgehen. — [2] HALLER (67) S. 554f. — [3] HALLER (67) S. 481. — [4] MURSINNA (127) Bd. 1, S. 4. — [5] BLUMENBACH (17) S. 426.

noch in die Zeit des Rätselratens, wie es vor allem in den zahlreichen ungelösten Problemen zum Ausdruck kommt, die HALLER bei seinen verdienstvollen Studien über Kreislauf und Atmung das Herz schwer machen. Die *Aufgabe der Lunge* besteht nach A. SCHAARSCHMIDT [1] in der Unterhaltung der Zirkulation des Blutes, bei der ihren Bewegungen eine aktive Rolle zuerteilt wird, ferner in einer Verdünnung und Abkühlung des Blutes, das durch die die Alveolen umspinnenden Capillaren hindurchgetrieben wird, ohne direkt mit der Luft in Berührung zu kommen, endlich in der Mitwirkung bei der Sprache und Stimme „etc.". Vielleicht hat er mit diesem „etc." an andere Theorien gedacht, die damals der Lunge schon eine „Belebung des Blutes" aus der Einatmungsluft supponierten [2]. Die *Bauchorgane* sind in der Weise in den Kreislauf eingeschaltet, daß das Blut durch die Arteriae coeliacae und mesaraicae im Magen, Darm, Gekröse, Pankreas und in der Milz immer feiner zerteilt wird. Dabei setzt es seine flüssigen und wäßrigen Teile ab. Im Netz sondert es das feine Fett ab, welches die Gedärme schlüpfrig hält, zum Teil aber auch wahrscheinlich zur Gallenbereitung an die Leber abgeliefert wird [3]. Schließlich sammelt sich das Blut in den zugehörigen Venen von neuem. So kommt es in den gemeinschaftlichen Stamm der Pfortader und drängt sich in unzähligen Kanälen durch die Leber. Im Unterleibs- und Pfortadersystem hat das Blut besonders starke Widerstände zu überwinden. Daher kommt es bei pathologischen Zuständen hier besonders leicht zu Stockungen. In der Leber findet eine zweite Sekretion statt, die Gallenbildung.

Bei den Eleven des Collegium medico-chirurgicum hält man sich nicht lange mit Zweifeln auf. Sie brauchen zunächst nur das für die Praxis Wichtige. Von der *Funktion des Gehirns* — sagt SCHAARSCHMIDT ehrlich — weiß er nichts. Die Leute würden ihm mit Recht nichts glauben, wenn er dies und jenes behaupten wollte; denn er müßte es ohne den geringsten Beweis tun.

Die *Nerven* dienen der Vermittlung der Empfindung und Bewegung, ohne daß sensible und motorische Bahnen reinlich geschieden wären, vielleicht auch, wie einige meinen, der Ernährung [4] und der Sekretion einer Feuchtigkeit. Jedenfalls ist das wirksame Agens — darin stimmen ELLER und SCHAARSCHMIDT mit HALLER überein — ein im hohlen Nerven enthaltener Saft.

Man geht, wie wir annehmen müssen, im Unterricht bewußt an vielen Feinheiten vorüber, welche die wissenschaftliche Physiologie im Chemismus des Blutes und der Verdauung, in der Physiologie des Zentralnervensystems, der Lehre vom Stoffwechsel und der tierischen Wärme im Laufe und vor allem gegen Ende des 18. Jahrhunderts erschlossen hatte.

Wenn man die physiologischen Anschauungen am Ende unseres Zeitabschnittes, etwa bei HUFELAND, mit denen SCHAARSCHMIDTs vergleicht, so hat sich weniger geändert als man erwarten sollte. Die aus dem Verhalten des Stoffes und der Struktur entnommenen Deutungen haben einen gewissen Ausbau nach der *chemischen* und nach der *dynamischen* Seite des Vitalismus bekommen. Bei der Zubereitung des Chylus handelt es sich jetzt nicht mehr nur um eine mechanische Zerkleinerung, sondern um eine neue chemisch-organische Bindung, die im Chylus unter dem Einfluß der Drüsensäfte und der

---

[1] SCHAARSCHMIDT, AUG. (163) Splanchnol. Tab. S. 116. — [2] Vgl. z. B. WINSLOW (216) Bd. 4, S. 431. — [3] Vgl. ELLER (30b) S. 137. — [4] Vgl. ELLER (30b) S. 45 und SCHAARSCHMIDT, AUG. (163) Neurol. Tab. S. 6f.

Wärme entstanden ist. Außerdem wirken die Nahrungsmittel als *Reiz* im Sinne BROWNs. Ihre Verdauung wird dadurch unterstützt, daß sie die Erregbarkeit durch ihre Härte und Ausdehnung oder durch die in ihnen enthaltenen reizenden Stoffe affizieren. Auch der materielle Übergang der Nahrungsstoffe in die lebendige Verbindung, den man „Assimilation" und „Animalisation" nennt, hängt von den vielen Faktoren ab, die in der Nahrung selbst und im Körper des Verdauenden enthalten sind. Dazu gehören die Erregbarkeit, die chemische Beschaffenheit und die größere oder geringere „Analogie" der Nahrung mit dem organischen oder spezifisch organischen Charakter, den sie im Körper erhalten soll. Je näher sie diesem Charakter ihrer Natur nach ist, desto leichter wird sie ihn annehmen. So können Fleischspeisen am leichtesten, Vegetabilien schon schwerer, Mineralien gar nicht animalisiert werden. Die Fleischspeise ist in diesem Sinne für den Menschen leichter verdaulich als die vegetabilische, weil sie ihm eine Stufe näher ist. Mechanische, chemische und vitalreizende Faktoren greifen bei allen lebendigen Prozessen immer eng ineinander [1].

Im gesunden und im kranken Leben sind nach HUFELAND *vitale und materielle Veränderungen untrennbar* miteinander verbunden und ohne einander undenkbar [2].

Unter dem Einfluß des vitalistischen Denkens gewinnt in der Physiologie und damit auch in der Pathologie ein Begriff größere Bedeutung, der uns heute wieder besonders nahe gerückt ist, der Begriff des Organismus als *Ganzheit*. Aus ihm erklärt sich die Mitbeteiligung des Ganzen an der Lokalerkrankung und die Wirkung des Krankheitsherdes auf entferntere Körperpartien. Dieser *Consensus partium*, wie wir ihn schon in der Physiologie des frühen 18. Jahrhunderts angedeutet finden, wird in der HUFELANDschen Zeit durchaus dynamisch erklärt als „Gesetz der Sympathie der Teile" [3], wonach der eine Teil die Erregbarkeit und Erregung des anderen beeinflußt. Der Träger dieser Sympathie ist in erster Linie das Nervensystem. Nach REIL [4] besteht seine physiologische Hauptbedeutung darin, daß es den Körper zur Einheit des Organismus verbindet.

IV. Die Pathologie und Epidemiologie.

Für die Pathologie ist das 18. Jahrhundert eine große Zeit. Ihre Größe liegt in den Fortschritten der Erkenntnis der pathologisch-anatomischen Veränderung in ihren Beziehungen zum klinischen Befund, in dem Ausbau der Sektion und in der klaren Beschreibung dessen, was dabei dem unbewaffneten Auge zugänglich war. In GIOVANNI BATTISTA MORGAGNI († 1771), dem größten auf diesem Gebiete, wurde der Krankheitslehre der *anatomische Gedanke* geschenkt, dessen Früchte allerdings erst im 19. Jahrhundert reifen sollten. Die Sektion steht überall im Vordergrund. Zahllose Einzelheiten an Geschwülsten und Geschwüren, an Entzündungen und Eiterherden, an chronischen und akuten Organ- und Gewebsveränderungen mit Bezug auf Farbe, Gestalt, Konsistenz, Geruch, Geschmack und Gesicht werden aufgedeckt und daraus die Symptome erklärt, die man während des Lebens festgestellt hat. Es ist in erster Linie eine *Literatur von Sammlungen*, von einzelnen Beobachtungen, die zu uns spricht.

---

[1] Vgl. hierzu HUFELAND (95) Bd. 1, S. 65ff. — [2] HUFELAND (95) Bd. 1, Vorrede S. XII. — [3] Vgl. HUFELAND (95) Bd. 1, S. 226 und unten S. 82. — [4] BOLDT (20) S. 11.

Die Veränderungen des Gefäßsystems und des Herzens wurden vor allem von VIEUSSENS in Montpellier († 1716), J. B. SENAC in Paris († 1770), G. M. LANCISI in Rom († 1720), die Gewerbekrankheiten von B. RAMAZZINI in Modena († 1714), die Haut- und Geschlechtskrankheiten von JEAN ASTRUC († 1766) in Paris bearbeitet. ASTRUC suchte schon ganz in modernem Sinne den anatomischen Sitz der einzelnen Hautaffektion festzustellen und hat die Anschauungen über die luetische Infektion in einer mustergültigen Weise zusammengefaßt. Sein Werk über die venerischen Krankheiten, zu deren Beobachtung das Krankenmaterial der Charité besonders reichlich Gelegenheit bot, beherrschte bald die internationale Venereologie. Sie wäre sicher schon damals viel weiter gekommen, wenn nicht der berühmte JOHN HUNTER († 1793) seine unglücklichen und unrichtig gedeuteten Experimente vom Jahre 1767 gemacht hätte. HUNTER impfte sich selbst den Eiter eines virulenten Trippers an der Vorhaut und Eichel ein. Er bekam neben der Gonorrhöe gleichzeitig einen weichen Schanker und eine Syphilis, weil der Trippereiter mit dem Erreger dieser Affektionen zufällig vermischt war. Daraus zog er den Schluß, daß die Kontagien aller drei Krankheiten identisch seien. Man war vor ihm auf dem besseren Wege gewesen; denn man hatte diese Identität bezweifelt. Von unseren Charitéautoren erklärt auch nach HUNTER (1790) noch FRITZE ganz energisch: „die Trippermaterie bringt nie Chanker hervor, und das Chankergift niemals den Tripper“ [1]. Die Lösung des Rätsels blieb dem 19. Jahrhundert vorbehalten.

In der zweiten Hälfte des 18. Jahrhunderts war man in Holland vor allem um die *pathologisch-anatomische Illustration* bemüht. Hier sind namentlich EDUARD SANDIFORT in Leiden († 1814) und der Knochenanatom ANDREAS BONN in Amsterdam († 1818) zu nennen. Sie machten ihre Beobachtungen der Allgemeinheit der Ärzte in ausgezeichneten Abbildungen zugänglich. Auch die pathologischen Befunde der Charitéautoren sind gelegentlich durch Kupferstiche erläutert.

Der größte Anreger von Holland aus war der BOERHAAVE-Schüler DAVID HIERONYMUS GAUB († 1780), ein geborener Heidelberger und Zögling der obengenannten FRANCKEschen Stiftungen. In erster Linie Chemiker, schrieb er in Leiden 1750 die Institutiones pathologiae medicinalis, die bald eines der gesuchtesten Lehrbücher der Pathologie auch in Deutschland wurden. Es war sein großes Verdienst, die Beteiligung des ganzen Organismus auch bei der Lokalkrankheit, die er aus einer örtlichen Disposition erklärte, nachdrücklich betont zu haben. Der Satz, der in der VIRCHOWschen Cellularpathologie so wichtig geworden ist, daß die Krankheit sich vom Leben biologisch nicht unterscheidet, ist bei ihm schon ausgesprochen.

Alle diese Pathologen treten an Einfluß zurück hinter der Bedeutung MORGAGNIS. Sein berühmtes Werk über den Sitz und die Ursachen der Krankheit, das zuerst 1761 in Venedig erschien, bedeutet eine neue Epoche in der Geschichte der Pathologie [2]. Er war der Generalkritiker an der Pathologie seiner Zeit. Mehr als seine Vorgänger hat er die Pathologie in den Dienst des Zweckes gestellt, von dem aus sie in der Charité ausschließlich betrieben wurde, in den Dienst der klinischen Erkenntnis. Er erwarb sich die größten Verdienste um den Ausbau der Methode, und wenn er auch neue Beiträge zu allgemeinen

---

[1] FRITZE (50) S. 26. — [2] Vgl. zu MORGAGNI und zum Ganzen: DIEPGEN (25).

pathologischen Fragen nicht geliefert hat, so war er das Vorbild eines Analytikers am Seziertisch, der spezielle pathologische Prozesse in einer Zahl, wie kein anderer vor ihm, genau beschrieb und zu verstehen sucht. Den 5. Band seines Werkes widmete er der Akademie in Berlin, zu deren Mitglied er am 23. Juli 1754 gewählt worden war. Das hat sicher dazu beigetragen, daß seine Pathologie dort schnell rezipiert wurde.

In der *pathologischen Theorie* ist es trotz allem zu einer entscheidenden Wendung im 18. Jahrhundert nicht gekommen, aber man hat sich aus der Einseitigkeit und Zersplitterung der mechanistischen Richtung, der das 17. Jahrhundert verfallen war, herausgefunden. Die Iatrophysiker und Iatrochemiker des 17. Jahrhunderts hatten den normalen und pathologischen Prozeß als rein physikalischen oder rein chemischen Vorgang gedeutet und darauf eine schematische Therapie gegründet. Das 18. Jahrhundert schuf in den Lehrgebäuden BOERHAAVEs, STAHLs und HOFFMANNs daraus eine Synthese, die man als einen großen Fortschritt ansehen muß. Wir können auf das verweisen, was wir in den beiden vorausgehenden Kapiteln vom Geist der Medizin und von der Anatomie und Physiologie gesagt haben. Hier liegen physikalische und chemische Gedanken dicht nebeneinander; anfänglich überwiegt noch das Physikalische, später mehr das Biologisch-Chemische. Dasselbe ist in der Pathologie der Fall: Anomalien der Faser, Störungen der Blutzirkulation und Säftebewegung, (chemische) Schärfen der Säfte, Fäulnis des Blutes, Veränderungen der Struktur und der Mischung wirken in engster Kombination zusammen. Bald ist der eine Prozeß das Primäre, bald ruft der andere den einen hervor. Mit dem Vitalismus wird die Änderung der Erregung die Ursache dieser Anomalien. Was man als Krankheitsprozeß mit den Sinnen nachweisen kann, ändert sich nicht.

Welchen Niederschlag findet diese Pathologie an der Charité?

Einen großen Pathologen hat sie nicht hervorgebracht. Ihre Lehrer sind Ärzte, denen die Pathologie als Richtschnur des ärztlichen Handelns dienen soll. Das, was sie zur Krankheitslehre zu sagen haben, trägt den Charakter der Zeit. Die Sammlung von Fällen und Beobachtungen steht im Vordergrund. Man wartet bei unglücklich ausgehenden Krankheiten mit Spannung auf das *Ergebnis der Sektion.* Ihre Notwendigkeit für das Verständnis des krankhaften Vorganges wird immer wieder betont [1]. Man bedauert, daß das Vorurteil des „Pöbels", ein „törichter Aberglaube", ein „überflüssig vorgeschütztes religiöses Gewissen" noch immer gelegentlich Sektionen vereiteln. Die Lehrer schauen mit ihren Schülern zu, wenn der Anatom oder der Chirurg das Messer führt und geben auch wohl Anweisungen, wie er verfahren soll; bei subtilen Fällen greifen sie selbst ein. Es wird sorgfältig darauf geachtet, daß die erkrankten Organe in situ bleiben, daß nichts zerreißt, was man in toto sehen muß. Die Geschwülste werden vorsichtig herausgelöst, entzündete Membranen abgeschoben, pathologische Flüssigkeiten vor Vermischung mit anderen bewahrt. Kurz, es geht so zu, wie es bei einer ordentlichen Sektion noch heute zugehen soll. Wir finden auch Ansätze zur *chemischen Untersuchung* pathologischer Flüssigkeiten. Bei ELLER [2] wird einmal ein mit dem Troikart entleertes Transsudat gekocht. Daraus, daß sich dabei eine eiweißartige Koagulation zeigt, ergibt sich, daß es zum serösen Teil des Blutes gehört und sich von dem rein wäßrigen „lymphatischen" Teil des Blutes unterscheidet, wie es BOERHAAVE

Vgl. z. B. SELLE (195) S. 109. — [2] ELLER (30b) S. 83.

gelehrt hatte. Der Chemiker HERMBSTÄDT weist im peritonealen Exsudat einer am Kindbettfieber verstorbenen Frau „Milch" nach[1] und untersucht Gallensteine auf ihre chemische Zusammensetzung[2]. Durch Vergleich der betrachteten Fälle mit anderen aus der Literatur sucht man das Erlebte zu klären und in der Erkenntnis der Krankheit weiterzukommen. Dadurch erhalten wir auch einen guten Einblick in die sonstige führende medizinische Literatur des 18. Jahrhunderts. Besonders ergiebige Quellen nach dieser Richtung sind die im ersten Kapitel genannten, dem Zeitgeist entsprechenden Zusammenstellungen selbst beobachteter Fälle vieler Charitéautoren. Eine wertvolle Übersicht über die gesamte Pathologie gab SELLE in seinem zuerst 1781 erschienenen, oft aufgelegten und in fremde Sprachen übersetzten Handbuch der praktischen Medizin, vom Standpunkt des Klinikers[3]. Es ist als Ergänzung zu seinen Vorträgen in der Charité gedacht. Für die vitalistische Charitépathologie der späteren Zeit ist das schon erwähnte System der praktischen Heilkunde von HUFELAND unsere beste Quelle. Beide Werke kann man wegen ihrer großen Klarheit dem empfehlen, der sich ein unmittelbares Bild von der Art der Krankheitsauffassung um die Jahrhundertwende machen will.

Das wissenschaftliche Bedürfnis nach einer klaren Formulierung des Krankheitsbegriffes entspricht durchaus dem unserer modernen Lehrbücher der Pathologie. Nach SELLE[4] liegt das Entscheidende für die Krankheit in einer *Störung der Bewegung*. Man kann es modern mit „Funktion" übersetzen. Der Tatbestand, der diese Störung hervorruft, ist als *Krankheitsursache* zu betrachten. Das ist genau derselbe Sinn, den MORGAGNI seinen „Causis morborum" unterlegte. Er ist von unserem Begriff der Krankheitsursache verschieden; denn er bedeutet schon einen pathologischen Status, den wir als Folge krankmachender Ursachen ansehen. Das darf man nicht vergessen, wenn man jene alte Krankheitslehre verstehen will. Alle Krankheiten haben ihren „Grund" in einer widernatürlichen Struktur und Mischung des Körpers. Dazu kommen die Wirkungen der seelischen Kräfte, die körperliche Anomalien hervorrufen können. Das sind die *inneren* Ursachen der Krankheit. Ihnen stehen als *äußere* die Faktoren gegenüber, welche einen schädlichen Einfluß auf den menschlichen Körper ausüben[5]. Dieselbe Einteilung der Krankheitsursachen benutzt ELLER „der Kürze halber".

SELLE ist sich der Vorläufigkeit dieser Aufstellung und der Schwierigkeiten des Krankheitsproblems bewußt, das eine viel genauere Kenntnis des Körpers voraussetzt, als seine Zeit sie besitzt. Daß man die Ursache, die „zunächst an die fehlerhafte Bewegung grenzt", die *nächste* Ursache nennt, während die übrigen die verhältnismäßig *entfernteren* heißen, ist eine rein konventionelle Angelegenheit. Die Schärfe einer im Magen enthaltenen Galle macht die nächste Ursache des aus ihr entstandenen Brechens aus. Unverdauliche Speisen, Zorn, Kummer und Krampf der Gallenblase sind die entfernteren. Diese Ansicht durchzieht jene ganze Pathologie. Es ist also umgekehrt wie bei uns. Je „entfernter" für diese Autoren eine Krankheitsursache ist, desto näher kommt sie unserer „primären".

In einer zweiten Art der Einteilung bringt SELLE unsere Begriffe der *Konstitution* und *Disposition* unter[6]. Die Ursache, welche eine Krankheit wirklich

---

[1] Vgl. unten S. 165. — [2] SELLE (184) Th. 3, S. 70ff., 117. — [3] SELLE (191). — [4] SELLE (195) S. 200. — [5] ELLER (35) S. 546. — [6] SELLE (195) S. 203f.

hervorbringt, nennt man Causa sufficiens, eine Causa insufficiens ist die, welche, um zur Wirkung zu kommen, noch eine Hilfe braucht. Starker Weingenuß ist die Causa insufficiens des Podagra, angeborene Schärfe des Blutes, starke (d. h. zum Spasmus neigende) Fibern und reizbare Nerven machen in Verbindung mit einer „wollüstigen Lebensart" die Causa sufficiens aus.

Prädisponierend nennt man die Ursachen, die in der Struktur und Mischung des Körpers selbst bestehen, aber noch eine weitere Ursache nötig haben, damit eine Krankheit wirklich zustande kommt. Die dazukommende, das Resultat entscheidende Ursache nennt man die *Gelegenheitsursache*. Große Empfindlichkeit der Nerven und Muskeln macht zu Krämpfen geneigt. Wenn Würmer dazu kommen und diese Teile reizen, entstehen diese Krämpfe wirklich. Jene ist die Causa praedisponens, diese sind die Causa occasionalis.

Für die Praxis erscheint SELLE die Unterscheidung der *materiellen* von der *formellen* Ursache am wichtigsten. Er versteht unter der materiellen den pathologischen Zustand, der durch das Zusammenwirken der prädisponierenden und gelegentlichen Ursachen im Körper entstanden ist und die oben erwähnte Bewegungsstörung bedingt. Durch ihre Behebung und Wegschaffung wird die Krankheit behoben. Diese *materielle* Ursache unterscheidet sich von allen anderen dadurch, daß die Heilmittel unmittelbar auf sie berechnet und gerichtet sind und sein müssen. Die entzündliche Beschaffenheit der festen und flüssigen Teile ist die materielle Ursache eines inflammatorischen Fiebers. Alle Heilmittel für dieses Fieber müssen also die Behebung derselben bezwecken. Die *formelle* Ursache ist die Beschaffenheit des Körpers, durch welche die materielle Ursache ihre besondere *Richtung* erhält und gerade diese und keine andere Krankheit hervorbringt. Sie ist der disponierenden in gewissem Sinne verwandt. Schlaffe und zu Stockungen geneigte Lungen sind die formelle Ursache der Pneumonie, wenn diese bei allgemeiner entzündlicher Beschaffenheit des Körpers entsteht.

Bei HUFELAND hat sich in diesen Begriffen nichts Wesentliches geändert [1]. Nur einige Bezeichnungen sind andere geworden, aus den „gelegentlichen" Ursachen SELLEs z. B. die „erregenden".

Man hat im 18. Jahrhundert unter dem Eindruck des großen Logikers LINNÉ († 1778) den verfehlten Versuch gemacht, die Krankheiten nach dem Vorbild seines Pflanzensystems naturhistorisch zu klassifizieren, eine Richtung, die von dem Anhänger STAHLs in Montpellier, FRANÇOIS BOISSIER DE LACROIX DE SAUVAGES (1760) ausging. Von den Charitéärzten schlug SELLE in seiner Fieberlehre diesen Weg ein, erkannte aber, daß es an den nötigen Vorkenntnissen des Krankheitswesens fehlte, um das System auf die ganze Pathologie anzuwenden [2]. Jedenfalls — sagt er — wird man sich immer mit der Bestimmung der „Arten" begnügen und die „Varietäten" oder die individuellen Fälle am Krankenbett selbst studieren müssen.

In den *Anschauungen über den pathologischen Vorgang* selbst tritt der oben angedeutete *synthetische Charakter* der Pathologie des 18. Jahrhunderts an der Charité deutlich in die Erscheinung. Die alte Viersäftelehre wird zwar ausdrücklich als überlebt bezeichnet [3], trotzdem aber der Versuch gemacht, sie im mechanisch-physikalischen Sinne umzudeuten. Man könne sich mit dieser althergebrachten Einteilung in die vier Säfte noch helfen, heißt es da, wenn man für (gelbe) Galle eine sehr kompakte Beschaffenheit des Blutes, für schwarze

---

[1] Vgl. HUFELAND (95) Bd. 1, S. 97, 99ff. — [2] SELLE (191a) S. 2f. — [3] ELLER (30b) S. 87f.

Galle einen Zustand des Blutes setzt, wo nur mehr wenig Phlegma und Serum vorhanden sei und die „öhlicht und irrdischen Theile" des Blutes durch die Stärke der Gefäße so stark ineinander getrieben wären, daß der Cruor d. h. der die rote Farbe bedingende Teil des Blutes nicht mehr rot, sondern schwarz-rot aussieht. Die alten Ärzte hätten Ursache und Wirkung verwechselt, wenn sie in den vier Säften die Ursache der verschiedenen Temperamente gesehen hätten [1]; denn sie hätten zu wenig von der Struktur des menschlichen Körpers gewußt.

Die *Temperamentenlehre* selbst spielt aber doch noch eine gewisse Rolle [2]. Ein sanguinisches Temperament disponiert nach ELLER [3] zur Phthise, eine unrichtige Mischung des Blutes mit ungenügendem Gehalt an serösen und lymphatischen Teilen [4] führt zu einem dicken, schwärzlichen Blut, zu Anschoppungen im Gebiet der Milz und Leber, wo die physiologischen Funktionen besonders große Anforderungen an die durchpressende Herzkraft stellen, und damit zu den Symptomenkomplexen, welche die Alten irrtümlich auf das Überwiegen der schwarzen Galle in der Masse des Blutes zurückführten.

Wenn eine *Materie*, die bei akuten oder chronischen Krankheiten kritisch ausgeworfen werden müßte, im Körper zurückbleibt und sich festsetzt, so nennt man das eine *Metastase*, d. h. eine Verschiebung einer krankhaften Materie aus einem Körperteil in den anderen. Je nach der funktionellen und morphologischen Bedeutung des Körperteils, in dem die Festsetzung erfolgt, ist die Gefahr größer oder kleiner. Metastasen nach den inneren Eingeweiden und Organen pflegen akute Erkrankungen, unter Umständen den plötzlichen Tod, wobei man sicher mit an unsere Embolie gedacht hat, herbeizuführen. Metastasen in den äußeren Teilen haben gewöhnlich chronische Krankheiten zur Folge. Eine vorzeitig abgestopfte Dysenterie kann z. B. zu Ascites führen [5].

Die schwersten Störungen beobachtet man nach dem *Ausbleiben der Menstruation*. ELLER führt einen Todesfall an Hirnabsceß als einer Metastase des verhaltenen Periodenblutes [6] bei einer 34jährigen Patientin darauf zurück. Auf einem ähnlichen Weg kommt das Krankheitsbild der *Chlorose* zustande [7]. Die Menses bleiben in den Gefäßen, dadurch verlieren die Gefäße ihren natürlichen Tonus. Infolgedessen können sie die verschiedenen Feuchtigkeiten, aus denen das Blut besteht [8], nicht mehr flüssig halten und zu den Absonderungen, die sie, wie früher geschildert, an den verschiedensten Stellen des Körpers zu vollziehen haben, geschickt machen. Diese bleiben also in den Gefäßen, dehnen sie aus und verstopfen sie; vor allem geschieht das in den kleinsten Gefäßen, die nur Lymphe und Serum führen. Nun werden die Gefäße, die den roten Teil des Blutes durchlassen, zusammengedrückt. So entsteht eine blasse Geschwulst, die natürlichen Farben gehen verloren. Das geschieht nach und nach im ganzen Körper. Herz und Gefäße können den Widerstand nicht mehr bewältigen. Das Blut wird wegen der ungenügenden Durchtreibung immer zäher. Es entsteht daraus ein zäher Schleim. Die Verstopfung nimmt zu. Es kommt zu dem Krankheitsbild, das die Alten Cachexia und bei jungen unverheirateten Frauen Chlorose nennen.

---

[1] ELLER (35) S. 717f. — [2] ELLER (35) S. 718ff. — [3] Vgl. ELLER (30b) S. 64 und unseren Text unten S. 85. — [4] Vgl. oben S. 71f., 75 und die auf der gleichen Grundlage zustande kommende Chlorose. — [5] ELLER (30b) S. 126. — [6] ELLER (30b) S. 28ff. — [7] ELLER (30b) S. 32f. — [8] Siehe oben S. 71f., 75.

So sehr diese pathologischen Theorien die Säfte betreffen, so sehr tendieren sie bei ELLER, obwohl er ein tüchtiger Chemiker war, von der qualitativen zur quantitativ-mechanischen Auffassung. Immer steht das Physikalische im Vordergrund, genau wie in der Physiologie beim Stoffwechsel alles auf eine immer feinere Verteilung der Blutbestandteile durch immer feinere Aufspaltung der Gefäße herausläuft. Die qualitativen Veränderungen der Säfte sind primär anormale Verteilungen der Massen ihrer einzelnen Bestandteile. Sie führen zu Stauungen und damit zu Verhärtungen, Anschoppungen, zu Austritten aus den Gefäßen an ungehöriger Stelle. Es ist ein Circulus vitiosus. Die Säfteveränderung stört die Bewegung, die das Leben erhält und vor Fäulnis bewahrt [1]; die Störung der Bewegung bedingt die Zersetzung und Fäulnis der Säfte. Dadurch kommt es zur Entzündung, Eiterung und Geschwürsbildung. Sehr typisch für diese Auffassung ist die von ELLER mitgeteilte Kranken- und Obduktionsgeschichte eines subphrenischen Abscesses mit Beteiligung einiger Rippen [2].

Daß wir oft von primären Erkrankungen im Darm hören, von ungenügender Funktion der „ersten Wege", geht, wie gesagt [3], auf FRIEDRICH HOFFMANN zurück. In den ELLERschen Observationen findet sich mancher Fall, wo das Unglück im Darm begann. Bei den hartnäckigen Diarrhöen, die, wohl unserer chronischen Dysenterie entsprechend, über Jahr und Tag aller Behandlung trotzen und von den Alten „fluxus hepatici" genannt wurden, hat er sich seine eigene Meinung gebildet [4]. Während die alten Autoren sie von der Leber ableiteten, neuere sie auf „fermenteszierende" [5] gallige Schärfe, auf Darmgeschwüre oder unterdrückte Hämorrhoiden zurückführten, sieht er das Fundament dieser „halsstarrigen" Krankheit (nach HOFFMANN) in einem ungenügenden Tonus der Fasern der Nerven und Muskelschicht des Darmes. Dadurch werden die Drüsen- und Absonderungsgefäße erweitert und lassen nicht nur die lymphatischen und serösen Teile des Blutes in vermehrtem Maße, sondern auch seine dickeren Bestandteile heraus. So erklärt er die Darmblutungen. Noch häufiger als ELLER macht SELLE etwa ein halbes Jahrhundert später die ersten Wege zum Ausgangspunkt von Krankheiten, vor allem der Fieber. Daran trägt nach seiner Ansicht die ungesunde Lebenshaltung der Zeit die Schuld. Sie hat die ersten Wege so geschwächt, daß sie fast immer die Werkstatt der Fiebermaterie sind [6]. In dem Begriff der „*Materie*", den Bezeichnungen „materia cruda" für die „in zu großem Übermaße vorhandene oder noch nicht zur Ausführung geschickte" Materie und „materia cocta" für die zur Ausscheidung bereite Materie klingen alte hippokratische Reminiszenzen durch. Man glaubt noch, wie die *Hippokratiker*, daß die Krankheitsmaterie von der Naturheilkraft gekocht, dadurch in einen unschädlichen Zustand überführt und zur Ausscheidung vorbereitet wird. Fremdartige, scharfe, zur fauligen Auflösung geneigte Teile machen die Materie der meisten Fieber aus. Auch bei vorhandener Disposition der festen Teile entsteht das Fieber nicht eher, als bis sich eine gewisse Schärfe erzeugt hat [7].

Die aus dem 17. Jahrhundert übernommene *Lehre von den Schärfen* [8] wird unter den Fortschritten der Chemie zu einer wissenschaftlichen pathologischen

---

[1] Vgl. oben S. 55. — [2] ELLER (30b) S. 109ff. — [3] Vgl. oben S. 70. — [4] ELLER (30b) S. 118ff. — [5] Fermenteszierend bedeutet dasselbe wie in der modernen Sprache der Chemie „chemisch" schlechthin, Fermentation soviel wie „chemische Umwandlung". — [6] Vgl. vor allem SELLE (191a) S. 15. — [7] SELLE (191b) S. 9f. — [8] Vgl. unten S. 80.

Chemie verfeinert. Säureüberschuß im Magen und Darm hemmt z. B. die an
das Alkali gebundene verdauende Kraft der Galle. Darunter leidet die Zubereitung des Chylus; er mischt sich im Übermaß mit den durch die Säure gelösten
erdigen Teilen aus der Nahrung und wird dadurch zur Bewegung ungeschickt
gemacht. Die Folge ist eine Eindickung der Säfte[1]. Die saure Beschaffenheit
des Essigs verursacht bei Leuten, die viel mit ihm zu tun haben, Blässe, weil
die Säure die erdigen Teile des Blutserums flüssig macht. Die Blutfarbe beruht
aber[2] auf dem dichten Aneinanderlagern der roten Blutkörperchen, deren
Zusammenhang durch die erdigen Teile vermittelt wird. Auch Temperatursteigerungen können dadurch zustande kommen, daß im Körper unter dem
Einfluß von chemischen Zersetzungen, die durch Säure ausgelöst werden,
Phlogiston[3] frei wird und in starke Bewegung gerät.

Der neuen *Anschauung vom Reiz* trägt die Ansicht Rechnung, daß das Fieber
dadurch zustande kommt, daß die im Blut vorhandene Materie die Nerven „reizt"[4].
Es kann auch nur ein Reiz ohne Materie die Ursache einer Erkrankung sein.
Die leichten Temperatursteigerungen, die wir auf Resorption von Wundsekreten
oder wenig virulente Infektionen beziehen, führt SELLE[5] auf Reize zurück, die
von der Wunde ausgehen. Auf der anderen Seite brachte man schwere septische
Zustände mit der Aufsaugung der krankhaften Materie von peripheren Geschwüren in Zusammenhang[6], wie es auch die Franzosen, z. B. SENAC[7], taten.
Man kann darin eine Vorahnung der Lehre von der Infektion sehen.

Der Antipode des Reizes ist der Mangel an Reizbarkeit; er kann z. B. nach
SELLE[8] das Ausbleiben der ersten Regel und damit die früher[9] gezeichneten
Folgen mit dem Symptomenkomplex der Chlorose verursachen, wenn die Amenorrhöe nicht durch eine Schärfe der Säfte mit konsekutivem Krampf der kleineren
Gefäße verursacht wird.

Zum Verständnis der hier und im folgenden häufig angewendeten Bezeichnungen Schärfe und Unreinigkeiten müssen wir an die Anfänge der *Iatrochemie*
erinnern, welche diese Begriffe schuf. Unter Schärfe verstand man seit DE LE
BOE genannt SYLVIUS († 1672) das Eindringen von schädlichen Stoffen in das
Blut und in die Säfte infolge eines abnormen Chemismus. Ursprünglich führte
man sie auf eine übermäßige Beimengung oder Entartung von Drüsensekreten
zum Blut zurück. BOERHAAVE dehnte den Begriff weiter aus und unterschied
saure, salzige, herbe, aromatische, fettige, alkalische und glutinöse Schärfen.
In diesem Sinne müssen wir sie bei unseren Autoren sehen. Die galligen und
schleimigen „Unreinigkeiten" sind auf Störungen der Sekretion der Galle und
des Schleims im Intestinalkanal zurückzuführen.

Die leichten *Fieber* rechnet SELLE[10] zu den „*entzündlichen Fiebern*". Wieder
begegnet uns die Frage nach dem physikalischen oder chemischen Grundvorgang des pathologischen Prozesses. SELLE widerspricht denen, die dieses
Fieber auf eine zu große Dichtigkeit des Blutes zurückführen. Er findet die
Ursache in einer besonderen Schärfe, welche durch ihren Reiz den Kreislauf
vermehrt und die Sekretionen zurückhält, dagegen eine reichlichere Absonderung
der sog. *koagulablen Lymphe* veranlaßt, die etwa unserem Fibrin entspricht.

---

[1] SCHAARSCHMIDT (177) S. 38f. — [2] Vgl. oben S. 78. — [3] Vgl. dazu unten S. 104. —
[4] SELLE (191 b) S. 9. — [5] SELLE (191 b) S. 16f. — [6] ELLER (30b) S. 90. — [7] LONG
(114) S. 108. — [8] SELLE (191a) S. 151ff. — [9] Vgl. oben S. 78. — [10] SELLE (191a)
S. 16f.

Durch den Überschuß dieser koagulablen Lymphe im Blut entsteht ein charakteristisches Symptom des entzündlichen Fiebers und der entzündlichen Allgemeinzustände des Körpers überhaupt, die berühmte „Crusta inflammatoria". Darunter verstand man eine besonders zähe, weiße Kruste, welche durch Gerinnung dieser Lymphe über dem Cruor und dem Serum die oberste Schicht des Aderlaßblutes bilden sollte[1].

Die gefährlicheren Fieberformen bilden die *fauligen Fieber*. Sie entstehen durch Fäulnisvorgänge mit starker Unordnung im Nervensystem da, wo die festen Teile sehr geschwächt und aufgelöst sind, vor allem durch Fäulnis in den zweiten Wegen[2]. Äußere Ursachen sind faule Ausdünstungen in der Umgebung des Menschen bei warmer und trockener Witterung, Genuß verdorbener tierischer Speisen (unsere Fleisch- und Fischvergiftung) und Kontagien, die bei disponierten Menschen eine faulige Auflösung der Säfte bedingen können.

Andere Fieberformen haben ihre nächste Ursache in galligen oder schleimigen Unreinigkeiten in den ersten Wegen. Sie können sich mit Fäulnisvorgängen hier oder in den zweiten Wegen und im Blut kombinieren. So entstehen die verschiedensten Formen. Es kommt weiter auf die Beteiligung der festen Teile und auf die Reaktion des Nervensystems an. Wenn man die verschiedenen von SELLE und anderen beschriebenen Fieberformen Revue passieren läßt, findet man bald in dieser, bald in jener Gruppe Symptomenkomplexe, die wir ungezwungen in unseren modernen Typen unterbringen können.

Unser Typhus und ihm klinisch verwandte Symptomenkomplexe verbergen sich unter dem gefährlichen „*Nervenfieber*". Seine Hauptursache liegt entweder in einem besonders scharfen, kontagiösen Gift oder in einer solchen Schwäche und Reizbarkeit der Nerven, daß auch kleine, unmerkliche Ursachen dieses schwere Krankheitsbild veranlassen können[3]. Das erstere ist in der Regel bei der akuten, das letztere bei der schleichenden Form der Fall.

Auch bei den verschiedenen Formen der Malaria wird die Materie wahrscheinlich in den ersten Wegen erzeugt. Sie genügt nicht immer, um das Fieber zu machen. Es muß eine Disposition vom Nervensystem dazu kommen. Dadurch erklärt es sich, daß auch „Leidenschaften"[4] diese Fieber erregen und beheben können. Die entfernteren Ursachen, die ihrerseits die krankhafte Materie in den ersten Wegen bedingen, sind Kruditäten von Stoffwechselprodukten, gallige und schleimige Unreinigkeiten und zuweilen ein Contagium oder Miasma epidemicum.

Unregelmäßige Exacerbationen des Fiebers werden daraus erklärt, daß sich die in den ersten Wegen enthaltene Krankheitsmaterie in verschiedenen zeitlichen Abständen den Säften beimischt. Weil hier der primäre Sitz im Gastrointestinaltractus ist, nennt man sie *gastrische Fieber*[5].

Wenn wir früher sagten, daß die BROWNsche Lehre in der Charité nicht ohne Überwindung von Widerständen und nur mit Modifikationen heimisch wurde, so ist HUFELAND der charakteristischste Vertreter dieser Richtung. Er knüpft an den Naturphilosophen SCHELLING an. Verminderung oder Vermehrung der Reize allein erzeugen noch nicht, wie BROWN angenommen hat,

---

[1] Vgl. oben S. 78 zum „Cruor", S. 75 zum „Serum". — [2] Vgl. SELLE (191a) S. 20f. und oben S. 70. — [3] SELLE (191a) S. 31. — [4] Unter Leidenschaften versteht der medizinische Sprachgebrauch psychische Erregungen schlechthin, umfaßt also ein sehr weites Gebiet, z. B. Kummer, Sorge, Depression ebensogut wie Zorn u. ä. — [5] SELLE (191a) S. 23f.

die Krankheit; denn in demselben Maße steigt oder fällt auch die Erregbarkeit. Es würde also das Produkt der beiden, die Erregung, gleich bleiben. Die Krankheit wird vielmehr dadurch erzeugt, daß durch diese Reize in der Organisation selbst ein fehlerhafter Zustand entsteht. *Hier kombiniert sich mit dem dynamischen das stoffliche Denken.* Aus diesem fehlerhaften Zustand folgen nach HUFELAND [1] dann wieder abnorme Lebensäußerungen und Behinderungen in dem inneren Lebensprozeß, der sich bemüht, den beim normalen Leben vor sich gehenden Konsum der Erregbarkeit wieder auszugleichen und dadurch den Organismus zu erhalten. Die „nächste" Ursache der Krankheit in dem oben [2] erwähnten Sinn ist also auch für HUFELAND immer in der Organisation zu suchen, d. h. in einer bestimmten chemischen Mischung, Textur und Form der Materie. Auch er kennt Dyskrasien und alle Formen der Schärfe. Wenn er häufiger als seine Vorgänger das Wort „chemisch" im Munde führt, so ist es ihm mehr Form als neuer Inhalt. Auf der Organisation der Materie beruht die Lebenskraft [3]. Ihr fehlerhafter Zustand kann schon an sich Krankheiten hervorrufen. Das ist die eine Quelle der Krankheit, der fehlerhafte Zustand „der inneren Bedingungen des Lebens".

Die zweite Quelle der Krankheit, welche nach dem oben Gesagten immer mit einer Veränderung der Organisation verbunden sein muß, ist der fehlerhafte Zustand der äußeren Lebensbedingungen, der Reize. Dazu rechnet HUFELAND auch dynamische Wirkungen von Bestandteilen und Vorgängen im Körper selbst: die Säfte nach Quantität und Qualität, die Seelenreize, die animalische Wärme, die Reize von den Nährstoffen, vor allem die speziellen „Krankheitsreize", die teils in uns selbst erzeugt sind, wie Würmer, Konkretionen, zurückgehaltene Excrete, teils von außen zu uns kommen, wie die Kontagien und Gifte [4].

Dazu kommen als wichtige Krankheitsquellen die *Störungen der Harmonie und des Gleichgewichts* der zweckmäßigen Zusammenwirkung der einzelnen, den ganzen Organismus konstituierenden Organe. Im 18. Jahrhundert gewann die Vorstellung von der *Sympathie der Teile*, welche den Organismusbegriff des Vitalismus und der Romantik vorbereiten half, immer mehr Boden [5]. Sie wird schon von HOFFMANN vertreten. Je dynamischer man dachte, desto plausibler mußte es erscheinen, daß das Krankhafte gewissermaßen auf das Gesunde irradiiert und es mit erkranken läßt. Bei ELLER, SELLE u. a. schon betont, ist die Sympathie der Teile bei HUFELAND [6] zum Gesetz geworden, durch das die Affektion eines Teils Affektionen anderer Teile erregen und Krankheiten anderer Teile, ja des Ganzen, hervorbringen kann (sympathische Krankheitserzeugung). Wenn auf diesem Wege die Affektion eines Teils eine ähnliche Affektion eines anderen erregt, spricht man von *konsensuellen Krankheiten.* Das ist besonders leicht bei den Teilen der Fall, die in Nervenverbindung miteinander stehen. Auf diesem Wege wirken Magenerkrankungen auf das Gehirn, der überladene Magen ruft unangenehme Gehirnsymptome hervor, die denen der Magenerkrankung *ähnlich* sind.

Daneben hat HUFELAND noch eine weitere Beobachtung gemacht, die er [7] für eine der wichtigsten der ganzen Pathologie hält, den *Antagonismus* und die

---

[1] HUFELAND (95) Bd. 1, S. 219f. — [2] Vgl. oben S. 76. — [3] HUFELAND (95) Bd. 1, S. 51. — [4] HUFELAND (95) Bd. 1, S. 223f. — [5] Vgl. oben S. 73. — [6] HUFELAND (95) Bd. 1, S. 226f. — [7] HUFELAND (95) Bd. 1, S. 230.

antagonistische Krankheitsbildung. Die Affektion des einen Teils erregt *entgegengesetzte* Affektionen anderer Teile. Die Hemmung der Hautfunktion kann Vermehrung der Darmsekretion und der Leberfunktion bis zur Entzündung zur Folge haben; plötzliche Unterdrückung einer Hautkrankheit, eines Rotlaufs, einer chronischen Eiterung können Nerven- oder Gemütsleiden, Wassersucht u. a. Krankheiten bedingen. Eine Hysterie ist oft nichts anderes als eine fortdauernde antagonistische Erregung des Nervensystems durch Hemmung anderer Funktionen, der Muskelbewegung, des Zeugungsgeschäftes, der Hautfunktion usw. Vermehrte Tätigkeit kann verminderte Erregung auf der anderen Seite hervorrufen, z. B. Überanstrengung der Denkkraft Schwächung der Potenz, eine starke Eiterung das Aufhören rheumatischer Schmerzen. Aus verstärkten Erregungszuständen, die durch den Antagonismus entbunden sind, erklärt HUFELAND [1] die Beobachtung, daß nach „Amputation" einer skrophulösen Drüse, eines Scirrhus, wo die Grundursache noch nicht gehoben ist, eine Menge neuer Scirrhositäten entstehen, und daß die Amputation eines Scirrhus den Übergang der noch vorhandenen in Krebs beschleunigen kann [2].

Durch diese antagonistische Vorstellung bekommt nach HUFELAND die früher geschilderte Lehre von den Metastasen und das ärztliche Ziel, Krankheiten mit der revulsorischen Methode, d. h. durch künstliche Ableitung und Ortsversetzung krankhafter Tätigkeiten und Materien zu bekämpfen, erst Wahrheit und Konsequenz. Wie die krankhafte Funktion von einem Ort an den anderen verpflanzt werden kann, so kann auch ihre Folge, die fehlerhafte Mischung und Zeugung von Materien, von einem Ort zum anderen verpflanzt werden. Man soll daher nicht über einen Arzt lachen, der noch von versetzter Krankheitsmaterie und Schärfe spricht. Der Unterschied liegt nach HUFELAND bloß darin, daß er mehr auf die Entstehung, jene älteren Ärzte mehr auf das Produkt sehen. Seine Ansicht ist die „richtige"; denn bei der Krankheit, z. B. der venerischen, ist das Wesentliche die durch das Gift erzeugte spezifische Reizung und Lebenstätigkeit der Organisation. Man darf das im Körper befindliche venerische Gift nicht für die Krankheit halten.

Man sieht, wie sich die Theorie an der Charité gewandelt hat. Vor unseren Augen ist der Stolz HUFELANDs nicht gerechtfertigt. Er bringt nur einen neuen Erklärungsversuch für alte pathologische Beobachtungen. Ein genaueres Eingehen auf die einzelnen *Krankheitsbilder* würde zu weit führen. Einiges wird im Kapitel von der inneren Medizin besprochen. Wir wollen an dieser Stelle nur noch verfolgen, wie man die Lehre von der Entzündung, von der Tuberkulose, vom Krebs und der venerischen Erkrankung in der Pathologie unterbrachte.

Von der *Entzündung* haben wir schon einiges in SELLEs Fieberlehre [3] gehört. Die Kardinalsymptome Tumor, Rubor, Calor, Dolor, waren seit CELSUS bekannt, ebenso seit GALEN der Übergang in Transsudat, Exsudat und Sepsis. Aber in der theoretischen Erklärung des Vorganges herrschte durch die Jahrhunderte die Verwirrung der Ratlosigkeit. Wie es im 18. Jahrhundert um sie stand, hat BIER [4] auseinandergesetzt. Trotz mancher Fortschritte, die sich vor allem um die Frage der in der Entzündung verborgenen Heilvorgänge drehten, die STAHL erkannt hatte, brachte erst das Ende des Jahrhunderts in der Entzündungslehre JOHN HUNTERs (1797) den Beginn der modernen Erkenntnis und Auffassung

---

[1] HUFELAND (95) Bd. 1, S. 34. — [2] Vgl. auch unten S. 135. — [3] Vgl. oben S. 80 f. —
[4] BIER (11). Wir verweisen für Einzelheiten auf diese ausgezeichnete Studie.

ihrer ätiologischen und teleologischen Eigenart. In der Charitéliteratur, in der die heilsame Wirkung des Fiebers oft hervorgehoben wird, erscheint die Entzündung im allgemeinen als Krankheitssymptom, als schädlicher Vorgang; man wußte jedoch, daß sie auch Heiltendenzen in sich schließen kann. Die von Fremdkörpern ausgelöste Entzündung und Eiterung hat nach HUFELAND [1] ihre Entfernung aus dem Körper zur Folge. Die Entzündung gehört insofern zu den Heilvorgängen, als sie die unerläßliche Vorstufe zum Entstehen der *Eiterung* ist, die man nach HUFELAND als eine der „Hauptoperationen in der Naturtherapeutik" ansehen muß [2]. Zu seiner Zeit sahen nach SELLE [3] die einen Autoren ihr Wesen (d. h. die nächste Ursache) in einer Verstopfung der Blutgefäße, andere in einer Ergießung des Blutes in die Zellgewebe, andere in seinem Übergang und seiner Anhäufung in den lymphatischen Gefäßen, wieder andere leiten sie von einem Reiz in den letzten Enden der Blut- und lymphatischen Gefäße her. SELLE steht in diesem Widerspruch der Meinungen bereits unter dem Eindruck der Reizlehre. Die konsensuellen Entzündungen sind ihm der Beweis dafür, daß es hauptsächlich auf den Reiz ankommt, der Hyperämie, Geschwulst und Schmerz bedingt. Die *Crusta inflammatoria* und damit das Material, aus dem sie besteht, die abnorm koagulable Lymphe, erscheint ihm als Folge, nicht als Ursache der Entzündung. Der Ausgang jeder Entzündung ist, daß sie sich entweder zerteilt, in Eiterung oder Brand übergeht, oder daß eine Verhärtung zurückbleibt. Es gibt zwei Arten der Entzündung, die Phlegmone und das Erysipel. Erstere hat immer einen bestimmten Sitz und ist mit einer beträchtlichen Geschwulst verbunden, letztere ist mehr auf der Oberfläche verbreitet und ändert ihren Sitz leicht [4].

Nach HUFELAND [5] bleibt die Entzündung immer eine Affektion der Blutgefäße, die nächste Ursache ist immer eine örtliche Blutanhäufung. Diese Kongestion führt in heftigen Entzündungen auch zu Extravasaten. Je nach der Veranlassung der Kongestion unterscheidet er sthenische und asthenische Entzündungen. Bei den sthenischen wird die Hyperämie durch erhöhte Tätigkeit der arteriellen Gefäße bewirkt, denen die abführenden nicht das Gleichgewicht halten können. Bei den asthenischen, die er charakteristischerweise auch unechte Entzündungen nennt, ist die „Hyperämie" durch erschlaffende Erweiterung der Gefäße bedingt.

Gewisse sthenische Entzündungen leitet er aus allgemeiner sthenischer Disposition des ganzen Blutgefäßsystems oder einzelner Teile ab. So kann z. B. bei entzündlichen Fiebern die Lunge derart mit Blut und Wärme überfüllt sein, daß der kleinste Reiz eine Lungenentzündung auslöst. Starke Reize rufen lokale Entzündungen auch bei völligem Wohlbefinden ohne alle Dispositionen hervor, z. B. innerlich oder äußerlich oder chemisch reizende Körper, Würmer und Wunden, Kälte und Hitze, Arzneien, Gifte und Kontagien. Durch die Sympathie entstehen konsensuelle Entzündungen, z. B. nach einem Schlag auf das Gehirn eine Entzündung der Leber, die wir als einen metastatischen Absceß nach einer Infektion deuten würden. Als Beispiel einer antagonistischen Entzündung führt er [6] eine Darmentzündung an, die als Folge einer unterdrückten Hautfunktion durch Erkältung entsteht.

----

[1] HUFELAND (95) Bd. 1, S. 25. — [2] HUFELAND (95) Bd. 1, S. 36. — [3] SELLE (191a) S. 62f. — [4] SELLE (191a) S. 61. — [5] HUFELAND (95) Bd. 2 Abt. 1, S. 118. — [6] HUFELAND (95) Bd. 2 Abt. 1, S. 121.

Fälle, die wir nach den beschriebenen Symptomenkomplexen als *Phthise* vermuten würden, werden in der Charité unter den verschiedensten Namen, insbesondere als Fieberformen beschrieben. Das 18. Jahrhundert ist in der Erkenntnis der Phthise wenig vorangekommen. Selbst bei MORGAGNI ist sie ein schwacher Punkt [1]. Im 17. Jahrhundert hatte DE LE BOE ihren Zusammenhang mit Knoten in der Lunge und an anderen Stellen erkannt. Es bilden sich hier und in anderen Organen zunächst kleine Knoten, die aus Lymphdrüsen hervorgehen. Sie werden größer, erweichen und bilden abgekapselte Eiterherde, die sog. Vomicae. Daraus entstehen Geschwüre und Schwindsucht. DE LE BOE hatte also den Skrophulose genannten Symptomenkomplex mit in den Bereich der Phthise hereingezogen. Neben dieser Genese aus den Knoten (Tuberkeln) hatte er die Phthise noch aus anderen gemeinen Lungenabscessen hervorgehen lassen. Etwa 100 Jahre später beschränkte der Engländer MORTON den Ausgangspunkt der Schwindsucht ausschließlich auf Lungenverhärtungen und Tuberkeln. MORGAGNI fügt der Lehre nur den Zweifel hinzu, ob die Tuberkel immer aus diesen Verhärtungen hervorgehen oder nicht [2].

In der Charitéliteratur ist die Tuberkelbildung keine Conditio sine qua non der Phthise. Nach ELLER [3] ist der Anfang gewöhnlich eine Blutung. Die Schwindsucht entsteht in der Lunge so häufig, weil es hier besonders leicht zu Blutungen kommt. Ihre Gefäße sind dünn und zerreißlich. Besonders bei sanguinischem Temperament haben Hustenstöße und Anstrengungen leichtes Spiel. An anderen Stellen machen solche Blutungen nichts, sind unter Umständen sogar als Ableitungen nützlich, wie gewisse Formen des Nasenblutens. Aber in dem sich fortwährend bewegenden Lungengewebe kommen sie nicht zur Ruhe. Das Blut fließt nur zum Teil nach außen ab, sammelt sich zwischen den Membranen der Lungenalveolen, geht in Entzündung und Vereiterung oder nach Verhärtung und Knötchenbildung in Vomicae über, und die Phthise ist da.

Nach SELLE können nicht nur Blutextravasate, sondern auch Ergießungen aus den anderen früher erwähnten Gefäßen [4] des Lymph- und des Nervensystems durch ihre Stockung im Gewebe in Eiter verwandelt werden. Die Tuberkel, welche in dieser Art entzündlich vereitern, sind ursprünglich Stockungen einer gichtigen und kalkulösen Materie. Die Vomica bedeutet erst dann eine Phthise, wenn sie offen ist. Entscheidend für den schwindsüchtigen Charakter einer Krankheit ist nur, daß das abzehrende Fieber, selten ein entsprechender fieberloser Zustand, aus der Einsaugung einer eitrigen Materie entsteht. Ebensogut wie aus einer Vomica kann diese Einsaugung aus einem Geschwür, einem Empyem oder einem eitrigen Ascites erfolgen. Diese inneren Eiterungen können auch durch zurückgeschlagene Exantheme, Masern und Krätze, durch zu schnell verheilte äußere Geschwüre oder durch rheumatische, skrophulöse, skorbutische und venerische Schärfen verursacht werden. Manche Vereiterungen entstehen aus innerer Veranlagung, manche sind ansteckend, was man gerade bei denen in der Lunge nicht selten beobachtet. Der infektiöse Charakter der Phthise wird nach HUFELAND [5] in Deutschland viel seltener beobachtet als in Italien, wo man sie unter die ansteckenden Krankheiten zählt (wie es übrigens

---

[1] LONG (114) S. 117. Man vgl. zur großen historischen Linie der Phthiseologie auch PAGEL, WALTER, die Krankheitslehre der Phthise in den Phasen ihrer geschichtlichen Entwicklung. Beitr. Klin. Tbk. **66**, 66—98 (1927). — [2] Vgl. hierzu PREDÖHL (149) S. 4ff. — [3] ELLER (30b) S. 64. — [4] Vgl. oben S. 70f. — [5] HUFELAND (96) S. 242 Anm.

schon GALEN im alten Rom getan hatte). Sie ist nach HUFELAND [1] oft nichts anderes als eine chronische Lungenentzündung. Zuerst werden die Absonderungen der Lungen verdorben. Diese reizende Materie erhält das Organ in einem beständig gereizten Zustand, die Folge sind Husten, Schmerz, Blutauswurf, Entzündung, zuletzt Eiterung und damit Phthise [2]. Klinisch unterscheidet er eine Phthisis purulenta manifesta (als Vomica), eine ulcerosa manifesta (als Geschwür aus der Vomica), eine mit der Pleuritis habitualis verwandte sicca, die unserer indurativen Form entspricht, und eine pituitosa, die mit einem nur schleimigen Auswurf in die Auszehrung übergeht [3]. Wo sich in den Organen chronisch eiternde Geschwüre mit Reduktion des Allgemeinzustandes finden, redet er von einer Phthise der Leber, der Nieren, der Blase usw. Man sieht, wie der Gedanke der Spezifität der Phthise, der von DE LE BOE und MORTON angebahnt war, in der Praxis kaum in die Erscheinung tritt.

Die Entstehung des *Krebses* brachte das 18. Jahrhundert mit Vorliebe mit Anomalien der Lymphe und des Lymphsystems in Zusammenhang. Das Nähere über die Entstehung und Entwicklung dieser Theorie, die nach WOLFF aus der Cartesianischen Schule hervorging und die galenische Lehre von der Entstehung des Krebses aus der schwarzen Galle verdrängte, findet man in WOLFFs Standardwerk über die Lehre vom Krebs [4]. In seinen Observationen sagt ELLER, daß der Krebs sich gerne da bildet, wo die Lymphe besonders reichlich ist, an den Lippen, der Zunge, den Augen, der Nase, an der Brust und im Inneren des Körpers, wo sich viele Drüsen finden. Durch Stockung und Verderbnis der Lymphe werden die feinen Nerven, die ja hohl sind, geschädigt, es tritt aus ihnen das gelatinöse Serum nutritivum aus, es koaguliert und verhärtet sich zwischen den Fibrillen [5]. Dasselbe kann geschehen, wenn die Nerven durch Gewalt, durch Stoß und Schlag, geschädigt werden. Aus der Zersetzung dieses Serums, das, wie wir früher hörten, das Wachstum des ganzen Körpers trägt, erklärt ELLER einmal die Entstehung der harten, immer weiter wachsenden Knoten und zweitens ihren Zerfall. Sie haben ein zerfressendes und faulendes Gift in sich. So eng ist das Krebsproblem an anderer Stelle bei ELLER nicht mit dem Nervensystem verbunden. Da unterscheidet er einen Scirrhus lymphaticus und einen durch gleichzeitige Anomalien in den die Drüsen durchflechtenden Blutgefäßen entstandenen Scirrhus sanguinicus. Der Scirrhus ist noch kein Krebs, sondern mit unserem präcancerösen Stadium zu vergleichen. Erst wenn er schmerzhaft wird, entsteht daraus durch Entzündung und Zerfall der Krebs [6]. Ähnlich ist es bei den anderen Charitéautoren. Die Begriffe und Abgrenzungen sind diffus, aber die Beobachtungen am Lebenden und am Toten zeigen reiche Erfahrung. ELLER [7] beschreibt z. B. den nestartigen Bau in Gestalt eines Fasernetzes mit eingelagerten weichen Partien. Man kennt die Krebsdisposition und ihre Kombination mit äußeren Ursachen. Es ist nach SELLE [8] kein bloß topisches Übel. Der Hodenkrebs der Schornsteinfeger ist ihm von England her geläufig. Er meint, in Deutschland käme die Krankheit nicht vor, der englische Steinkohlenruß hätte eine besondere Schärfe, welche die um sich fressenden Geschwüre verursache. Das Wesen unserer Metastase ist selbst MORGAGNI noch entgangen [9].

---

[1] HUFELAND (96) S. 314. — [2] HUFELAND (96) S. 221. — [3] Vgl. HUFELAND (95) Bd. 2 Abt. 1, S. 172f. u. 193. — [4] WOLFF (217) S. 11ff., 59ff. — [5] Vgl. hierzu oben S. 71. — [6] ELLER (35) S. 686f. — [7] ELLER (30b) S. 42. — [8] SELLE (191a) S. 236. — [9] LONG (114) S. 117.

Bezüglich der *Pathologie der venerischen Krankheiten* werden wir nach dem früher Gesagten, trotz des großen Materials, das der Charité gerade hier zur Verfügung stand, keine neuen Entdeckungen erwarten. Am deutlichsten erkennt man das beim Studium der Entwicklung des Problems nach dem grundlegenden Werk von PROKSCH [1]. Man bemühte sich namentlich um die therapeutische Seite. Vom pathologischen Standpunkt ist die venerische Krankheit die *Infektionskrankheit* par excellence [2]. Unter den relativ wenigen Erkrankungen, über deren infektiösen Ursprung man keinen Zweifel hat, fehlt sie nie. Niemals entsteht sie sporadisch, sondern immer durch unmittelbare Einbringung des Giftes durch Wunden oder durch die unverletzte Haut und Schleimhaut an Stellen mit sehr dünner Epidermis. Der amerikanische Ursprung wird, wenn auch bezweifelt, als der wahrscheinlichste angesehen. Die Frage der Identität mit der Framboesie wird von SELLE [3] erörtert, aber im negativen Sinne entschieden. Die Polymorphie der Krankheit und die daraus resultierende Schwierigkeit der Diagnose ist unseren Autoren wohl bekannt. Die systematische Gruppierung der Symptome geht nur in unwesentlichen Dingen auseinander. Grundsätzlich unterscheidet man das Stadium der Aufnahme, d. h. von der Infektion bis zum Beginn der sinnlich wahrnehmbaren Reaktion des Organismus, das nach HUFELAND [4] von wenigen Stunden und Tagen bis zu mehreren Wochen dauern kann, das Stadium der örtlichen Affektion, das Stadium der allgemeinen Infektion und die Nachkrankheiten, die nicht mit den metaluetischen Erkrankungen der modernen Medizin verwechselt werden dürfen, sondern nur als allgemeine oder lokale Schwächen und Dysfunktionen beschrieben werden. Zu den lokalen Erkrankungen rechnet man den Tripper mit seinen lokalen Folgeerscheinungen an der Prostata, den Hoden und mit dem Fluor albus, dessen gutartige Form von der ansteckenden unterschieden wird, ferner Phimosen und Ulcera venerea, Schanker, aber auch lokale Papeln, Kondylome, mögen sie primärer oder sekundärer Natur sein, und die Knochenauftreibungen. Wie man sich den pathologischen Prozeß im einzelnen dachte, ist bei HUFELAND übersichtlich dargestellt. Das syphilitische Contagium ist fixer Natur [5]. Es kann die gewöhnliche Haut nicht durchdringen. Die latente Lues, die ohne Symptome im Körper sitzt, ist bekannt. Nach HUFELAND können aber auch ganz gesunde Frauen andere venerisch infizieren, indem sie lediglich als Keimträgerinnen fungieren und den in der Vagina suspendierten Keim übertragen. Eine örtliche Infektion kann infolge der fixen Natur des schwer vordringenden Contagiums lange örtlich bleiben. Aus der Identitätslehre und der Verwechslung unserer Gonorrhöe mit einer lokalen Lues [6] erklärt sich die Ansicht, daß die luetische Infektion, sobald sie eitrig wird, sowohl lokal wie allgemein zur akutesten Verbreitung des Giftes führt. Die Disposition zur Erkrankung ist verschieden; manche Menschen sind temporär oder dauernd immun. Es wird schon die von den modernen Amerikanisten vertretene Ansicht gebracht, daß im Laufe der Zeit in Europa eine Abschwächung der Empfindlichkeit und ein Übergang von der akut-epidemischen in eine mehr chronische Form der Lues eingetreten sei [7]. An der chemischen Natur des Giftes [8] bestand kein Zweifel. Man stritt sich

---

[1] PROKSCH (152). — [2] Vgl. zum folgenden vor allem SELLE (191a) S. 177 und HUFELAND (95) Bd. 2 Abt. 2, S. 379ff. — [3] SELLE (191b) S. 193. — [4] HUFELAND (95) Bd. 2 Abt. 2, S. 385f. — [5] Vgl. unten S. 91. — [6] Siehe oben S. 74. — [7] HUFELAND (95) Bd. 2 Abt. 2, S. 395. — [8] Vgl. unten S. 93.

darüber, ob es sich um ein Alkali handele oder nicht, ob sich daraus die günstige Wirkung von Säuren oder die spezifische oxydierende Wirkung des Quecksilbers erkläre usw. Alle Arten der Infektionsübertragung, wie wir sie heute noch als zu Recht bestehend anerkennen, sind bekannt, auch die durch Gegenstände, durch Geburt und Zeugung, wobei die Mutter keine manifesten Zeichen der Lues aufzuweisen braucht.

Das Contagium wirkt nach SELLE durch seine Schärfe[1], nach HUFELAND immer dynamisch und chemisch zugleich auf den Organismus, dynamisch bewirkt es als Reiz Erregung, chemisch eine spezifische Fermentation und reproduziert sich selbst. Unsere biologische Vermehrung der Spirochäte wird also als chemischer Prozeß aufgefaßt. Örtlich entsteht auf beide Weisen eine Entzündung mit allen ihren Folgen, Eiterung, Verhärtung und Brand.

Die spezifische Reproduktion hat vor allem die Absonderung giftiger Stoffe zur Folge, welche die Ansteckung vermitteln. Auch die luetischen Excrescenzen führt HUFELAND unmittelbar auf sie zurück. Das örtlich reproduzierte Gift bewirkt das Zustandekommen einer allgemeinen Lues vor allem auf dem Lymphwege. Das Lymphsystem ist der eigentliche Sitz der hierbei vorgehenden und sich allmählich zur allgemeinen Wirkung verbreitenden spezifischen Erregung und Fermentation. Daher werden die Körperteile und Organe[2] am nächsten und stärksten betroffen, die viel Lymphgefäße und Drüsen enthalten, Genitalien, Augenlider, Hals, Haut und Knochen. Die Prozesse sind dieselben wie die eben beschriebenen örtlichen. Schließlich kommt es zu einer allgemeinen Vergiftung der Organe und Säfte des Körpers. Mit ihr erhalten auch die Organe und ihre Produkte Giftcharakter und Ansteckungskraft, in denen sich keine Spur von Lokalkrankheit nachweisen läßt. Es kommen alle Variationen von den leichtesten bis zu den schwersten Fällen vor.

Stellt man sich vor, wie ein moderner Pathologe auf die luetischen Gummata und andere Veränderungen an den Organen und Geweben die modernen Begriffe der Entzündung, Proliferation, Degeneration, Nekrose usw. anwendet, so hat jene Pathologie von ihrem Standpunkt aus nichts anderes getan, wenn sie den Symptomenkomplex aus der Spezifität des luetischen Giftes zu erklären suchte. Vieles paßt allerdings auch im Prinzip nicht mehr in unsere Pathologie herein, z. B. die von HUFELAND[3] vertretene Vorstellung, daß eine zu schnelle Unterdrückung der örtlichen Affektionen, Gemütsaffekte und andere die Erregbarkeit steigernde Potenzen den Übergang in eine allgemeine Seuche ungemein beschleunigen können.

Die Lehre von den *Infektionskrankheiten und den Epidemien* hat im 18. Jahrhundert grundsätzliche Änderungen erfahren. Epidemisches Auftreten und Infektion sind keineswegs identisch. Hier wirken alte, schon in der antiken Wissenschaft vertretene Anschauungen nach. Die alten Ärzte waren geneigt, bei Massenerkrankungen weniger an eine Übertragung von dem einen auf den anderen zu denken, als eine allgemeine Ursache anzunehmen, die viele auf einmal erkranken ließ. Das Maßgebende war die lokale *Constitutio epidemica,* d. h. die Gesamtheit der krankmachenden Faktoren, die in der Umgebung des Menschen, im Klima, in der Witterung, in der Beschaffenheit von Boden, Wasser und Luft und in den darin begriffenen Unreinigkeiten nicht näher bekannter

---

[1] SELLE (191a) S. 184. — [2] Ähnlich wie beim Krebs; vgl. oben S. 86. — [3] HUFELAND (95) Bd. 2 Abt. 2, S. 67 u. 73f.

Natur, den sog. *Miasmen*, liegen. Diese Überlieferung hatte der Engländer SYDENHAM († 1689) zur Lehre vom „*Genius epidemicus*" ausgebaut. Neben der in den Jahreszeiten begründeten Constitutio annua, welche Frühlings-, Sommer-, Herbst- und Winterkrankheiten bedingt, unterscheidet er aus den genannten Faktoren heraus gestaltete spezifische Konstitutionen, z. B. eine Constitutio loimoides (pestartige), eine scorbutica, variolosa, dysenterica usw. Dadurch sollten alle in einer bestimmten Zeit vorkommenden Erkrankungen einen pestartigen oder skorbutartigen, blatternartigen, ruhrartigen usw. Charakter tragen. Von diesen Konstitutionen, den meteoropathologischen Einflüssen und den Miasmen ist in der Charitéliteratur oft die Rede, ohne daß die Autoren in wesentlichen Dingen voneinander abweichen. In besonders übersichtlicher Form hat HUFELAND den Stand der zeitgenössischen Kenntnisse und Theorien dargestellt [1].

Die Infektionskrankheiten gehören zu den *Vergiftungen*. Ihre Erreger, die Contagia, sind belebte Gifte im Gegensatz zu den Venena, den unbelebten Giften im gewöhnlichen Sinne des Wortes. Eine kontagiöse Krankheit ist das Produkt der Einwirkung eines Contagiums auf den Organismus und der Reaktion desselben. Es kommt also auf zwei an. Damit ist die *Idee des Kampfes* [2] ausgesprochen, die, schon bei PARACELSUS angedeutet, später im Zeitalter der Bakteriologie unter dem Einfluß der Lehre DARWINs vom Kampf ums Dasein die theoretischen Erörterungen über das Wesen der Infektionskrankheiten nicht wenig beeinflußt hat. Wenn man sich daran erinnert, daß jenen Forschern Mikroskope von genügender Schärfe, um strukturierte Krankheitserreger nachzuweisen, fehlten, und in ihren Ausführungen an Stelle des „Giftes" „belebtes Virus" setzt, so sieht man überrascht, daß ihre Seuchenbeobachtungen nicht nur mit den unseren übereinstimmen, sondern daß tatsächlich auch wenig Unterschied zwischen ihren und den später von PETTENKOFER u. a. vertretenen Theorien besteht, die heute wieder zu Ehren kommen. Nach HUFELAND [3] erkennt man von den Kontagien nur die Vehikel, in denen sie getragen werden, und ihre Wirkung. In diesen Vehikeln kann man das Contagium durch Hitze, Kälte und andere Einwirkungen zerstören, ohne daß sich an dem Vehikel selbst eine Veränderung bemerkbar macht. Die Kontagien sind aber nicht durch die gewöhnlichen chemischen Äußerungen oder Reaktionen zu erkennen, obwohl, wie wir nachher sehen werden, ihre Wirkung eine chemische ist, sondern nur durch die Reaktion des lebendigen Organismus auf sie. Ohne Zusammenhang mit der organisierten Natur (wir würden sagen ohne den lebendigen Nährboden) ist ihre Existenz undenkbar.

Als wesentlicher Unterschied gegenüber der modernen Anschauung und als größtes Hemmnis der fortschrittlichen Entwicklung des Infektionsgedankens ist die Überzeugung von der *spontanen Entstehung des Contagiums* anzusehen. Das Contagium kann auf rein chemischem Wege aus der Mischung der organischen Materie beim Zusammentreffen besonderer Umstände entstehen *(Contagium spontaneum)*, ohne daß schon eine Ansteckung vorausgegangen ist. Zu den so entstandenen Krankheiten rechnet HUFELAND z. B. das Scharlachfieber. Sein Contagium braucht nicht immer durch Ansteckung von anderen Kranken mitgeteilt zu werden, sondern kann auch durch gewisse Konstitutionen und Einwirkungen

---

[1] Vgl. HUFELAND (95) Bd. 2 Abt. 2, S. 301 ff. — [2] Vgl. HUFELAND (95) Bd. 2 Abt. 2, S. 316. — [3] HUFELAND (95) Bd. 2 Abt. 2, S. 309.

der Atmosphäre auf den Organismus in ihm selbst produziert werden[1]. Neben diesen spontan entstehenden Kontagien gibt es die sog. *permanenten*. Darin kommt man der Natur des Bacillus näher. Das *permanente Contagium* entsteht immer nur aus einem mit demselben Contagium angesteckten Organismus. Dahin gehören die Kontagien der Blattern, der Syphilis usw. Damit erhob sich die Frage nach dem ersten Auftreten dieser Seuchen. Man beantwortete sie dahin, daß auch diese Art von Kontagien einmal spontan entstanden sein müsse. Aus der Geschichte der Epidemien glaubte man entnehmen zu können, daß das für das Pocken- und Maserngift im 7., für das venerische im 15., für das Scharlach-, Friesel- und Keuchhusten-Contagium erst im 17. Jahrhundert geschehen sei.

Der Schwerpunkt lag also in den Ursachen der primären, spontanen Entstehung der Kontagien. Man ließ sie von *inneren* und *äußeren* Bedingungen abhängig sein. Bei den äußeren kommt es auf das heraus, was die Alten die *Constitutio epidemica* genannt hatten, auf ungesunde Luft, Hitze und Feuchtigkeit. Deswegen sind die Seeküsten und sumpfige Gegenden, am meisten in heißen Himmelsstrichen, die Haupterzeugungsstätten von Kontagien, z. B. Westindien und Ägypten. Deswegen werden in den nordischen Klimaten Krankheiten im Sommer leichter kontagiös als im Winter. Aus demselben Grunde sind manchmal Krankheiten, die im Norden nicht oder nur selten kontagiös sind, in südlichen Ländern sehr kontagiös, z. B. nach HUFELAND die Lungenschwindsucht[2].

Man muß zwischen einer Epidemie und einer kontagiösen Seuche, wie gesagt, wohl unterscheiden. Die Epidemie nimmt ihren Ursprung direkt aus der Luftkonstitution, welche (im Sinne SYDENHAMs) ganze Gegenden aus Miasmen und allgemeinen Schädigungen von ein und derselben Krankheit befallen werden läßt, aber sie ist noch nicht kontagiös. Nur kann sie leicht in den von dieser Krankheit befallenen Organismen sekundär zur Entstehung eines Contagiums von derselben Art führen. Die häufigsten und merkwürdigsten solcher Luftkonstitutionen sind nach HUFELAND die katarrhalische und die typhöse. Die erstere bewirkt allgemeine katarrhalische, die letztere typhöse Epidemien; in beiden entwickelt sich in den befallenen Subjekten leicht ein katarrhalisches oder typhöses Contagium. Die katarrhalischen Epidemien dürfen wir mit unseren Grippeepidemien identifizieren. HUFELAND beschreibt die Züge einer katarrhalischen Influenza vom Jahre 1783, die, im Norden entstehend, gegen Süden und Westen über Rußland nach Deutschland, Frankreich und weiter wanderte[3]. Es ist interessant, daß er die Frage offen läßt, ob nicht diese Kontagien schon in der Luft gebildet und dem Organismus von da aus mitgeteilt werden, und daß er auch bei den permanenten Kontagien einen starken Einfluß der Luftkonstitution annimmt, wodurch er zu ähnlichen Anschauungen wie PETTENKOFER kommt. Aus der Atmosphäre ist es zu erklären, daß Pocken und Masern jahrelang an einem Ort vereinzelt vorkommen und dann plötzlich den Charakter einer bösartigen Seuche annehmen, weil die Veränderung der Atmosphäre nicht nur eine größere Empfänglichkeit für das Contagium, sondern auch eine stärkere Intensität des Contagiums selbst bewirkt.

---

[1] HUFELAND (95) Bd. 2 Abt. 2, S. 177f. — [2] Vgl. oben S. 85. — [3] HUFELAND (95) Bd. 2 Abt. 2, S. 313.

Neben den epidemischen Luftverderbnissen führt die sog. *animalisierte Luft* ganz besonders häufig zur Erzeugung von Kontagien, d. h. die Luft, welche durch ungenügende Reinigung und Zusammendrängung von Menschen und Tieren in geschlossenen Räumen durch Sauerstoffmangel und Sättigung mit putreszibelen Stoffwechselprodukten verdorben ist. Es kann sich nicht nur aus kranken, sondern auch aus auf diese Weise zusammengedrängten gesunden Menschen das Contagium typhosum entwickeln. Hierher gehören die Kerker- und Hospitalfieber und Ansteckungen, die sich manchmal aus den Gefängnissen auf die Richter übertragen.

Weiter wirkt *Fäulnis* sowohl vegetabilischer wie animalischer Körper als Ferment. Sie überträgt sich auf andere tote und widerstandsunfähige lebendige Körper und ruft in ihnen einen ähnlichen Gärungsprozeß hervor, bis sich schließlich ein Contagium, gewöhnlich unter dem Bilde des Typhus, erzeugt. Das sind die bösartigen Seuchen, die durch das Faulen vieler Leichen auf Schlachtfeldern, toter Fische nach Überschwemmungen und nach dem Genuß faulen Fleisches und Wassers entstehen. Armut, Hunger, allgemeine Schwäche führen namentlich in Zeiten der Hungersnot, des Krieges und langwieriger Belagerungen auf diesem Wege zu ansteckenden Krankheiten.

Zu den *inneren* Bedingungen, welche zur Entstehung von Kontagien Anlaß geben, ist alles zu rechnen, was eine Neigung zur fauligen Zersetzung im Körper hervorruft, also namentlich innere Hitze und geschwächte Vitalität, mithin alle Fieber, die eine starke Hitze haben, besonders die Typhusarten höherer Grade, alle Krankheiten, auch solche chronischer Art, wenn sie den Grad erreichen, der große Schwäche und Entartung der Materie mit sich führt, alle Krankheiten, die mit einer bedeutenden Dyskrasie verbunden sind, selbst örtliche Krankheiten, wenn sie einen hohen Grad von fauliger Verderbnis erreichen, z. B. Lungengeschwür, Dysenterie, Krebs und Hautkrankheiten. Man sieht, wie verhängnisvoll die Überzeugung von der spontanen Entstehung trotz so vieler richtiger Beobachtungen wurde. Am deutlichsten zeigt sich das darin, daß auch rein psychische Affektionen zum Ausgangspunkt echter Kontagien werden konnten. Zorn sollte z. B. durch eine besondere Einwirkung auf die Sekretionsorgane eine solche Veränderung ihres Produkts hervorbringen, daß es als Gift auf andere wirkt, z. B. eine so alterierte Milch auf den Säugling. Auf dieselbe Weise kommt unter Umständen das Contagium der Hundswut zustande.

Von Wichtigkeit für die Theorie der Übertragung war die Unterscheidung der Kontagien in *flüchtige* und *fixe*. Die *flüchtigen* können in Dunstgestalt verwandelt werden und wirksam bleiben, also ohne unmittelbare Berührung übertragen werden, die *fixen* erscheinen nur in fester oder tropfbarer Form und übertragen sich nur durch Berührung. Zu den *flüchtigen* gehören die Kontagien der Masern, Pocken, des Scharlachs, zu den *fixen* die der Krätze, Syphilis, Hundswut, Pest u. a.

In vielem nähern sich die Ansichten unserer *Immunitätslehre* und unserer Vorstellung von der *Spezifität der Infektionserreger*. Manche Kontagien vernichten dadurch, daß sie sich im Organismus reproduzieren, die spezifische Rezeptivität für immer, z. B. das Contagium der Blattern, des Scharlachs und Keuchhustens, einige nur für eine bestimmte Zeit, z. B. das der Pest und des Typhus. Manche lassen die Wiederinfektion offen. Manche infizieren genau wie bestimmte gewöhnliche Gifte nur bestimmte Tierklassen, das syphilitische Contagium z. B. nur den Menschen und den Affen.

Bei der Erkrankung durch Kontagien muß man nach HUFELAND drei Dinge auseinanderhalten: Die *Übertragung*, die Anbringung oder *Applikation* und die eigentliche *Ansteckung*. Für die *Übertragung* kommen als Medium für die fixen Kontagien alle festen Körper und tropfbaren Flüssigkeiten in Betracht mit Ausnahme der Säuren, der kaustischen und spirituösen Substanzen, die die moderne Bakteriologie als keimtötend erkannt hat. Die flüchtigen Kontagien werden durch die Luft oder luftförmige Stoffe übertragen, aber darin gewöhnlich nicht lange erhalten, sondern durch Zersetzung zerstört. Die luftförmigen Stoffe wirken nur auf kurze Entfernung und im geschlossenen Raum; selbst im Krankenzimmer ist die Gefahr der Ansteckung durch die Luft geringer als die durch die Berührung fester Körper. Das durch die Luft aufgelöste und geschwächte Contagium kann sich aber durch die Berührung mit festen Körpern an dieselben „präcipitieren" und dadurch wieder von neuem „kommunizieren". Die Präcipitation kann durch Zutritt reiner sauerstoffreicher Luft beschleunigt werden. Daher ist der Augenblick des Zutritts frischer Luft bei lange verschlossenen, infizierten Zimmern der gefährlichste für die Ansteckung. Die *Übertragung* eines Contagiums auf das Kind durch die *Zeugung* und noch mehr durch die *Schwangerschaft* ist für HUFELAND durch die angeborenen Pocken und syphilitischen Erkrankungen bewiesen.

Die *Applikation* bringt das übertragene Contagium mit dem befallenen Organismus in Verbindung. Manche Kontagien wirken auf die ganze Oberfläche des Körpers, sowohl auf die äußere, wie die innere, d. h. die der Lunge und des Magen-Darmkanals. Dazu ist die Auflösbarkeit in Luft nötig z. B. beim Contagium typhosum. Wie manche gewöhnliche Gifte, z. B. das Schlangengift, so werden auch manche Kontagien, z. B. das Pockengift in den Verdauungsorganen unschädlich gemacht. Auf die äußere Oberfläche wirken einige Kontagien auch, wenn die Haut unverletzt ist, z. B. das Krätzecontagium, andere nur durch Verletzungen oder an Stellen mit zarter Epidermis, wie die Syphilis [1].

Zum Zustandekommen einer ansteckenden Krankheit genügen Übertragung und Applikation nicht, es muß der oben genannte dritte Faktor, die *eigentliche Infektion*, dazu kommen, d. h. das applizierte Contagium muß die organische Tätigkeit des Individuums wirklich, und zwar spezifisch affizieren. Dazu ist eine bestimmte „*Rezeptivität*" nötig. Wir würden sie unter dem modernen Begriff der Disposition zusammenfassen. Jedoch trifft dieser Begriff die Sache nur zum Teil. Neben der Unempfänglichkeit, dem völligen Mangel an Rezeptivität, der aus dem applizierten Contagium nie eine Infektion zustande kommen läßt, unterschied man eine allgemeine und eine spezifische Rezeptivität. Wenn nur eine *allgemeine* Rezeptivität vorhanden ist, erfolgen von dem Contagium lediglich allgemeine Wirkungen, Fieber, Entzündung, Eiterung, ohne spezifische Symptome und ohne weitere Ansteckungsfähigkeit des Befallenen für andere. Man hat in diesem Begriff, für den in unserer Immunitätslehre kein Platz mehr ist, gewisse Abortivformen infektiöser Erkrankungen untergebracht. Die *spezifische* Rezeptivität entspricht dagegen unserer *Disposition*. Man war sich über die Schwierigkeiten der Ergründung ihres Wesens klar und suchte es, so gut und schlecht es ging, aus den geltenden Theorien zu erklären.

---

[1] Siehe oben S. 87.

In erster Linie sollte es auf das Nervensystem und das Lymphsystem ankommen. Das labile *Nervensystem* als Sitz der Sensibilität bedingt die *Perzeptions*fähigkeit für das Contagium. Daher auch wieder der enge Zusammenhang mit dem Psychischen. Das *Lymphgefäßsystem* als die erste Instanz allen Übergangs in den Organismus und aller Assimilation trägt den organischen Chemismus, der die *Regeneration* des Contagiums im Befallenen ermöglicht. Es handelt sich hierbei nach HUFELAND mit größter Wahrscheinlichkeit um biologische Prozesse. Das Contagium selbst ist ein Ferment, also ein chemisches Agens; der ganze bei den ansteckenden Krankheiten vor sich gehende Vergiftungsprozeß stellt eine chemische Operation dar. So muß es auf eine *chemische Affinität* zwischen dem Contagium und der besonderen chemischen Mischung des befallenen Organismus herauskommen, wenn eine wirkliche Ansteckung in dem oben gezeichneten Sinne eintritt. Die Tatsache der durch die Infektion hervorgerufenen Immunisierung vergleicht HUFELAND mit der Sättigung, die eintritt, wenn ein Alkali mit einer Säure gesättigt wird und die Fähigkeit verliert, damit aufzubrausen [1].

Aus diesen Prämissen verstand man nun alle richtig beobachteten *Variationen der Disposition*. Sie wechselt nach den Individuen und nach den Zeiten; manche Infektionen wie Syphilis und Scabies sind von den Zeiten unabhängig, andere, wie die Blattern, Masern und bestimmte Typhusarten, stark an sie gebunden. Das phthisische, kankröse, dysenterische Contagium setzt eine individuelle Anlage des ganzen Körpers bzw. bestimmter Organe voraus. Weiter wird die Rezeptivität von klimatischen Veränderungen, vom Alter und Geschlecht und von vorübergehenden Wandlungen lokaler und allgemeiner Natur beeinflußt. Vom Nervensystem aus sollen Menschen von hypochondrischer und hysterischer Beschaffenheit insbesondere durch fieberhafte Kontagien weniger gefährdet sein als andere. Gemütsaffekte, wie Furcht u. ä. können dagegen die Ansteckung fördern.

Der pathologische Ausdruck der Wirkung des Contagiums sollten physikalische, später mehr chemische und im Zeitalter BROWNs dynamische Prozesse sein. Sie bedingen in derselben Weise, wie wir das früher kennengelernt haben, allgemeine und lokale krankhafte Veränderungen [2]. Darin bietet also die Infektionskrankheit keine Besonderheit. Das Spezifische besteht darin, daß das eingedrungene Contagium als Ferment einen neuen „animalischen" Fermentationsprozeß hervorbringt. Dadurch wird die organische Materie ihm zum Teil assimiliert und neuer Ansteckungsstoff erzeugt. Diese Vorstellung ersetzt die Lehre der modernen Bakteriologie, wonach sich der Krankheitserreger aus seinem Wirt ernährt, in seinen Stoffwechsel durch seine Stoffwechselprodukte eingreift und sich vermehrt. Dieser „chemische" Charakter äußert sich sowohl in den flüssigen wie in den festen Teilen, bald in diesem, bald in jenem Organ, vor allem in den abgesonderten Säften, namentlich im Eiter, der am meisten kontagiös ist, am wenigsten im Blut. Zuweilen ist der Prozeß zeitlich begrenzt und geht dadurch zu Ende, daß der heterogene Stoff durch Assimilation oder Abscheidung seine Wirkung verliert. Bei den chronischen kontagiösen Krankheiten dagegen erhält er sich dauernd durch immer neue Reproduktion des Contagiums.

---

[1] HUFELAND (95) Bd. 2 Abt. 2, S. 332. — [2] Vgl. hierzu vor allem HUFELAND (95) Bd. 2 Abt. 2, S. 336.

Die kontagiöse Krankheit ist zuerst immer eine *lokale*. Sie kann lokal bleiben oder sich zur *Allgemeinkrankheit* entwickeln. Das geht oft so schnell, daß der lokale Anfang übersehen wird und sie von vornherein unter dem Bilde einer Allgemeinkrankheit erscheint. Meistens beschränkt sich die Ausbreitung des Giftes auf gewisse Organsysteme und ihre Produkte. Doch kommen auch Fälle vor, in denen der Organismus in allen seinen Teilen davon durchdrungen wird, z. B. bei den kontagiösen Fiebern, bei der Syphilis, wo selbst die Knochen vergiftet sein können[1]. Die Inkubationsdauer erklärt man daraus, daß, wie bei einem Samenkorn, ein bestimmter Zeitraum verstreicht, bis die Aktion eintritt. HUFELAND[2] vergleicht überhaupt den ganzen Prozeß mit der Keimung des Samens, die, wie das Contagium, von der Temperatur abhängt, Entartungen zuläßt und mit der Erschöpfung des Nährbodens zu Ende geht.

Wir konstatieren noch einmal[3], wie nahe man der Erkenntnis des lebendigen Keimes war, der erst durch ROBERT KOCH 1876 nachgewiesen wurde, und müssen uns wundern, daß man so zäh an dieser chemisch orientierten Theorie vom Contagium festhielt, obwohl genug für einen lebendigen Erreger sprach. Sehr häufig ist an der Charité von der Scabies und davon die Rede, daß WICHMANN in ihren pathologischen Veränderungen die Milbe[4] nachgewiesen hat. Trotzdem wird sie auf ein Contagium unbelebter Art zurückgeführt und die Milbenbildung als etwas Sekundäres angesehen. Der Zweifel war da, aber man interessierte sich nicht genügend für das Problem. Nach HUFELAND[5] ist es eine mehr naturhistorische Frage, ob das Contagium scabiosum belebt oder unbelebt sei. Sie hat für den Praktiker wenig Wert, da sie das Heilverfahren nicht bestimmt.

V. Die innere Medizin.

Als ein Charakteristikum der praktischen Medizin des 18. Jahrhunderts kann man mit einem gewissen Recht die *Belebung der klinischen Forschung*, speziell die Förderung der *diagnostischen* Kunst ansehen. Vor allem glänzte hier die schon erwähnte Wiener Schule[6] in der Gefolgschaft BOERHAAVEs im Zeitalter MARIA THERESIAs und JOSEFs II. Gewiß haben die Wiener Größen VAN SWIETEN, DE HAEN und M. STOLL an den Grundlagen der Medizin nichts geändert und sich von den überkommenen Prinzipien der Therapie nicht frei gemacht. Aber sie waren hervorragende Ärzte. Sie haben sehr sorgfältig beobachtet und sich der klinischen Methode zugewendet, die man in der modernen Sprache die exakte nennt. VAN SWIETEN schrieb meisterhaft über Fieber, Syphilis, Gelenkrheumatismus, akute Exantheme, DE HAEN verbesserte die Pulsbeobachtung und Thermometermessung und machte sie zum wesentlichen Bestandteil der Diagnostik, STOLL lieferte hervorragende Darstellungen des Krankheitsbildes der Lungentuberkulose, der Bleikolik usw. Aus dem Milieu

---

[1] Vgl. oben S. 88. — [2] HUFELAND (95) Bd. 2 Abt. 2, S. 342. — [3] Vgl. oben S. 89. — [4] Die Kenntnis von der Krätzmilbe war schon sehr alt. Daß die Krankheit jedoch von ihrem Vorhandensein abhängig ist, ist erstmalig im Jahre 1687 von den Italienern BONOMO und CESTONI entdeckt worden, es bedurfte aber der nochmaligen Entdeckung durch WICHMANN im Jahre 1786 und durch SIMON-FRANÇOIS RENUCCI im Jahre 1834, ehe die innerliche Behandlung der Krätze, die auf der Ableitung ihrer Ätiologie von einer Säfteverderbnis beruht, allgemein durch die sinngemäße äußerliche Behandlung ersetzt wurde; vgl. dazu u. a. FAUCCI, UGO: Contributo alla storia della scabbia. Riv. Storia Sci. med. e natur. IV. s. **22**, 153—170, 198—215, 257—371, 441—475 (1931) und FRIEDMANN, REUBEN: The Story of Scabies. Med. Life 41, 381—476 (1934), 42, 218—268 (1935). — [5] HUFELAND (95) Bd. 2 Abt. 2, S. 242; vgl. auch SELLE (191a) S. 219. — [6] Vgl. oben S. 56.

von Wien ging im Jahre 1761 die Entdeckung der *Perkussion* durch LEOPOLD
AUENBRUGGER hervor. Den charakteristischen literarischen Ausdruck finden
die Fortschritte der Klinik in *monographischen Bearbeitungen* von einzelnen
Krankheiten und Symptomenkomplexen. Sie arbeiten die Krankheitsbilder besser
heraus als bisher, grenzen nicht Zusammengehöriges schärfer gegeneinander ab
und erkennen manche Krankheit zum ersten Male klar in ihrer Eigenart.
VAN SWIETEN gab die erste Beschreibung der Varicellen, der Wasserpocken [1],
deren richtige Abgrenzung gegenüber den wahren Pocken HUFELAND [2] im
Interesse der Prophylaxe für besonders wichtig hält. ROEDERER und WAGLER
beschrieben (1762) den Symptomenkomplex des Unterleibstyphus. Der Neapoli-
taner MICH. SARCONE, der bei unseren Autoren auch Erwähnung findet, verfaßte 1765 ein gutes dreibändiges Werk über die Pestepidemien seiner Vaterstadt. In demselben Jahr erschien die berühmte Schrift des Engländers
FRANCIS HOME über den Croup. Ein sehr beliebter Gegenstand war die
Ruhr, zu deren Beobachtung im Feld und daheim die schlesischen Kriege
FRIEDRICHS DES GROSSEN den Berliner Ärzten reichlich Veranlassung gaben.

Die ausländische und einheimische Literatur ist an der Charité gewissenhaft
verarbeitet worden. Auch bei ihrer Leistung liegt der Schwerpunkt um diese
Zeit in der *klinischen Beobachtung und Registrierung der Krankheitszeichen,* in
der *Diagnose.* Von der Perkussion haben wir allerdings in der von uns durch-
gesehenen Literatur keine Spur, vom Thermometer nur Andeutungen gefunden.
Die mit ihm gemessene Temperatur tritt nach HUFELAND [3] beim Nachweis
des Fiebers als Zeichen neben die subjektive Wärmeempfindung des Kranken,
aber mehr in der Bedeutung des Zusätzlichen als des Ausschlaggebenden.
Einzelheiten werden nicht mitgeteilt.

ERICH EBSTEIN hat in einer schönen Studie die Entwicklung der klinischen
Thermometrie geschildert und dabei der Verdienste HUFELANDS um die Einführung der Methode in Deutschland gedacht. Unsere Stelle, die wohl der erste
Hinweis bei HUFELAND ist, führt er nicht an. Aus den Untersuchungen EBSTEINS
geht hervor, daß das Verfahren in Deutschland später Eingang fand als in den
Niederlanden, England und Österreich, wo man im 18. Jahrhundert ganz erhebliche Fortschritte machte. Man braucht sich also nicht zu wundern, wenn in
der Charitéliteratur so wenig davon verlautet. Vielleicht wurde es trotzdem
in der Praxis öfter angewendet. Wenigstens könnte man das aus einer Bemerkung
HUFELANDS vom Jahre 1824 schließen, die um diese Zeit auf eine große Verbreitung deutet [4].

Die *Beschreibung und Abgrenzung der Krankheitsbilder* steht in der Charitéliteratur auf einer beachtenswerten Höhe. Einzelne Werke erleben mit Recht
mehrere Auflagen und werden in fremde Sprachen übersetzt, so z. B. SELLES
Medicina clinica, ELLERS Observationes de cognoscendis et curandis morbis.

Das Ideal der *Diagnose* ist die Feststellung der Krankheits*ursache* [5]. Man
ist sich ihrer Schwierigkeiten bewußt. Nach MUZELL [6] sitzt sie oft in den aller-
subtilsten Teilen des unerforschlichen Gehirns. Der komplizierte Bau des
Körpers, in dem alles ineinander greift, und in dem alle Kräfte zueinander in
Beziehung stehen, macht es erforderlich, daß der Arzt auch zur Bestimmung

---

[1] SUDHOFF (202) S. 317. — [2] HUFELAND (95) Bd. 2 Abt. 2, S. 144f. — [3] HUFELAND
(95) Bd. 2 Abt. 1, S. 3. — [4] EBSTEIN (28) S. 478f. — [5] Vgl. hierzu oben S. 76f. —
[6] MUZELL (140) Smlg. 1, Vorrede.

einer speziellen und individuellen Krankheit immer auf das *Ganze* sieht [1]. Die Hilfsmittel sind: 1. der Rückschluß aus der veränderten *Funktion,* mit andern Worten die Diagnose aus den *Symptomen.* So zeigt z. B. eine widernatürliche Bewegung der Galle einen Fehler ihrer Absonderungsorgane an. 2. Der Rückschluß aus den *äußeren Faktoren,* die auf den menschlichen Körper einwirken. So lösen z. B. Dünste von *verfaulten* tierischen Teilen die Säfte des menschlichen Körpers auf. Die daraus entstehenden Krankheiten gehören also zur Klasse der „*faulichten*" Krankheiten. 3. Der *Rückschluß aus der Wirkung der Arzneimittel.* Wenn wir z. B. eine periodische Epilepsie durch die gleichen Mittel heilen können, wie ein durch schlechte Galle verursachtes Wechselfieber, so schließen wir mit Recht, daß beide Krankheiten bei aller Verschiedenheit der Symptome in einer großen Empfindlichkeit des Nervensystems und einer „gallichten Schärfe" als Ursache übereinstimmen.

In der *Prognose* spielt die alte Lehre von den *kritischen* Tagen noch eine große Rolle. Nur ihr Gewand hat sich geändert. Alle Autoren achten mit Spannung auf die kritische *Ausscheidung.* Nach HUFELAND [2] ist die Lebenskraft das Entscheidende. Je mehr sich am 7., 14., 21. und ähnlichen Tagen Zeichen der Verminderung der Krankheit und der Wiederherstellung des Gleichgewichtes zeigen, je mehr sich damit Ausleerungen verbinden, die „in Absicht" der Qualität, Quantität und der nachfolgenden Besserung kritischen Charakter tragen, desto günstiger ist die Prognose des Fiebers.

Der Diagnose und Prognose jener Ärztegeneration fehlte der raffinierte Hilfsapparat, welcher den Ärzten des 19. Jahrhunderts die Krankheitserkennung und Voraussage erleichtern und verfeinern helfen sollte. Sie waren wesentlich auf das angewiesen, was die Anamnese ergab, und was sie mit ihren fünf Sinnen feststellen konnten. Alles läuft auf eine sorgfältige *Krankengeschichte,* auf die *Inspektion* und *Palpation* des Patienten und eine *Untersuchung der Ausscheidungen* seines Körpers heraus. Das geht bis zur Prüfung der Temperatur der Ausatmungsluft, die bei Lungenentzündung heißer ist als normal [3].

Die Erhebung der *Vorgeschichte* bezieht sich auf alle Einzelheiten nicht nur des individuellen Lebens, sondern auch der Umgebung des Patienten. Sie setzt bei der Antezedenz der Familie ein, die z. B. als eine der häufigsten Ursachen der Hautflechte die *Vererbung* nachweist [4]. Das *Alter* ist schon aus dem Grunde von Wichtigkeit, weil es bei der Auswertung des Pulses für die Prognose eintaxiert werden muß [5]. Vielfach sind die Krankheiten in Fehlern der *Lebensweise* begründet, etwa der akute Schweißfriesel und die Flechte durch ungeeignete Federbetten, Pelzwerk, ungesunde, die Ausdünstung hindernde Kleidung, durch ungenügenden Wechsel der Bett- und Leibwäsche, unzureichendes Lüften der Zimmer [6]. Übermaß von Speise und Trank, zu fette, gesalzene, scharfe, spirituöse, gewürzhafte, verdorbene Speisen, schneller Übergang von „frugaler zu schwelgerischer" Kost können Hautkrankheiten und andere Leiden hervorrufen [7].

Bei der großen Bedeutung, die der *Psyche* für die Entstehung funktioneller und organischer, akuter und chronischer Krankheiten zugeschrieben wurde,

---

[1] SELLE (195) S. 205. — [2] HUFELAND (95) Bd. 2 Abt. 1, S. 10. — [3] HUFELAND (95) Bd. 2 Abt. 1, S. 169. Die Wärme der Atemluft hatte schon SANTORIO SANTORINI († 1636) mit dem Luftthermometer gemessen; vgl. EBSTEIN (28) S. 443. — [4] HUFELAND (95) Bd. 2 Abt. 2, S. 260. — [5] HUFELAND (95) Bd. 2 Abt. 1, S. 4. — [6] HUFELAND (95) Bd. 2 Abt. 2, S. 195 u. 261. — [7] HUFELAND (95) Bd. 2 Abt. 2, S. 261.

mußte am Krankenbett des Alltags der *Anamnese des seelischen Verhaltens,* speziell der Frage nach Kummer und Sorgen größere Bedeutung zugeschrieben werden, als es von anderen weniger nach der seelischen Seite orientierten Ärztegenerationen geschah.

Unter Umständen hängt die *Prognose einer Krankheit* gar nicht vom Patienten selbst, sondern von der *entfernteren Ursache* seines Leidens oder von seiner Umgebung ab. Daher gehört die Feststellung der zur Zeit der Erkrankung herrschenden epidemischen und endemischen Konstitution, der Wohnungsverhältnisse, der Möglichkeit zur Wartung und Pflege, der „ökonomischen und politischen Lage" in die Krankengeschichte[1].

Eine sorgfältige Registrierung der *subjektiven und objektiven Symptome* sucht den *Status praesens* zu klären. Das *Schmerz*symptom wird genau analysiert. Der Kopfschmerz ist das prägnante Zeichen der Hirnentzündung. Die Empfindlichkeit der Augen und Ohren kann dabei sehr erhöht oder vermindert sein. Angst und Schmerz beim Atmen weist auf Pneumonie, wobei der Patient sich bemüht, auf der kranken Seite zu liegen. Aus der Schmerzlokalisation sucht man Entzündungen auf der konvexen von solchen der konkaven Leberfläche zu unterscheiden. Die in die Arme und Schenkel ausstrahlenden Schmerzen mit taubem Gefühl deuten auf Hepatitis, wenn sie von der Lebergegend ausgehen, feine Stiche wie von Nadeln und Jucken in der Haut auf einen akuten Schweißfriesel. Nach HUFELAND [2] kann sich der Schmerz bei einer Entzündung verlieren, weil sie asthenisch geworden ist; man darf daher aus seinem Nachlassen nicht den Schluß ziehen, daß sie vorbei ist. Bei Entzündung innerer Organe wird der Schmerz oft falsch projiziert oder nicht empfunden. Um so wichtiger ist hier die *Palpation* auf Druckempfindlichkeit. Auffallend ist, daß bei HUFELAND [3] die Diagnose der Ohrenentzündung fast nur aus den subjektiven Symptomen, der großen Schmerzhaftigkeit des inneren und äußeren Ohres, einer großen Empfindlichkeit oder Abstumpfung des Gehörs mit Klingen und Brausen, dem Hitzegefühl neben einer zuweilen sichtbaren äußeren Röte gestellt wird, daß er dagegen den Ohrenspiegel, den es doch schon in ganz moderner Form gab, mit keinem Wort erwähnt.

Man fragt den Patienten nach dem *Geschmack,* den er auf der Zunge hat; bei Fieber findet sich Säureempfindung. Man fragt ihn nach der Wärmeempfindung beim Urinieren; heißer Urin gehört zu den Symptomen der Nierenentzündung und Cystitis [4]. Man fragt ihn nach dem Wärmegefühl an verschiedenen Stellen des Körpers; über entzündeten Organen ist die Haut wärmer.

Von den *Veränderungen der Funktionen* gehört die Veränderung der Stimme zu den Symptomen der Angina. Schluchsen ist oft ein ungünstiges Symptom bei Gastritis und Hepatitis. Es kommt mit sardonischem Lachen als Zeichen der Zwerchfellentzündung vor. Erbrechen bei Peritonitis deutet auf Beteiligung des Netzes. Hinken, das heimlich und langsam entsteht, kann die Folge eines Psoasabscesses oder einer verhärteten Niere sein, die sich aus einer akuten Nephritis entwickelt hat. Bei der Nierenentzündung soll der Hoden auf der befallenen Seite höher stehen als auf der anderen. Diagnostische Rückschlüsse

---

[1] Vgl. z. B. HUFELAND (95) Bd. 2 Abt. 1, S. 11. — [2] HUFELAND (95) Bd. 2 Abt. 1, S. 109. — [3] HUFELAND (95) Bd. 2 Abt. 1, S. 164. — [4] Als einer der ersten hatte der schottische Arzt GEORGE MARTIN († 1741) thermometrische Untersuchungen des Harnstrahls gemacht; vgl. EBSTEIN (28) S. 453.

werden aus der Reaktion des Magen-Darmkanals auf eine bestimmte Diät gemacht.

Von großer diagnostischer und prognostischer Bedeutung war, wie noch heute für jeden guten Arzt, der *Allgemeinzustand* in körperlicher und seelischer Hinsicht. Bei der Pneumonie gibt die „Architectura et Constitutio phthisica", die HUFELAND[1] mustergültig beschreibt, eine schlechte Prognose. Ungünstig ist allgemeine Mattigkeit, die in den Bewegungen des Kranken zum Ausdruck kommt. Bei gewissen Krankheiten ist die Prognose mit davon abhängig, ob der Kranke zu Furcht, Niedergeschlagenheit, Ungeduld und Ungehorsam neigt, ob er von Mißtrauen gegen die ärztliche Kunst und den behandelnden Arzt erfüllt ist oder nicht[2]. Wir haben es hier mit Reminiszenzen aus der STAHLschen Schule zu tun. In seiner Gefolgschaft hält z. B. auch der Engländer FRANK NICHOLLS (1796) die Mutlosigkeit der Kranken im Fieber deswegen für ein Zeichen der Gefahr, weil die Seele, wenn sie sieht, daß sie nichts ausrichten kann, untätig bleibt oder auch wohl den Körper verlassen will[3]. Delirien und Stupor deuten auf Hirnentzündung.

Die *Inspektion der Zunge*, die unrein und belegt, trocken, rot, weiß, braun und schwarz sein kann, wird sehr häufig diagnostisch und prognostisch verwertet. Charakteristisch für die Zeit vor der Entdeckung des Kehlkopfspiegels ist die Äußerung HUFELANDs[4], daß bei den anginösen Erkrankungen, unter denen auch der Symptomenkomplex unserer Diphtherie beschrieben wird, „das spezifische Zeichen, die entzündliche Röte und Schwellung fehlt, wenn die Entzündung tiefer sitzt, als die Augen reichen".

Die Beschreibung der *Hautveränderungen* bei den verschiedensten primären und sekundären Affektionen dieses Organs muß als mustergültig angesehen werden. Keine noch so feine Nuance ist jenen Ärzten entgangen. Es ist alles beschrieben, von der Schilderung des geröteten, heißen, aufgedunsenen Kopfes mit den injizierten Augen, der Hyperämie, den pulsierenden Carotiden und Temporalarterien, die sich bei Hirnentzündung finden, an bis zur Unterscheidung des erysipelatösen Exanthems, das auf Fingerdruck blaß wird, um nach Ablassen des Druckes sofort wieder rot zu werden, und der verschiedenen Formen der Papeln, Petechien, Pusteln usw., wie sie den Hautkrankheiten eigen sind.

Sehr viel ist von der diagnostischen und prognostischen Bedeutung des *Pulses* die Rede. Er wird nach Zahl, Folge und Schnelligkeit der Welle gewertet, wobei neben der Krankheit Alter, Geschlecht und Temperament des Patienten eintaxiert werden müssen. Beim Fieber ist der Puls fast immer stark beschleunigt. Bei dem prognostisch günstigen entzündlichen Fieber steht er nach HUFELAND in Stärke und Frequenz mit der Höhe des Fiebers und der Atmung in einem geordneten Verhältnis und ist hart, voll, aber nicht celer (von schnellem Ablauf der Pulswelle), dagegen ist ein schwacher, ungleicher „Pulsus frequens et celer" das Indizium eines schweren und prognostisch ungünstigen asthenischen Fiebers. Entzündungen der Bauchorgane bewirken durch die große Nervenerregbarkeit und Sympathie dieser Organe einen krampfhaften Zustand im ganzen Nervensystem und besonders in den Arterien. Daher wird mit ihrer Zunahme als ernstes Zeichen der Puls klein und hart gleich einer Darmsaite unter Abkühlung

---

[1] HUFELAND (95) Bd. 2 Abt. 1, S. 178f. — [2] HUFELAND (95) Bd. 2 Abt. 1, S. 10. — [3] Vgl. KORNFELD in PUSCHMANN (155) Bd. 3, S. 612. — [4] HUFELAND (95) Bd. 2 Abt. 1, S. 200.

der Extremitäten. Einen harten und gespannten Puls findet man auch bei Nephritis und Cystitis.

Auf die Vermehrung, Verminderung und qualitative Veränderung der *Ausscheidungen des Körpers* mußten die Charitéärzte aus dem Grund besonderen Wert legen, weil sie sie mit der Krise in engen Zusammenhang brachten und, wie wir gesehen haben, das Ausbleiben notwendiger Ausscheidungen als Hauptursache vieler Krankheiten betrachteten. Nach HUFELAND [1] fehlen vor allem bei den wirklich entscheidenden Krisen aller wirklich fieberhaften Krankheiten nie der kritische Urin und der kritische Schweiß. Der kritische Urin kündigt sich durch Trübung oder durch ein sich nach unten senkendes Wölkchen (das Zeichen der Koktion [2]) an und entscheidet die Sache durch ein weißliches, gleichförmiges, nicht zu reichliches Sediment. Der kritische Schweiß gibt sich durch eine „allgemein verbreitete, gleichförmige und duftartige, nicht wäßrige oder ölige Beschaffenheit" zu erkennen. Profuse, klebrige Schweißausbrüche von einem Geruch, der dem von faulen Citronen oder Stroh ähnlich ist, finden wir bei akutem Friesel [3]. Bei frieselkranken Wöchnerinnen riechen die Schweiße nach alter, sauer gewordener Milch [4].

Bei der Pneumonie, bei der alles auf die örtliche Krise durch den *Auswurf* ankommt, ist der nicht kritische Auswurf zäh, wäßrig, scharf und blutig, der kritische gelbweiß, dicklich, einer dicklichen Emulsion oder gutartigem Eiter ähnlich, zuweilen mit kleinen Blutstriemen untermischt und leicht löslich. Jedenfalls ist blutiger Auswurf immer ein Zeichen hochgradiger Entzündung der Lunge, sowohl sthenischer wie asthenischer [5].

Vermehrung von *Schleim* und *Speichel*absonderung ist ein Zeichen anginöser Erkrankung. Beim Scharlach ist die Gefahr um so größer, je *schärfer* das aus Mund und Nase fließende Serum ist. Das erkennt man daraus, daß diese Teile exkoriiert werden [6].

Die Begutachtung des *Urins* spielt, abgesehen von der Krise, eine relativ bescheidene Rolle. Während des Fiebers ist er bei Frost und Frostgefühl blaß, im heißen Stadium rot. Seine Vermehrung und Verminderung wird bei den verschiedensten Krankheiten beachtet. Anurie gehört zu den Zeichen der akuten Nephritis. Beim Wechselfieber hat der kritische Urin am Ende des Paroxysmus gewöhnlich einen ziegelroten Bodensatz. Roter Urin wird sowohl bei chronischer Leberentzündung, wie bei akuter Nephritis und Cystitis beobachtet; bei akuter Hepatitis ist er safrangelb oder braun mit rötlichem Sediment. Bei Cystitis wird er in späterem Stadium reichlich und dick. Die Vermengung mit stinkendem Eiter zählt HUFELAND unter den Symptomen der eitrigen Nephritis auf [7]. Diese Beispiele genügen, um zu zeigen, daß man von der Urinuntersuchung um die damalige Zeit noch nicht viel erwarten durfte. Die chemische Analyse der Körperausscheidungen ist noch in den Anfängen, obwohl DEKKERS bereits 1694 die Eiweißkochprobe gemacht hatte, die am Ende des 18. Jahrhunderts einige Modifikationen erfuhr [8]. Nach SELLE [9] läßt sich bei Diabetes aus dem Urin eine zuckerartige Substanz abscheiden; durch die Gärung

---

[1] HUFELAND (95) Bd. 2 Abt. 1, S. 7f. — [2] Vgl. die oben auf S. 79 erwähnte Materia cocta. — [3] HUFELAND (95) Bd. 2 Abt. 2, S. 197. — [4] HUFELAND (95) Bd. 2 Abt. 2, S. 205. Vgl. hierzu unten S. 166. — [5] HUFELAND (95) Bd. 2 Abt. 1, S. 168. — [6] HUFELAND (95) Bd. 2 Abt. 2, S. 176. — [7] Vgl. HUFELAND (95) Bd. 2 Abt. 1, S. 245; ähnlich SELLE u. a. — [8] Vgl. hierzu EBSTEIN (27) S. 3ff. — [9] SELLE (191b) S. 483.

wird er säuerlich [1], dagegen koaguliert er in der Wärme nicht, woraus man schließen kann, daß keine Lymphe mit ausgeschieden wird. Nach HUFELAND [2] haben die Chemiker nachgewiesen, daß beim Fieber die Lungenabsonderungen wenig, die Hautabsonderungen mehr Kohlenstoff enthalten. Aber alle diese Untersuchungen wirken sich in der Praxis kaum noch aus. Es ist mehr eine Zukunftshoffnung. Auch aus der Untersuchung des *Aderlaßblutes* machte man Rückschlüsse auf die Krankheitsätiologie. Bei den Fiebern entzündlicher Genese ist die Kohäsion und Gerinnbarkeit erhöht, was sich in der dabei meist vorhandenen schon früher erwähnten Crusta inflammatoria kundgibt [3].

Wenn auch nicht so häufig wie der Chirurg, so machte der innere Arzt doch oft genug Gebrauch von der *Palpation,* um Geschwülste, Druckempfindlichkeiten, Spannungszustände z. B. der Bauchdecken bei Peritonitis und peritonitischen Reizzuständen festzustellen. Interessant ist in diesem Zusammenhang die Betastung des *Uterus* vom *Mastdarm* aus, durch die man nach HUFELAND die Empfindlichkeit der Gebärmutter bei Metritis konstatiert [4].

Es ist natürlich nicht zu erwarten, daß eine Zeit, die von ganz anderen pathologischen Anschauungen ausging, ganz andere Ätiologien kannte und den größten Teil unserer diagnostischen Hilfsmittel entbehren mußte, in ihren Krankheitsbildern die gleichen Symptomenkomplexe als zusammengehörig und Einheit erfaßt, wie wir. Ein Hemmnis lag schon in der Vorstellung von der *Verwandtschaft vieler Krankheiten.* Dadurch war die Möglichkeit des Überganges der einen in die andere gegeben. Wenn eine seelische Aufregung, wenn „Leidenschaften" das Wechselfieber ebensogut verursachen können, wie ein Contagium oder Miasma epidemicum, ist es leicht verständlich, welche in unseren Augen total verschiedenen Zustände man zu den Wechselfiebern gerechnet hat [5]. Wenn der breite Begriff einer mit Abnahme und Marasmus verbundenen Eiterresorption zur Diagnose „Phthise" genügt [6], muß man alle möglichen Komplexe darunter verstehen, die nichts miteinander zu tun haben. Gefährlich war nach dieser Richtung das BROWNsche Schema vom sthenischen und asthenischen Grundzustand. Die Unterscheidung von sthenischen und asthenischen Fiebern reißt z. B., soweit wir nach den Symptombeschreibungen urteilen können, bei HUFELAND [7] verschiedene Stadien des Typhus ätiologisch auseinander und bringt ganz heterogene Fieberzustände zusammen.

Was HUFELAND Gehirnentzündung nennt, birgt die schwersten meningitischen Symptome und harmlose nervöse Reizzustände, wie sie etwa bei Kindern auftreten, die mit Würmern behaftet sind.

Auf der andern Seite zeichnet der ärztliche Blick der Charitéautoren doch viele Krankheitsbilder so, daß wir wenig hinzuzusetzen haben. Darin ist der Fortschritt im Laufe des 18. Jahrhunderts unverkennbar und HUFELAND der Meister gegenüber den älteren Kollegen. Man lese seine glänzenden Beschreibungen der Pocken, Masern, des Scharlachs und anderer Erkrankungen [8].

Für die Praxis war die ungenügende Abgrenzung der Krankheitsbilder kein so großer Nachteil, weil sie auf die *Therapie* wenig Einfluß hatte. Diese richtete

---

[1] Die Gärungsprobe war 1780 von dem schon genannten Engländer FRANCIS HOME eingeführt worden; vgl. EBSTEIN (27) S. 17f. — [2] HUFELAND (95) Bd. 2 Abt. 1, S. 5. — [3] HUFELAND (95) Bd. 2 Abt. 1, S. 30. Vgl. auch oben S. 81 und 84. — [4] HUFELAND (95) Bd. 2 Abt. 1, S. 251. Vgl. unten S. 168. — [5] Vgl. z. B. SELLE (191a) S. 35. — [6] Vgl. oben S. 85. — [7] Vgl. HUFELAND (95) Bd. 2 Abt. 1, S. 29ff. — [8] Vgl. HUFELAND (95) Bd. 2 Abt. 2, S. 48ff., 87ff., 100ff.

sich nach den Symptomen, obwohl ihr erstes Ziel durchaus die ätiologische Behandlung war, von der man die symptomatische bewußt trennte[1]. In der Hoffnung, durch die Arzneimittel Veränderungen im Körper hervorzubringen, hatte es die Humoralpathologie und der Vitalismus leichter als die Solidarpathologie des 19. Jahrhunderts. Ein gewisser Skeptizismus verrät sich bei SELLE[2]: Die von den Arzneimitteln im Kranken hervorgebrachte Veränderung beschränkt sich größtenteils auf die flüssigen Teile. Zwar ist die Beschaffenheit der festen von der der flüssigen nicht ganz unabhängig, und insofern kann man nicht selten wenigstens mittelbar auch auf die festen Teile wirken. Aber zerstörte Organisationen wieder herzustellen, liegt außerhalb des Gebietes der Kunst. Für den Vitalismus HUFELANDs liegt der Schwerpunkt in der *dynamischen Arzneiwirkung*, die von der materiellen aber nicht zu trennen ist. Es kommt vor allem auf die günstige Beeinflussung des sthenischen und asthenischen Zustandes und — darin folgt HUFELAND alten hippokratischen Prinzipien — auf die Unterstützung, Lenkung, unter Umständen auch auf das Ersetzen der Heilkräfte der Natur an; denn ohne Hilfe der Natur ist keine künstliche Hilfe möglich. Sie ist das Ausschlaggebende; triumphiert sie doch manchmal über zwei Feinde, die Krankheit und den fehlerhaft handelnden Arzt. Manchmal aber kann die Naturtätigkeit ohne künstliche Hilfe ihren Zweck nicht erreichen; jedenfalls muß sie immer durch die Kunst unterstützt werden. In seltenen Fällen hängt alles vom Arzt allein ab.

Die *Naturheilung* kommt einmal durch eine sinnvolle reaktive *Erregung* zustande, die teils Bewegungen, teils Absonderungen der Säfte erzeugt. Dadurch wird die materielle erregende Ursache der Krankheit entfernt, wie verdorbene Substanzen im Magen-Darmkanal Erbrechen und Durchfälle auslösen oder die Eiterung zur Eliminierung von eingedrungenen Fremdkörpern dienen kann. Die auf diesem Wege zustande kommenden Blutungen, Schweißausbrüche und ähnliche Ausleerungen können in sthenischen Zuständen zu einer im guten Sinne „schwächenden" Krisis führen. Jeder krankhaft erregte Zustand hat nämlich nach einiger Zeit aus sich heraus eine schwächende Erschöpfung zur Folge, die gleich bedeutend mit Heilung werden kann. So erklärt HUFELAND, daß die Fieber ihre bestimmte Dauer und ihre Stadien haben, daß sie immer erst bis zu einem gewissen Punkte steigen müssen, ehe sie abfallen können. Sie können nur durch „Überreizung" in Besserung übergehen. Eine katarrhalische Affektion, ein Durchfall, eine Gonorrhöe heilt durch Krafterschöpfung, die sie selbst hervorbrachte. Eine Hämorrhagie sistiert mit der Ohnmacht, die sie bedingt. In diesen Verhältnissen liegt nach HUFELAND der Grund des Mißerfolges bei zu brüskem therapeutischen Vorgehen. Wie verbreitet diese Ansicht war, sieht man daraus, daß nach MUZELL[3] zwei Drittel von denen, die mit chronischen Krankheiten in die Charité kommen, ihre chronische Erkrankung einem falsch behandelten Fieber verdanken, z. B. Schwindsucht, obstruierte Drüsen, Wassersucht, allgemeines Zittern, Krämpfe, echte Epilepsie, Arthritiden. Vieles führt er auf die falsche Anwendung der Chinarinde zurück, deren prompte Wirkung die Ärzte bei der Malaria begeisterte. Damit eine wirkliche Heilung eintritt, muß nach HUFELAND die Selbsterschöpfung da sein, natürlich im richtigen Verhältnis zu dem Grade des Übels. Mit der krankhaften Erregung ist eine Restauration und Umänderung der organischen Materie verbunden. Sie gibt

---

[1] SELLE (195) S. 233. — [2] SELLE (195) S. 232f. — [3] MUZELL (140) Smlg. 1, Vorrede.

dem befallenen Teil nach und nach eine verbesserte Mischung und vernichtet die ursprüngliche krankhafte Anlage. Das sind unbedingt Anklänge an Gedankengänge HAHNEMANNs, dessen grundlegende Publikation 1797 in HUFELANDs Journal erschienen war. Bei einer zu schnellen Suppression der pathologischen Tätigkeit wird auch dieser Regenerationsprozeß supprimiert; dadurch bleibt etwas von den materiellen inneren Prämissen der Krankheit zurück.

Ein weiterer Modus der Naturheilung ist die *sympathische Affektion* [1] anderer Organe; so erregt z. B. eine Reizung der Lunge eine sympathische Reaktion aller an der Respiration beteiligten Organe, die dann beim Husten den fremden Stoff mit ausstoßen, oder sie erregt Erbrechen, wodurch, wie es beim Keuchhusten oft der Fall ist, die Lungenreizung aufhört. Auch kann durch die sympathische Anstrengung mehrerer Organe der Grad der Schwächung, der zur Heilung des örtlichen Symptoms nötig ist, manchmal leichter erreicht werden, als wenn es nur bei einem bliebe. Endlich vermag ein durch Sympathie ausgelöstes Fieber durch Umstimmung des ganzen Körpers die Heilung herbeizuführen. Auf diese Weise wird ein Fieber oft die Kur einer vorher unbezwinglichen örtlichen Krankheit, eines Wahnsinns, eines hartnäckigen Hautausschlages, eines Scirrhus, einer Gelbsucht, einer Epilepsie u. ä. [2].

Ein drittes Heilprinzip liegt in dem früher erwähnten *Antagonismus* [3]. Am deutlichsten zeigt sich das bei den Sekretionen. Durch unterdrückte Hauttätigkeit kann ein Durchfall entstehen, der die nachteiligen Folgen des Versagens der Haut aufhebt. Vermehrte Hauttätigkeit in Form von Schweiß kann Diarrhöen beruhigen und heilen. Allgemeine Krankheiten können durch örtliche und örtliche Krankheiten wichtiger Organe durch Übertragung der Krankheit auf weniger wichtige geheilt werden. Ein Fieber bedingt oft durch die fieberhafte Erregung selbst eine Affektion, einen Absceß, ein Exanthem u. a., mit deren Erscheinen die allgemeine Fieberkrankheit aufhört.

Ein viertes Heilelement der Natur liegt in der *Vermehrung, Verminderung* oder *qualitativen Veränderung der Sekretion*. Die *Vermehrung* heilt teils durch Schwächung des Körpers und seiner Organe, teils durch Ausräumung der materiellen Krankheitsursache, die *Verminderung* durch Zurückhaltung nötiger Säfte und durch Verhütung zu großer Schwäche. Das durch die Krankheit *qualitativ* veränderte Sekretionsgeschäft kann Heilung dadurch bewirken, daß *spezifische* Materien abgesondert und ausgeleert werden. HUFELAND ist der Überzeugung, daß die krankhafte materielle Veränderung in den Organen ihnen eine neuartige organische *Wahlanziehung* gibt, die sie im gesunden Zustand nicht haben, und die sie auch mit der Gesundheit wieder verlieren. Ein ganz neues durch die Krankheit geschaffenes „Sekretionsorgan" ist die *Eiterung*. Auf ihre Bedeutung als Heilvorgang wurde schon früher hingewiesen [4]. Innere Eiterungen können wieder durch äußere geheilt werden, selbst die eitrige Lungenphthise wurde in einigen Fällen durch eine langwierige äußere Eiterung geheilt, die durch eine Verbrennung entstand. Stockungen der Materie, Extravasate, Verhärtungen werden durch hinzukommenden Eiter erweicht und zur Ausleerung vorbereitet. Er ist oft die unerläßliche Vorbedingung zur Belebung

---

[1] Vgl. oben S. 82. — [2] Vgl. dazu an neueren Arbeiten: NEUBURGER (141) und ders.: Das Fieber als Heilmittel der Natur. In SCHERING-KAHLBAUM mediz. Mitt. 5, 138—141 (1933) und EMANUEL BERGHOFF: Zur Beeinflussung chronischer Krankheiten durch interkurrente Fieber. Klin. Wschr. 1931 II, 2138—2140. — [3] Vgl. oben S. 82f. — [4] Vgl. oben S. 84.

der plastischen Tätigkeit und zur Wiederersetzung verlorengegangener Organteile.

Ein fünfter wichtiger Heilvorgang liegt in den *chemischen Umwandlungen,* die sich unmerklich teils in den krankhaften Mischungen, teils in der Struktur vollziehen. Sie werden von der Natur manchmal durch äußere Faktoren bestimmt, z. B. dadurch, daß der Appetit vermindert oder vermehrt ist, oder durch die Temperatur, die unter Umständen im Fieber chemische Umsetzungen ermöglicht, die bei niederen Temperaturen unmöglich sind, endlich durch vermehrte und veränderte Tätigkeit der Gefäße, durch die Erhöhung der plastischen und reproduzierenden Tätigkeit der Organe und Gewebe.

Ein wertvoller *Wegweiser für den einzuschlagenden Heilplan* ist der *Instinkt des Kranken.* Abneigung und Begierde gegenüber bestimmten Speisen und Getränken haben ihren guten Sinn. Bei allen asthenischen Fiebern besteht ein Trieb zum Wein, zu herzstärkenden Dingen und Säuren. Er wird um so größer, je mehr dieser Zustand sich dem faulichten nähert. Bei allen Krankheiten, bei denen sich im Darmkanal verdorbene Galle angesammelt hat, ist die Begierde zum Sauern und die Abneigung gegen Fleisch vorhanden. Bei Schleimkrankheiten besteht Neigung zu salzigen und scharfen Dingen, die dabei nützlich sind, bei Säuren und Schärfen im Darmkanal zu alkalischen Erden. An hitzigem Fieber Erkrankte treiben sich manchmal gegen allen ärztlichen Rat halbnackt in der kältesten Luft herum, wälzen sich im Schnee und werden gesund, weil der Naturinstinkt der klügere Teil ist.

Wir wären auf diese theoretische Begründung der Therapie durch HUFELAND, auf die er selbst den größten Wert legt, nicht so ausführlich eingegangen, wenn sie nicht so charakteristisch dafür wäre, wie sehr man bemüht ist, die praktische Erfahrung in dem früher angegebenen Sinne theoretisch zu fundieren und zu sichern, und dafür, wie wenig sich eigentlich prinzipiell dadurch geändert hat, ob man Humoralpathologe geblieben oder Brownianer geworden ist; denn hier wird nichts anderes getan, als es die guten hippokratischen Ärzte zu allen Zeiten getan haben. Die therapeutischen Maßnahmen der Brownianer erreichen mit denselben Mitteln denselben Zweck durch ihre Reizwirkung auf die Erregbarkeit, welche die Blutgefäße und Drüsen zu veränderter Tätigkeit bringt, den Chemismus der Mischung und Form verändert und auf diesem Weg zur Eiterung und anderen Wandlungen führt, wie die „Alten" durch ihre Koktion der Säfte und die Boerhaavianer, Hoffmannianer und Stahlianer durch den unmittelbaren chemischen und physikalischen Einfluß ihrer Arzneigaben auf die festen und flüssigen Bestandteile des Körpers.

Einen sehr schönen Einblick in die Fortschritte, die die *chemische Begründung der Pharmakotherapie* des 18. Jahrhunderts im Unterricht an der Charité gemacht hat, bekommt man aus dem Lehrbuch der allgemeinen Therapie, das I. C. W. MOEHSEN aus dem Nachlaß der Vorlesungen SAMUEL SCHAARSCHMIDTs im Jahre 1749/50 auf Wunsch der Zuhörer herausgegeben und mit Zusätzen vermehrt hat[1]. Er baut auf der Lehre von den *Elementen (Prinzipien)* nach BECKER und STAHL auf, die uns stark an alte parazelsische Chemie erinnert. Danach bestehen alle Gebilde, auch die Arzneimittel, aus Wasser und dreierlei Arten von Erde. Von diesen dreien ist das erste das eigentliche *Principium terreum.* Es enthält in sich den Grund von allen festen Körpern. Ohne es

---

[1] SCHAARSCHMIDT, SAM. (177).

können sich alle anderen Prinzipien nicht zu einer Konsistenz vereinigen [1]. Es ist im Feuer beständig und läßt sich im Wasser nicht auflösen. Das zweite ist das *Prinzip der Wärme* und Verbrennbarkeit, das den Körpern auch den Geruch und die Farbe gibt, das berühmte STAHLsche *Phlogiston,* das man auch, weil es am meisten im Schwefel getroffen wird, *Principium sulphureum* nennt. Das dritte ist das *Principium mercuriale,* der „Grund einer trocknen Flüssigkeit, wie dergleichen im Quecksilber bemercket wird"; es ist der Grund, daß Metalle verflüssigt werden können, und zugleich ihr wesentlicher Bestandteil. Diese Elemente sind den Sinnen unerfaßbar und kommen in den Naturkörpern immer nur in Mischungen vor. Von dem Elementgehalt und der Mischung hängt die chemische Wirkung der Naturkörper ab. Das gilt z. B. für die sauren und alkalischen Salze, die, miteinander vermischt, aufbrausen und ein neutrales Salz geben. Die *sauren Salze* sind zum guten Teil mit unseren Säuren identisch, deswegen wird z. B. die Salpetersäure, aber auch der Saft von Früchten, z. B. der Citrone, dazu gerechnet. Im tierischen Körper, auch in seinen Ausscheidungen, ist die Säure in so fester Verbindung mit anderen Teilen vermischt, daß sie nicht ohne Zerstörung und Fäulnis herausgebracht werden kann. Zu den *alkalischen Salzen* gehört die Mehrzahl der Substanzen, die beim Verbrennen von organischen Körpern als Asche zurückbleiben, die Pottasche und der Weinstein. Sie kommen im Blut, im Harn und in anderen Gebilden des lebendigen Organismus vor. Die *Wirkung der Säure* im menschlichen Körper besteht unter anderem darin, daß sie die Säfte einerseits verdickt, namentlich wenn sie an erdige Teile gebunden ist, andererseits die alkalische Schärfe korrigiert, die erdigen Teile auflöst, zur Zirkulation geschickter macht, den Appetit erregt, die festen Teile zusammenzieht und in konzentrierter Form sogar anfrißt. Die *alkalischen Salze* bewirken im menschlichen Körper die Auflösung der schwefligen Teile, dadurch wird die natürliche Wärme des Körpers erhalten und die Vermischung mit den wäßrigen Teilen befördert. Sie unterstützen die verdauende und auflösende Funktion der Galle. Durch die Vereinigung mit den sauren Teilen entstehen Mittelsalze und wird dem Schaden vorgebeugt, der durch einen Säureüberschuß verursacht werden könnte. Auch eine diuretische Wirkung kommt ihnen zu. Im Übermaß entfalten sie wie die Säuren eine zerfressende und korrosive Wirkung.

Diese kurzen Beispiele aus der chemischen Physiologie erklären die Grundgedanken der chemisch orientierten *Pharmakotherapie* an der Charité. Der Essig ist ein souveränes Mittel gegen die Entzündung [2]; die Entzündung führt zu einer Stockung des durch die roten Blutkörperchen bedingten roten Teils des Blutes in den Gefäßen [3]. Indem die Essigsäure die erdigen Teile auflöst, wird der starke Zusammenhang der roten Kügelchen verhindert. Entsteht aber, was auch möglich ist, die rote Farbe durch die Vermischung der alkalischen und schwefligen Teile des Blutes, so wirkt die Säure wieder durch die Auflösung dieser Substanzen verflüssigend auf das Blut und entzündungswidrig. Mit der Darreichung von Alkalien kann man eine Verteilung und Lösung des Schleimes, eine schweißtreibende Wirkung, eine Neutralisation übermäßiger Säurebildung,

---

[1] Vgl. das auf S. 68 über den Chemismus der Knochen und auf S. 80 über den Chemismus des Blutes Gesagte. — [2] Daß der Essig in der Charité häufig angewendet wurde, geht aus den in den Charitéakten anzutreffenden Ermahnungen zu sparsamem Gebrauch hervor; vgl. Charité-Akten II 4 No. 1 Vol. 3 fol. 51, 85, 91. — [3] Vgl. oben S. 80.

eine Behebung von Verdauungsstörungen durch ungenügende Gallenfunktion und ähnliches erzielen.

So aussichtsvoll diese Versuche schienen, die Arzneiwirkung aus dem Chemismus zu erklären, so war es den Ärzten doch klar, daß es eine Hoffnung auf lange Sicht blieb. Oft hat das Alkali dieselbe Wirkung wie die Säure, z. B. in der Auflösung von Säfteeindickungen. Die Ordnung der Medikamente nach chemischen Grundsätzen wurde daher zwar gelegentlich versucht[1], konnte aber gerade an der der Praxis zugewendeten Charité nicht populär werden. SELLE [2] kommt ebenso wie SCHAARSCHMIDT-MOEHSEN zu der Überzeugung, daß die *Einteilung nach der Wirkung* praktisch die einzig mögliche ist, und wenn HUFELAND [3] die Ansicht vertritt, daß wahrscheinlich bei allen Einwirkungen auf den Menschen ein chemischer Prozeß vor sich geht, und daß daher auch die Wirkung der Arzneimittel durch Wahlanziehung der Grundstoffe und durch die daraus entstehende Zersetzung und Bindung derselben geschieht, so ist das wieder ein Zukunftsprogramm.

Die *Erfahrung* allein entschied am Krankenbett. Sie hatte im 18. Jahrhundert drei Heilfaktoren neu kennen- oder, besser gesagt, neu schätzen gelernt: die Mineralwässer und Heilquellen, die Hydrotherapie und die therapeutische Anwendung der Elektrizität, deren geheimnisvollen Manifestationen die gebildete Welt das größte Interesse entgegenbrachte.

Um das Studium der *Mineralwässer* und *Heilquellen* hatte sich HOFFMANN die größten Verdienste erworben. In der allgemeinen Therapie von SCHAARSCHMIDT-MOEHSEN, bei SELLE u. a. wird den verschiedenen Brunnen hauptsächlich im Anschluß an HOFFMANN eine ausführliche Analyse gewidmet, in der die chemischen und medikamentösen Eigenschaften des Selzer und Selterswassers, der Wildunger und Karlsbader Brunnen, der Mineralquellen von Pyrmont, Lauchstädt und vieler anderer deutscher und außerdeutscher Bäder besprochen und empfohlen werden [4]. Auch arme Patienten bekommen in der Charité Mineralwässer zu trinken und werden in Bädern mit medikamentösen Zusätzen behandelt.

Die *Hydrotherapie* wurde in Deutschland neben HOFFMANN vor allem durch die schlesischen Ärzte HAHN, Vater und Söhne, gefördert. Der Vater SIEGMUND rettete durch die Wasserbehandlung seinem Sohn JOHANN GOTTFRIED bei einem schweren Typhus exanthematicus das Leben. Der Bedeutendste der beiden Brüder, JOHANN SIEGMUND († 1773), behandelte erfolgreich vor allem fieberhafte Infektionskrankheiten und chirurgische Affektionen mit kalten Umschlägen, Waschungen und Bädern, ferner Wassersucht, Lähmungen, Gicht, Rhachitis und Hautkrankheiten. Es ist historisch recht interessant, daß in den Kriegen FRIEDRICHS DES GROSSEN, die in der schlesischen Heimat dieser Männer geführt wurden, diese Methoden von den Ärzten des preußischen Heeres übernommen wurden und erfolgreich an kranken und verwundeten Soldaten zur Anwendung kamen. Die Generalchirurgen SCHMUCKER und THEDEN, von denen der letztere sich ausdrücklich auf SIEGMUND HAHN berufen hat, waren begeisterte Anhänger der Hydrotherapie [5]. So kam das Verfahren nach Berlin und an die Charité.

---

[1] Z. B. von CARTHEUSER (22); vgl. SELLE (195) S. 220. — [2] SELLE (195) S. 221f. — [3] HUFELAND (95) Bd. 1, S. 57f. — [4] Vgl. auch die oben (S. 25) erwähnten Analysen von Heilquellen, die der jüngere MUZELL auf seinen Studienreisen vornahm. — [5] Vgl. hierzu VAN DER REIS (158) S. 8f. u. 33f.

Jedenfalls spielen die Teil- und Ganzbäder, die kalten und warmen nassen Umschläge und andere hydrotherapeutische Applikationen in der späteren Charitéliteratur eine unvergleichlich größere Rolle als in der älteren. Bei Schaarschmidt-Moehsen [1] werden sie nur kurz erwähnt. Später ist immer öfter davon die Rede vor allem bei rheumatischen [2] und fieberhaften Erkrankungen [3]. Horn [4] rechnet es zu seinen Verdiensten, daß er vom ersten Tage seines Dienstantrittes an von der Wasserbehandlung fleißig Gebrauch gemacht und die für diesen Zweck in der Charité vorhandenen Einrichtungen ergänzt und ausgebaut hat. Die warmen Bäder können nach ihm die Arzneibehandlung oft ersetzen. Durch kalte Sturzbäder und Übergießungen werden oft bessere Erfolge erzielt als mit reizenden Arzneien im Sinne Browns. Bei Fieberkranken wurde durch Duschebäder, bei denen der Wasserstrahl auf Kopf, Nacken und Rückgrat gerichtet war, der betäubte, schlummersüchtige und delirierende Zustand unmittelbar behoben. Oft waren es schlimme Kuren, kalte Sturzbäder kombiniert mit der Dusche, denen Schwerkranke 2—3mal täglich auf die Dauer von 7—9 Tagen ausgesetzt wurden. Aber Horn hat dadurch nach seiner Ansicht viele schwer Nervenfieberkranke am Leben erhalten.

Was die *Elektrotherapie* angeht, so ist nach Selle [5] dem Menschen von Natur aus eine mehr oder weniger reichliche elektrische Materie eigen. Er befindet sich im Zustand der positiven Elektrizität, wenn er zu seiner eigenen noch einen Zusatz von außen her empfängt. Wenn er dagegen seine eigene Elektrizität fremden Körpern mitteilt, derselben also beraubt wird, ist er in negativer Elektrizität. Wenn man die Elektrizität als Heilmittel anwenden will, muß man den Menschen, der zu viel elektrische Materie hat, negativ elektrisieren, d. h. ihm Elektrizität entziehen, den, dem es an Elektrizität mangelt, muß man positiv elektrisieren. Den ersteren wird man also mit dem negativen, den letzteren mit dem positiven Konduktor der Influenzmaschine in Verbindung setzen. Man setzt entweder den ganzen Körper oder einen einzelnen kranken Teil der Elektrizität aus. Die Schläge soll man immer in solchen Grenzen halten, daß unangenehme Empfindungen nicht eintreten. Die *positive* Elektrizität vermehrt den Kreislauf des Blutes, befördert die Absonderungen, verdünnt alle Flüssigkeiten des Körpers, macht überhaupt alle unsere Organe reizbarer und empfindlicher. Sie ist daher indiziert bei Erschlaffung der Fibrae, bei Kreislaufverlangsamung, Verlangsamung der Absonderung und Säftebewegung, bei Lähmungen und veralteten Rheumatismen, aber auch zur Zerteilung von verhärteten Drüsen und zur Beförderung von Hämorrhagien, die erwünscht sind, z. B. beim Ausbleiben der Menses. Zur Herabsetzung der Erregbarkeit erweist sich die *negative* Elektrizität nützlich bei Krämpfen und Schmerzen, die durch Übererregbarkeit bedingt sind. Auch andere Charitéautoren, z. B. Hufeland, machen in diesem Sinne von elektrischen Applikationen Gebrauch.

Neben den neuen Errungenschaften marschiert der ganze *altüberlieferte therapeutische Apparat* auf. Auf Einzelheiten können wir unmöglich eingehen. Die *Absorbentien* [6] sind kalkerdige Körper, die zur Einsaugung der in den ersten Wegen befindlichen Säure dienen. Die *Demulcentia* sind schleimige und ölige Mittel zur Einwicklung von Schärfen in den ersten Wegen. Die *Temperantia*

---

[1] Schaarschmidt, Sam. (177) S. 410f. — [2] Vgl. z. B. Selle (191a) S. 118. — [3] Selle (184) Th. 3, S. 86ff. — [4] Horn (89) S. 161ff. — [5] Selle (191b) S. 559f. — [6] Vgl. zu dieser Zusammenstellung Selle (195) S. 222ff.

sind kühlende Mittel und so verschieden, wie die Natur des Fiebers. Bei entzündlicher Beschaffenheit muß man salpeterartige Salze, bei Fäulnis saure Salze dazu nehmen. Die *Aperientia* lösen zähe Säfte auf und können Stockungen zerteilen. Davon wirken die sog. *Solventia* oder *Digestiva*, z. B. das mit Citronensäure gesättigte *Laugensalz*[1], auf die zähen Säfte in den ersten Wegen, die eigentlichen *Resolventia*, z. B. Salmiak, mehr auf die Eingeweide selbst. Die *Antiscorbutica*, zu denen namentlich die antiskorbutischen Pflanzen, saure Früchte, „fixe Luft", d. h. Kohlensäure[2] gehören, bewirken bei chronischer Verdorbenheit der Säfte und gehinderten Aus- und Absonderungen durch ihren Reiz und durch ihre feine Säure eine Wegschaffung der verdorbenen und eine Verbesserung der zurückbleibenden Säfte. Die *Antiseptica*, darunter in hohem Grade die Chinarinde und die mineralischen Säuren, widerstehen der Fäulnis der Säfte beim Fieber. Die *Alexipharmaca*, für die STAHL besonders beliebte Kompositionen angegeben hatte, schaffen beim Fieber ansteckende Materien durch Stärkung des Nervensystems und Beförderung des Schweißes aus dem Körper, z. B. die Baldrianwurzel, die virginische Schlangenwurzel[3] und der Campher. Bei den *Confortantia* unterscheidet man die *Nervina* oder *Analeptica*, die unmittelbar auf die Nerven wirken, wie Wein und Naphtha[4], die *Tonica* oder *Adstringentia*, die mehr auf die Muskelfibrillen wirken, z. B. die Catechu, endlich die *Visceralia*, deren Einfluß auf die Wände des Darmkanals geht, wozu fast alle Bitterstoffe zu rechnen sind. *Anthelmintica*, die die Würmer weniger töten als wegschaffen, sind Zittwersamen[5] gegen die Spulwürmer, Farrenkrautwurzel gegen den Bandwurm. Als Untergruppen der *Paregorica*, d. h. der lindernden Mittel, unter denen der Mohnsaft den ersten Rang einnimmt, kennt man die schmerzstillenden *Anodyna*, die krampfstillenden *Antispasmodica*, die beruhigenden *Hypnotica*. Unter den *Vomitoria* sind Ipecacuanha und Brechweinstein die vorzüglichsten. Von den stuhlgangfördernden *Catarctica* unterscheidet man nicht mehr die vielen Sorten, welche die Alten auseinandergehalten hatten, weil sie glaubten, das eine wirke auf diesen, das andere auf jenen Saft, die Hydragoga, Phlegmagoga, Cholagoga, Melanagoga, Panchymagoga und Emmenagoga, sondern nur die Gruppe der drastischen *Purgantia* und der gelinderen *Laxantia*. Trotzdem ist nach SELLE[6] die Unterscheidung der Alten in gewissem Sinne gerechtfertigt. Die sog. Purgantia drastica, wie Gummigutti und Resina Jalapae, wirken hauptsächlich auf wäßrige Feuchtigkeiten, während die Aloe Hämorrhoidenblutungen und Menses auslösen kann. Weitere natürliche Wirkungsgruppen bilden die *Diaphoretica, Diuretica, Apophlegmatisantia, Salivantia* und *Diluentia*. Die Apophlegmatisantia befördern die Absonderung der schleimigen Feuchtigkeiten durch Mund und Nase. Was durch den Mund befördert, heißt Expectorans. Es sind auflösende und demulcierende Mittel. Durch die Nase befördern die *Errhina;* als Typus wird die Nieswurz erwähnt. Die Salivantia werden eigentlich nur durch die Quecksilberarzneien repräsentiert, welche die Eigenschaft haben, das venerische Gift mit dem Speichel auszuführen. Zu den durchspülenden Diluentia sind vor allem die Mineralwässer zu rechnen.

Mit der *Anwendung dieser Heilmittelgruppen* nach den geschilderten Grundsätzen kommt es zu den verschiedensten individualisierenden Kuren. Von

---

[1] Ein Alkalisalz der Citronensäure. — [2] Über die fixe Luft vgl. SELLE (191a) S. 470. — [3] Das ist die auch heute noch offizinelle Senegawurzel. — [4] Das ist Äther. — [5] Als Flores Cinae noch offizinell. — [6] SELLE (195) S. 228 Anm.

manchen können wir uns nach den mitgeteilten Krankengeschichten denken, daß sie dem Patienten Linderung und Heilung brachten und von ihm als wahre Wohltat empfunden wurden. Andere müssen eine wahre Qual für ihn gewesen sein. Manchmal wird entsetzlich purgiert, geschwitzt, zur Ader gelassen und mit Blutegeln gewirtschaftet; es werden Haarseile gelegt, blasenziehende Pflaster und ableitende Eiterungen verordnet, daß dem modernen Leser die Haare zu Berge stehen. So läßt z. B. Muzell [1], wie er selbst zugibt, ohne Erfolg einem Geisteskranken „die Spinam dorsi mit dem Unguento nervino, worunter cantharides und Oleum origani waren, täglich zwey mahl reiben, und als die Haut der gantzen Spina dorsi roth, und die epidermes weg war, ...ein vesicatorium auf die Stelle legen, welches fast bis auf die vertebras lumborum ging". Er hielt es 14 Tage offen, einmal wurde noch ein neues Emplastrum vesicatorium aufgelegt. Auf der anderen Seite zeigt gerade Muzell sich als ein außerordentlich vorsichtiger, kluger Arzt. Am besten beweist das eine Krankengeschichte, in der er (1754) über eine geheilte Schwindsucht berichtet, die wir wohl für eine Lungengangrän halten dürfen, und in der die Terpentininhalation eine Rolle spielt [2].

„Casus II.

Von einer Schwindsucht, welche von einer würcklichen Entzündung der Lunge entstanden, und durch den Gebrauch besonderer Bähungen geheilet worden.

Ein junger, gantz ohngemein pletorischer Mensch von 24 Jahren, hatte im ersten Früh-Jahre, im Monath Martii, eine ordinaire peripneumonie mit grossen Beklemmungen und blutigem Auswurff, welche er, da er nach einer grossen Bewegung des Cörpers sich erkältet hatte, bekommen. Der Chirurgus, welchen er gebrauchet, hatte ihm der starcken Beklemmung wegen einmahl zur Ader gelassen, und dabey die essentiam alexipharmacam Stahlii [3] zu 60 Tropfen täglich 3 mahl gebrauchen lassen, wornach sich dann die Beklemmungen nicht alleine nicht geleget hatten, sondern noch Stiche in der rechten Seite dazu gekommen waren. Es war der 10te Tag, als ich zum Patienten geruffen wurde. Die Stiche hatten denselben gröstentheils verlassen, allein ein trockener Husten dauerte beständig so Tag als Nacht, und die Zunge war sehr trocken, und so bald ihm die Augen nur zufielen, war einiges deliriren zu bemercken, was ihm aber am meisten Beschwerden verursachte, war eine entsetzliche Beängstigung und Beklemmung auf der Brust, und daß er nicht liegen konnte, sondern beständig sitzend Athem holen muste, und dennoch war er alle Zeit kurtz und höchst beschwerlich. Uebrigens waren die Adern auf den Händen, besonders aber am Halse sehr aufgetrieben, und die Backen sehr roth, der Puls weich, und dabey ein Fieber, welches sich mit einiger Kälte gegen die Nacht anfing, die Nacht durch continuirte, und sich gegen den Morgen durch einen Schweiß terminirte. Ich schloß aus allem diesen zusammen, daß die Inflammation der Lunge, oder die peripneomonie, in eine würckliche Suppuration über gegangen, und folglich ein würckliches Geschwür in der Lungen vorhanden sey, welches noch nicht durchbrechen könnte.

Der Patient sowohl, als auch die Eltern baten mich inständigst, den Patienten doch zur Ader zu lassen, woran ich würcklich sehr schwer zu bringen war, weil ich die Suppuration nicht gerne unterbrechen wolte. Doch erlaubte endlich einen Teller voll zu lassen, welcher höchstens 6. Unzen austragen mochte. Ich ordnete ihm Species pectorales & emollientes aus. NB. alth. rad. ireos florentin. glyzyrhizae. Zugleich muste er dabey Syrupos pectorales mit āā. vom Oxymelle squillitico [4] gebrauchen, und alle Stunden einige Thee-Löffel voll nehmen mit dem Kräuter-Thee, und zwar so warm als möglich. Die Intention hiebey war, den Husten zu vermehren, und also den Durchbruch zu erleichtern und zu beschleunigen. Den andern Tag, da ich ihm besuchte, fand ich die Beängstigungen viel

---

[1] Muzell (140) Smlg. 1, S. 64. — [2] Muzell (140) Smlg. 1, S. 7ff. — [3] Sie war ein alkoholischer Extrakt aus den Wurzeln von Angelica, Meisterwurz, Alant, Eberwurz, Schwalbenwurz, Bibernelle und dem Kraut von Lauchgamander. — [4] Ein Meerzwiebelessig mit Honig (eine hippokratische Verordnungsform).

stärcker, als vorher, ja, der Patient rang würcklich mit dem Tode; allein ich persuadirte ihm dennoch vom Decocto und Syrupo warm zu nehmen, welches er auch that, und indem ich den Eltern sowohl, als dem Patienten Trost zusprach, fing dieser sehr heftig an zu husten, so daß er sich auch mit beyden Armen die Seiten hielte, und plötzlich warf er eine Menge von Materie aus, welche so übel riechend war, so daß ich in meinem Leben dergleichen nicht erfahren habe, daß ich würcklich fast in Ohnmacht gefallen wäre, und heraus gehen muste, um mich nur des Brechens zu erwehren. Nachdem nun die Fenster geöfnet, und starck geräuchert worden war, so ging ich wieder herein zum Patienten, und fand ihn sehr soulagiret, sonderlich in Ansehung der Beklemmung und des Athems, als welche beyde besser waren; Der Husten continuirte anbey nebst dem Auswurfe, doch nicht so starck oder Gußweise, wie vorher, denn die erste Quantität belief sich gegen ein halb Quart. Ich ließ den Patienten mit denen Kräutern und mit den Syrupis fortfahren. Diese Nacht hatte der Patient ziemliche Ruhe, ob gleich dieselbe durch das häuffige Husten und öftern Einnehmen ofte unterbrochen war worden. Den andern Tag fand ich den Patienten in ähnlichen Umständen, nur war der Puls gantz ohngemein voll und geschwinde, weswegen ihm, damit die Rände des Geschwüres sich nicht von neuen inflammiren mögten, und ein unheilbares Geschwür daraus werden mögte, sogleich zu 10. à 12. Unzen[1] zur Ader ließ, und einige Temperantia mit gr. j[2] Campher brauchen liesse. In den folgenden Tagen blieb er in denselben Umständen, weswegen ihm noch verschiedentlich zur Ader lassen muste. Das meiste, worüber er nunmehro klagte, war, nebst dem Husten der faule Geschmack, welcher ihm gantz unerträglich war, und ihm einen Eckel gegen alles Essen machte, welches nebst der anhaltenden fieberhaften Bewegung und dem Auswurf, den Patienten gantz ohngemein auszehrte, auch durch die grosse Nacht-Schweisse noch vielmehr vermehret wurde. Ich sahe also, daß es, wenn anders der Patiente davon kommen solte, der Fäulnis nothwendig Einhalt geschehen müste, und daher dachte ich nach, wie diesem Dinge am füglichsten abzuhelfen wäre. Ich wuste aus der Erfahrung den schlechten Effect von ohnzähligen Mitteln, so zur Heilung der Brust-Geschwüre recommandiret werden, und wovon die meisten hitzig seyn, daher fiel mir ein, ob man die Fäulnis nicht durch äusserliche Mittel heben könte. Ich ließ daher ein Gefäß von Blech machen, welches rund und etwa zwey Quart hielte, dabey ein Mundstück hatte, wie man an den Sprach-Röhren zu sehen pfleget, in dieses ließ ich ein Decoctum aus rad. & HB.[3] pectoralibus thun, und that dazu ჳ ß.[4] vom Oleo aethereo terebinth.

Dieses etwa auf die Hälfte angefüllte Gefäß, ließ ich wohl zugestopfet in einen Kessel voll warmes Wasser halten, bis alles warm, doch nicht heiß geworden war; Sodann lehrte ich dem Patienten die Nase zuhalten, und den Athem nicht anders zu hohlen, als nur aus der Flasche, solange ihm dasselbe möglich wäre. Dieses ließ ich ihm täglich viermahl thun, und die gedachte Medicamente dabey continuiren. Kaum hatte er dieses zwey Tage gethan, so berichtete mir der Patiente mit gröster Freude, daß aller üble Geschmack gäntzlich vorbey sey. Ich observirte auch am Auswurf, daß er weiß ward, da er vorher faul, grün und gelb gewesen war. Nunmehro fand sich der Apetit sogleich, und der Patiente bekam allerley Verlangen nach Dingen, welche ihm gewiß nicht dienten, allein ich setzte ihm eine Diät feste, welche in nichts, als Milch-Suppe und Butter-Brod bestand, und untersagte ihm alles Fleisch und Brühen überhaupt; doch konte er Grütze, Reiß, Graupen, und dergleichen, doch nur mit Milch zubereitet, geniessen, und diesem folgte er denn auch, aus Liebe zum Leben, sehr ordentlich, und zwar um so viel leichter, da er die Milch allezeit gerne gegessen hatte.

Ich liesse ihm dabey die gemeldete Vapores beständig gebrauchen, nur daß ich statt der Syrupe jetzo ordinairen guten Honig nach Belieben essen ließ.

Endlich, da der Auswurf und Husten mehr nachließ, setzte auch die Species zum Decocto aus, und ließ dagegen ein Decoctum, aus HB. pectoralibus & subadstringentibus gebrauchen, mit halb Milch versetzt, dabey er die gemeldete Diät observiren muste.

Da nun diese Cur sechs Wochen lang continuiret ward, so nahm der Patient nicht allein zu, sondern er verlohr auch den Husten, nur daß morgens beym Thee etwas noch Auswurf blieb, welcher doch nur purer Schleim, und nichts von Materie dabey vermischet war, so, daß sodann der Patient endlich wiederum seine gewöhnliche Lebens-Art anfing,

---

[1] 1 Unze = 29,23 g. — [2] D. h. 1 Gran; das entspricht 0,06 g. — [3] radicibus et herbis. — [4] ½ Unze, d. h. etwa 15 g.

wie er es vorher gewohnet war, und lebet seit dem bereits zwey Jahre gesund, ohne alle Kranckheit und ist sehr corpulent geworden.‘‘

Eine ähnlich konservative, auch in unseren Augen durchaus rationelle Behandlungsweise ersehen wir aus zwei Krankengeschichten, die ELLER ungefähr ein Vierteljahrhundert früher (1730) aus der Charité mitteilt[1]:

„Wie nun unser Charité-Lazareth an gefährlichen und desperaten Krancken niemahlen einen Mangel hat; so fanden sich auch von Zeit zu Zeit Krancken ein die mit jetzt erwehnten Maladien oder Fleck-Fiebern behafftet waren: C. W. eine arme Weibes-Persohn ihres Alters 25. Jahr, so einige Zeit zuvor ein unehlich Kind zur Welt gebracht, ward hieselbst aufgenommen, nachdem sie 14. Tage bereits in der Stadt an einem Fleck-Fieber elendig kranck gelegen; Man ordnete ihr Morgends früh und Nachmittags eine dosin von der Mixtur. Simpl. des Abends aber muste sie allezeit ein zertheilend und gelinde Ausdünstung befodernd Pulver nehmen, und zwar ex Conch. ppt. Succin. ppt. Antimon. diaphor. und Nitro.[2] worauf Patientin eine gelinde Transpiration überkommen, darbey die Flecken absonderlich auf der Brust häuffiger ausbrachen, sie waren an Farbe mehr dunckelbraun, und der Schweiß machte sich durch einen üblen Geruch sehr empfindlich; Um dieses, was durch den Schweiß von Feuchtigkeiten aus dem Geblüte verlohren ging beständig zu ersetzen, muste Patienten häufig ein Decoct. hord. cum C. C.[3] et c. trincken, welches cum Syrup acido etwas säuerlich gemacht ward, auch abwechselnd Thee und dünnes Speisebier. Sie lag in beständiger Transpiration, und auch zu gleicher Zeit in einem dilirio gantzer 10 Tage; da indessen mit vorgemeldeten Artzeneyen allzeit fort gefahren wurde, befand sie sich darauf etwas vernünftiger und besser, die Flecken verschwunden allmählich, also daß nach Verfliessung 3 Wochen die Kranckheit völlig nachließ; man gab ihr ein gelindes Laxans und wie die Kräffte allmählig wieder ersetzt waren, verließ sie unser Lazareth.

Um eben selbige Zeit war kurtz zuvor eine arme Frau M. P. ihres Alters ohngefehr 40 Jahr als krancken Wärterin aufgenommen worden, da sie nun vorige Patientin wehrender ihrer Kranckheit gewartet, bekam sie ohngefehr 8 Tage drauf die selbige Maladie, sie beklagte sich anfänglich über Mattigkeit in allen Glidern, kurtzen Athem, Beklemmung auf der Brust etc. Den zweyten Tag drauf bekam sie eine gelinde anhaltende Transpiration, wobey die Exanthemata oder Flecken zum Vorschein kamen; selbige waren von vorigen darinnen unterschieden, daß sie mehr röthlich oder etwas Purpur-Farben sich zeigten, auch waren die Symtomata erträglich indem keine Raserey sich einstellete, und das Fieber auch nicht ausserordentlich hefftig war. In der Cur ward auf eben selbige Art mit ihr verfahren, als bey voriger Patientin gemeldet worden, und bey solchen gelinden Verhalten geschahe es daß noch unter 3 Wochen Zeit die Kranckheit sich völlig verlohr, also das diese Patientin ihre vorige Geschäffte wiederum abwarten konte. Diese Persohn war sonder Zweifel von voriger angestecket worden, doch sahe man klar, daß das Contagium petechiale nicht so starck bey ihr hafften, noch solche starcke Symtomata, als bey voriger, herfür zu bringen fehig war, wozu vielleicht dieses die Ursache abgab, daß diese Persohn nicht so viel verdorbene Säffte im Geblüthe hegete, worinnen das miasma würcken, und eine mehrere corruption herfür bringen konte. Da auch die Exanthemata an der Farbe von vorigen unterschieden, so ist zu schlüssen: je mehr dunckler und schwartz-bräunlicher dieselben sich zeigen, je gefährlichere Folgen stehen bey den Patienten zu vermuthen, und je mehr sie zu der rothen Farbe sich neigen, je mehrere Hoffnung geben sie zu einer baldigen Genesung.‘‘

Als Beweis dafür, wie wenig sich 60 Jahre später praktisch geändert hat, lassen wir eine Krankengeschichte aus FRITZES Klinischen Annalen aus dem Jahre 1792 folgen, bei der wir wohl einen schweren Typhus diagnostizieren dürfen[4]:

„Eine andere Kranke dieser Art war ein Dienstmädchen von 18 Jahren von robustem Körperbau. Den 5ten Jenner ward sie zu uns gebracht, nachdem sie schon 3 Wochen lang vermuthlich an einem Gallenfieber krank gelegen, welches sie durch heftigen Aerger und Schande über eine gelittene öffentliche Bestrafung sich zugezogen hatte. Ihr äußeres Ansehen verriet schon einen großen Grad von Schwäche und Mangel an Lebenskräften;

---

[1] ELLER (30b) S. 98—100. — [2] Es bestand aus Muschelschalen, Bernstein, Spießglanz und Salpeter. — [3] Das ist Gerstendekokt mit Hirschhorn. — [4] FRITZE (52) H. 2, S. 41 ff.

das Gesicht war eingefallen und bleich, die Augen ohne Glanz und trübe, alle Glieder zitterten bey der geringsten Berührung, die Sehnen hüpften, und sie war nicht im Stande, die kleinste Bewegung mit ihrem Körper vorzunehmen. Der Puls schlug schwach, klein und schnell, 120 und mehrmal in einer Minute; die Hitze war mäßig, die Haut und Zunge trocken, letztere mit einer braunen Kruste bedeckt; dabey athmete sie etwas schwer, sprach wenig und phantasirte fast beständig. Den Stuhlgang, welcher schwärzlich und stinkend war, ließ sie ohne Bewustseyn unter sich gehen. Wir erfuhren, daß die Patientinn schon mancherley Arzeneyen genommen hatte, aber nicht welche, auch trug sie noch zwey Blasenpflaster eins auf dem Rücken, das andere auf der Brust.

Unter diesen Umständen ließen wir ihr den ganzen Körper mit Essig und Wasser ziemlich kalt waschen, zogen ihr reine Wäsche an, und nahmen die Zugpflaster ab. Zum inneren Gebrauch verordneten wir folgende Arzney:

Rp. Cort. Peruv.[1] opt. vnciam.
Rad. Serpent. Virgin.[2] vnc. dimid.
Infunde in aquae fervid. q. s. stent in digestione
per horam dimid. Colat. vnc. octo adde
Extract. Valerian.
Liquor. C. C. succinat.[3] aa vnc. dimid.
Solve S. Alle Stunden einen Eßlöffel voll zu nehmen.

Zum Getränk diente guter Franzwein mit Wasser gemischt.

Den 6ten. Sie hat die Nacht etwas geschlafen und befindet sich heute Morgen merklich besser; ihr Auge ist lebhafter, die Haut und Zunge etwas feucht, der Puls hat sich einigermaßen erhoben, und ist langsamer geworden. Sie redete auch nicht mehr irre, sondern forderte zu trinken, und aß ein wenig Semmel in Wein getaucht; das Athemholen wurde freyer, das Zittern der Glieder dauerte aber noch immer fort, und sie ist so schwach, daß sie sich nicht im geringsten bewegen kann. In der Nacht bekam sie wieder mehr Hitze, und phantasirte stark.

Am 7ten war sie viel unruhiger, der Puls schlug wieder 120 mahl in einer Minute; sie redete zuweilen irre, und die Haut war trocken.

Da sie in 24 Stunden weder zu Stuhl gegangen war, noch Urin gelassen hatte, so gaben wir ihr ein erweichendes Klistier, wodurch viele schwarze, stinkende Unreinigkeiten ausgeleert wurden, und der Urin in beträchtlicher Menge abging; bald darauf schlief sie ein paar Stunden ziemlich ruhig. Indem man beschäftigt war ihr das Klistier beizubringen, bemerkte man, daß sie sich am Osse coccigis sehr durchgelegen hatte; auf diese Stellen, welche roth, geschwollen und schmerzhaft waren, ließen wir vorläufig geriebene Morrüben auflegen. Die Medizin zum innerlichen Gebrauch wurde fortgesetzt.

In der Nacht zum 8ten war die Patientin wieder sehr unruhig gewesen, sie hatte phantasirt und stark geschwizt. Am Tage war sie indes ruhiger, und antwortete meistentheils vernünftig auf die ihr vorgelegten Fragen. Der Puls war heute klein, schwach und ziemlich geschwind, die Haut trocken, und die Zunge mit einer braunen Kruste bedeckt. Der Unterleib war weich und unschmerzhaft, das Athemholen frey und leicht. Da wir die durchgelegenen Stellen untersuchten, fanden wir, daß die Haut des Ge[s]äßes und ein guter Theil des musculi glutei auf jeder Seite, über eine Hand breit brandig geworden war; auf der rechten Seite erstreckte sich der Brand bis auf den Schenkel herab. Wir sahen uns genöthigt beinah zwey Zoll tief zu skarifiziren, und streuten ihr fleißig von folgender Mischung ein:

Rp. Cort. Peruv. vnc. dimidiam,
Sal. ammoniaci[4], drachmam[5],
Myrrhae elect. drachmam dimidiam.
M. f. Pulv. D.

Zum innerlichen Gebrauch ward ihr ein starkes China-Dekoct von zwey Unzen auf 8 Unzen Colatur mit Vitriolsäure[6] verordnet.

Den 9ten hatte die Patientin den ganzen Tag über vollkommene Besonnenheit. Die Hitze war sehr mäßig, der Durst derselben angemessen, und der Kopf frey. Am 10ten sagte sie selbst, daß sie sich weit besser befinde, doch weinte sie einigemal und war

---

[1] Chinarinde. — [2] Vgl. oben S. 107. — [3] Eine hirschhornhaltige Bernsteinlösung. —
[4] Salmiak. — [5] 1 Drachme = 3,6 g. — [6] Schwefelsäure.

niedergeschlagen. Der Puls hatte merklich an Kraft zugenommen, und schlug nicht mehr so außerordentlich schnell, obgleich die Patientin täglich ein halbes Quart Wein zu sich nahm Der Leib war gehörig offen, die Haut feucht, die Zunge aber immer noch mit braunem Schmutze beklebt. Am 11ten und 12ten ward auch die Zunge feuchter und reiner und die Patientin fing an mit vielem Appetit zu essen. Das Zittern der Glieder verließ sie gänzlich; einigemal brach ihr ein warmer Schweiß über den ganzen Körper aus, während welchem sie etwas faselte und von nichts als Liebesgeschichten sprach. Des Nachts schlief sie ruhig. Das China-Dekoct ward indessen ununterbrochen fortgesetzt; sie nahm einige nahrhafte Speisen zu sich, trank viel Wein, und des Abends Vitriolsäure. mit Wasser. Der brandige Hintere, welcher ihr jetzt viel Schmerzen verursachte, ward täglich skarifizirt, und mit dem angezeigten Pulver behandelt, so daß die gangrenösen Stellen sich schon von den gesunden absonderten, und rings herum zu eitern anfingen.

In diesem Zustande, der fast ohne alles Fieber war, und worin die Patientin über nichts als Schmerzen der wunden Stellen und große Mattigkeit klagte, blieb sie bis zum 15ten Jenner. An diesem Tage stellte sich ein symptomatisches Fieber ein, sie fing an oft ohne äußere Ursache zu frösteln, und hatte darauf Hitze mit rothen Flecken auf den Backen, schnellem, doch ziemlich vollen Pulse und Schweiß. Diese Fieberzufälle kamen immer Nachmittags wieder, zu welcher Zeit wir dann das China-Dekoct aussetzten, und an dessen Stelle das mit Essig gesättigte Laugensalz nehmen ließen. Die Eßlust wurde indes nicht vermindert. Am 18ten gesellte sich zu diesen Umständen eine leucophlegmatische Geschwulst des ganzen Körpers und ein Durchfall, dem wir, da er die so nöthigen Kräfte raubte, mit Opium Einhalt thun mußten. Statt der Abkochung aus der gewöhnlichen China-Rinde, von der wir die Geschwulst herleiteten[1], verordneten wir jetzt folgendes Dekoct:

> Rc. Cort. Angusturae[2], vnciam.
> Coque cum s. q. aquae fontanae per hor. dimid.
> Colat. vnciar. sex adde
> Elix. Vitriol. Mynsicht.[3] vnciam dimid.
> M. S. Stündlich einen guten Eßlöffel voll zu nehmen.

Während dem Gebrauche dieses Mittels schienen alle Se- und Exkretionen gut von statten zu gehen, selbst die Aufgedunsenheit der Haut wurde eher vermindert als vermehrt.

Am 20ten war die zwey Finger starke Borke, von beiden Gluteen gänzlich abgefallen, und diese Muskeln erschienen jetzt, als ob sie von einer geschikten Hand sauber ausgearbeitet wären. Diese großen von keiner Haut bedeckten Stellen, welche wir jetzt trocken verbanden, verursachten aber, wie man leicht denken kann, der Patientin viele Schmerzen, und machten, daß sie nicht anders als auf den Bauch liegen konnte. Hiermit war aber noch eine andere große Unbequemlichkeit verbunden; denn weil die Kranke die Schmerzen fürchtete, welche damit verbunden waren, wenn man sie zu Stuhle brachte, so sagte sie jetzt nie, wenn die Natur sie dazu nöthigte, sondern verunreinigte sich selbst und das Bette täglich einigemale. Da nun diese Unsauberkeit uns äußerst lästig wurde, und der Gestank, den dieselbe im ganzen Hause verbreitete, für unsere übrige Kranke von gefährlichen Folgen hätte seyn können, so sahen wir uns endlich genöthigt, die Patientin, nachdem die brandigen Stellen von einem so großen Umfang sowohl an dem Hintern, als in der Folge an beiden Ellenbogen und Knöcheln der Füsse, durch den dreywöchentlichen Gebrauch des Dekocts der Angustura-Rinde und der Styrax-Salbe zur Heilung gebracht waren, nach dem Charité-Lazareth bringen zu lassen, obgleich wir selbst gern die Cur vollendet hätten."

Charakteristisch für die starke Bewertung des Nervensystems ist die von SELLE (1782) mitgeteilte Geschichte des Fiebers, dem der 27jährige FRIEDRICH WILHELM DANIEL MUZELL erlag[4].

„Ein junger Mann von siebenundzwanzig Jahren, dessen Muskelkraft zwar sehr stark, dessen Nervensystem aber äusserst empfindlich war, so daß er von frühen Jahren an schon mit öfterem Herzklopfen befallen wurde, welches gemeiniglich auf moralische Ursachen

---

[1] Sie ist als kritische Materienausscheidung infolge des durch die Chinarinde vertriebenen Fiebers zu werten. — [2] Rinde des Angosturabaumes, wurde wie Chinarinde als Fiebermittel verwendet. — [3] MYNSICHTs Vitriolelixier bestand aus einem alkoholischen Schwefelsäureextrakt von Kalmus, Krausemünze, Salbei, Galgant, Zimt, Gewürznelken, Ingwer, Muskat, Cubeben und Citronenschalen. — [4] SELLE (184) Th. 1, S. 80ff.; vgl. oben S. 26.

erfolgte, und also nur als ein wahrer•Nervenzufall angesehen werden konnte, wurde im Frühjahr 1778 nach einer Erhitzung durch Gehen, Essen und Trinken von fieberhaften Bewegungen befallen, die er anfänglich nicht achtete, aber doch, als sie sich nach einigen Tagen nicht legten, durch Aderlassen und Brechmittel zu heben suchte.

Ich besuchte ihn den sechsten Tag seiner Krankheit, und fand ihn zwar im Bette, aber doch munter, mit zwar fieberhaften aber doch nicht ominösen Pulse, und dem ersten Anblicke nach sahe ich nichts, das mich für die Zukunft hätte fürchten lassen; eine Art von Durchfall, den er eben an diesem Tage hatte, hielt ich für eine Folge des den Tag vorhergenommenen Brechmittels und versprach mir, weil er sonst stark aß, gute Folgen davon. Die Augen sahen etwas entzündet aus, welches wohl von der schon seit dem Anfange der Krankheit gewesenen Schlaflosigkeit herrührte, die mich zwar aufmerksam machte, die ich aber doch nicht für ein bösartiges Zeichen ansahe, da er sonst ganz munter und gut bei Kräften war, und ich sie vielmehr seiner Lebhaftigkeit zuschrieb, die in diesen Tagen ziemlich gereizt worden war.

Aber plötzlich stellte sich den folgenden Tag Nachmittags ein starkes Delirium mit konvulsivischen Bewegungen und krampfhaftem Pulse ein, und nun erst erkannte ich den Feind. Es wurden sogleich Epispastica[1] gelegt, und innerlich die Chinarinde mit Biesam gegeben. Nach einigen Stunden wurde er ruhiger, der Puls weich, die Haut feucht, und plötzlich kehrte kurz darauf das Bewußtseyn zurück. Es erfolgte jetzt ein reichlicher Schweiß und man hatte einigen Grund zu hoffen, daß dieser Schweiß kritisch seyn werde.

Aber es erfolgte die Nacht kein Schlaf, und dies ließ mit Grunde einen neuen Anfall befürchten, der sich auch gegen Nachmittag wieder mit eben der Heftigkeit einstellte, und bis zum Tode anhielt, der mit dem Ende des dritten Tages, nach dem ersten heftigen Anfalle, mit starken Röcheln und allen Zeichen einer Erstickung erfolgte.

Es geschahe hier, sowohl der erste heftige Anfall des zweiten Zeitraums, als auch der Tod an kritischen Tagen, jener nemlich den siebenten, dieser den neunten Tag.

Die Brust war vorher ganz frei, und keine Spur von Entzündung da. Auch war kein Zeichen einer Fäulniß zu finden. Die mit Anfange des zweiten Zeitraums abgehenden Exkremente rochen zwar sehr, aber das ist kein Erweiß von Fäulniß in den zweiten Wegen.

Auch war das Fieber sicher keine febris gastrica. Die Zunge und der Geschmack waren rein. Die Brechmittel hatten unbedeutend wenig Galle ausgeleert, und die ziemlich häufigen Stuhlgänge, die er den Tag vor Anfange des zweiten Zeitraums hatte, waren fast ohne allen Geruch und blos wässerichtschleimicht.

Die Konstitution des Körpers und der Seele des Kranken und der Gang der Krankheit zeigten offenbar, daß das Nervensystem vorzüglich durch eine verborgene reizende Ursache angegriffen sei, die hier vielleicht wiederum rheumatischer Art seyn konnte, weil die Gelegenheitsursache eine Erhitzung und eine wahrscheinlich darauf erfolgte Erkältung war.

Der Tod erfolgte vermuthlich aus einer Metastase dieser reizenden Materie nach der Brust"[2].

Wir haben diese Beispiele aus der Praxis selbst sprechen lassen, weil sie am deutlichsten zeigen, wie sich die früher geschilderten theoretischen Grundlagen am Krankenbett auswirken. Ehe wir das Kapitel verlassen, wäre noch einiges über die *Krankheitsverhütung* in der Charitéliteratur zu sagen. Sie spielt eine relativ kleine Rolle. Es kommt mehr auf die Behandlung an. Die Seuchenbekämpfung ist Aufgabe der „medizinischen Polizei". Doch gibt man sich redlich Mühe, für eine hygienische Gestaltung der Krankenzimmer zu sorgen und durch Isolierung der ansteckenden Kranken den Schäden der engen Belegung im Krankenhaus Einhalt zu tun. In ihr sah man eine Hauptgefahr der Krankheitsübertragung[3]. Als in dem Kgl. Waisenhaus in Potsdam, welches etwa 2000 Soldatenkinder beherbergte, ein bösartiges Petechialfieber ausgebrochen war, wurde ELLER vom König zur Untersuchung der Sachlage befohlen. Er

---

[1] Das sind blasenziehende Mittel. — [2] HEIM war mit der Behandlung MUZELLS durch SELLE nicht einverstanden; vgl. KESSLER (101) S. 222f. — [3] Vgl. zu den Einzelheiten der Theorie: ALDERSON (2), wo ELLER ehrenvoll erwähnt und eine reichliche Literatur zur damaligen Lehre von der Infektion verarbeitet wird.

sorgte für Unterbringung der Gesunden und Kranken in *größeren* Zimmern mit *größeren* Abständen der Betten und für ständige *Durchlüftung* durch Ausheben eines Fensterteils und Entzündung offener Kaminfeuer. Der entstehende Luftstrom sollte den Krankheitszunder, der sich nach ELLERs Ansicht hauptsächlich in dem unteren Teil des Zimmers findet[1], durch den Kamin entleeren. Der Erfolg war gut[2]. Wahrscheinlich hat ELLER das Verfahren von dem Engländer PRINGLE übernommen, der es in seinen berühmten "Observations on the diseases of the army" vom Jahre 1752[3] empfohlen hatte. Ein Streiflicht auf die Qualität der Luft in den Krankenräumen, über die oft geklagt wird, wirft der oben S. 13f. erwähnte Bericht von J. G. BETHMANN. Wie wir sahen, ging bei der Visite eine Frau mit einem Räucherfaß voran und räucherte alle Stuben durch. Dabei wird von unseren Autoren die Bedeutung reiner Luft und einer richtigen Zimmertemperatur oft genug hervorgehoben. Nach SELLE[4] soll die letztere in den Zimmern für Fieberkranke nicht über 70° Fahrenheit betragen.

Durch seelische Beeinflussung, Hebung des Mutes und der Freude glaubt man nach einem schon im Mittelalter bei der Pest bewährten Rezept die Empfänglichkeit für Kontagien heruntersetzen zu können. Wichtig ist auch die Hautkultur; nach HUFELAND u. a. wird die Absorption kontagiöser Substanz durch Öleinreibungen vermieden.

Für die Frage der polizeilichen Absperrung befallener Gegenden ist die oben S. 90 erwähnte Unterscheidung zwischen kontagiösen und nichtkontagiösen Epidemien von der größten Wichtigkeit[5]. Es würde nach HUFELAND ebenso unverzeihlich sein, diesen Zwang über einen Ort zu verhängen, der nur an einer epidemischen Krankheit litte, wie ihn zu vernachlässigen, wenn es eine wirklich kontagiöse Krankheit wäre. Daß alles infektiöse Material beseitigt werden muß, ist eine selbstverständliche Forderung. Trotz des früher geschilderten Chemismus der Infektionstheorie hat man kaum den Versuch gemacht, gegen die Kontagien, die doch auch außerhalb des Körpers an Gegenständen hafteten und sich mehr oder weniger lange wirksam halten konnten[6], auf chemischem Wege im Sinne der späteren Desinfektion LISTERs und seiner Nachfolger vorzugehen. Dabei zählte man die Zerstörbarkeit durch Frost, hohe Hitzegrade, Exposition an der freien Luft zu ihren Charakteristika und kannte ,,chemische Reagenzien, welche einzelne Kontagien zu zerstören vermögen", z. B. Quecksilber das venerische, Schwefel das scabiöse, Salzsäure das typhöse Contagium. Man wußte auch, daß ,,phlogistisierte", d. h. sauerstoffarme Luft der Infektion günstig war, während dephlogistisierte, d. h. sauerstoffhaltige Luft die Zustände in den Krankenzimmern wesentlich verbessern konnte[7]. G. L. MAMLOCK, dem wir manche schöne Untersuchung zur Geschichte der Charité verdanken, hat schon vor über 30 Jahren gezeigt, wie man bald nach der Sauerstoffentdeckung bemüht war, dieses lebenswichtige Gas der Hygiene des Krankenzimmers dienstbar zu machen[8]. Es ist sehr wahrscheinlich, daß die erste Anregung von FRIEDRICH DEM GROSSEN ausging. Als sein Leibarzt machte SELLE Anfang der 80er Jahre den ersten Versuch, die Luft in verschlossenen, mit

---

[1] Vgl. ELLER (33) S. 131ff. und ALDERSON (2) S. 47f. Anm. 14. — [2] Die Ansicht von den von unten nach oben aufsteigenden Miasmen ist in der Medizin uralt. — [3] Vgl. ALDERSON (2) S. 36f. Anm. 12. — [4] SELLE (191a) S. 12. — [5] HUFELAND (95) Bd. 2 Abt. 2, S. 317. — [6] HUFELAND (95) Bd. 2 Abt. 2, S. 321f. — [7] Vgl. jedoch oben S. 92. — [8] Vgl. MAMLOCK (118).

unreinen Dünsten angefüllten Zimmern durch Sauerstoff zu verbessern, scheiterte aber an der ungenügenden Technik. Einige Zeit später setzte sich des Königs Bruder, Prinz HEINRICH, von neuem dafür ein. Er hatte in den Lazaretten die nachteiligen Folgen der verdorbenen Luft kennengelernt, beauftragte den berühmten Berliner Chemiker ACHARD, den bekannten Begründer der Rübenzuckerfabrikation, einen Ofen zu konstruieren, in dem die dephlogistisierte Luft durch Schmelzen von Salpeter hergestellt werden sollte, und SELLE mit dem Aufstellen in der Charité. Diese Versuche führten ebensowenig zum Ziel wie die ersten, weil die Retorte sprang oder der Retortenhals sich verstopfte. Auch war die produzierte Menge nicht ausreichend, um einen sichtbaren Erfolg zu erzielen. So mußte SELLE die Versuche aufgeben und die Lösung der Zukunft überlassen [1].

Als die Charité gegründet wurde, kannte man die *Impfung* des Pockeninhalts von leicht blatternkranken Menschen auf den Gesunden zur Prophylaxe schwerer Pockenerkrankungen schon in Europa. Sie war als sog. *griechische Methode* von der Gemahlin des englischen Gesandten in Konstantinopel Lady WORTLEY MONTAGUE in England propagiert worden und bedeutete trotz der Gefahren, die sie durch die direkte Entnahme des Impfstoffes von einem kranken Menschen mit sich brachte, angesichts der Verheerungen, welche die Pocken anrichteten, einen erheblichen Fortschritt. Es gehört zu den Verdiensten ELLERs, daß er das erkannte und sich energisch für das Verfahren einsetzte [2].

Man hat es in der Charité oft angewandt. Aber es kommen von dort auch die Warnungen. SELLE [3] hat sich ausführlich mit der Frage beschäftigt. Nach den Erfahrungen sterben viel weniger Personen an den eingeimpften als an den natürlichen Blattern:

„Aber vielleicht ist dies nur Schein. Vielleicht ist die eingeimpfte Blatternkrankheit nur deswegen leichter, weil das Kontagium nicht gehörig verarbeitet wird, sondern in dem Körper zurück bleibt.

Es giebt wenigstens Gründe, die dieses wahrscheinlich machen. Erstlich sieht man nicht ein, warum eingeimpfte Blattern überhaupt leichter als die gutartigsten natürlichen Blattern seyn sollen. Sagt man, daß sie es sind, so widerspricht man zum Theil der Erfahrung, theils muß das argwohnen lassen, daß das Blatterngift nicht gehörig verarbeitet sei, sondern entweder die Säfte des Körpers überhaupt verderbe, oder nicht hinlänglich vor der zweiten Ansteckung sichere. Will man hiegegen einwenden, daß das Pockengift gar nicht verarbeitet werden dürfte? Ich dächte nicht. Die Natur leidet nichts fremdartiges in ihren Säften, sondern sucht es, wo sie die Kraft dazu hat, durch Fieberbewegungen auszuscheiden. Wolte man sagen, daß ja nur alles darauf ankomme, dem Körper die Empfänglichkeit des Pockengiftes zu benehmen, so antworte ich darauf, daß eben deswegen die eingeimpften Pocken oft so leicht sind, weil gar keine Disposition zur Annehmung und Verarbeitung des Pockengiftes da ist, und ich folglich diese Disposition durch die Einimpfung auch nicht heben kan. Alles was ich daher thue, ist, daß ich eine giftige Materie in den Körper bringe, die, da sie nicht ausgeschieden wird, nothwendig auf andere Weise schaden muß; denn es wird doch wohl niemand die Pockenmaterie für einen unschädlichen Körper erkennen.

Diese Vermuthungen erhalten dadurch ein großes Gewicht, daß es würklich Fälle giebt, wo die Pockenmaterie, wenn sie nicht ein ordentliches Fieber und einige Pustulation erregt, andere Zufälle hervorbringt, die sonst nicht entstanden seyn würden, z. B. Thränenfistuln, Eitergeschwüre, epileptische Krämpfe. Auch hat man Erfahrungen, daß nach der Einpfropfung durch häufiges Aderlassen es dahin gebracht wurde, daß nur eine Pocke zum

---

[1] SELLE (184) Th. 2, S. 1 ff. — 1786 [SELLE (184) Th. 3, S. 3 ff.] machte der Chemiker HERMBSTÄDT einen neuen Vorschlag zur Verbesserung des Verfahrens. Er scheint praktisch nicht ausgeführt worden zu sein. — [2] Vgl. oben S. 5. — [3] SELLE (191b) S. 107—111.

Vorschein kam, nachdem aber die Kräfte sich wieder gesammlet hatten, ein neues Pockenfieber entstand, dem ein Ausbruch einer großen Menge von Blattern folgte. Und zweitens ist es noch gar nicht bestätigt, daß, im Ganzen genommen, die Mortalität durch die Blatterneinimpfung gemindert seyn solte.

Ich habe mich deswegen über diesen Gegenstand herausgelassen, weil ich es für keine Kleinigkeit halte, mit diesem Gifte eben so verschwenderisch umzugehen, als ob es Schnupftoback wäre. Ich will dadurch keinesweges die Einimpfung überhaupt widerrathen, sondern ich glaube nur, daß wir bis jezt noch nicht gehörig bestimmen können, unter welchen Umständen das Blatterngift am besten und unschädlichsten in dem menschlichen Körper verarbeitet und wieder herausgeschaft werden könne. Wer es kan, impfe, und er wird ein unsterbliches Verdienst um die Erhaltung der Menschheit haben.

Auch kömmt es hier freilich oft auf einen verhältnismäßigen Nutzen an. Wenn wir durch die Einimpfung nur sehr bösartigen Epidemien und unrechten Kurarten entgehen, so gewährt sie schon Vortheil genug, und wenn ich dies gleich nicht für hinlänglich halte, jeden Vater, Mutter, Bruder und Schwester zur Einimpfung zu bestimmen, so ist es doch immer Grund genug für den Landesherrn, die Einimpfung zu schützen und zu befördern.

Wenn inzwischen die Erfahrung richtig wäre, daß das durch die Einimpfung mitgetheilte Blatterngift an und für sich gelindere Würkungen in dem Körper hervorbringt, als wenn eben dieses Gift von eben demselben Körper und zu eben derselben Zeit durch das Vehikel der Luft in den Körper gebracht wird, so würde diese Erfahrung allerdings zum Vortheil der Einimpfung entscheidend seyn, und alle andere Gründe müsten diesem weichen.

Wenn man daher impfen will, so muß die Jahreszeit und die epidemische Konstitution derselben, von guter Beschaffenheit seyn. Gute Winter schicken sich dazu meistentheils am besten, weil die Constitutio epidemica dann meistentheils indolis inflammatoriae und folglich gutartig ist.

Man muß zweitens solche Körper wählen, die schon an und für sich eine gute Beschaffenheit haben, oder doch eben in verhältnißmäßig günstigen Gesundheitsumständen sind. Hier kan man nun freilich leicht irren, und das ists, was für jezt noch den Nutzen der Blatterneinimpfung verringert. Denn es ist durch Erfahrung erwiesen, daß manche Schärfen z. B. Skrophulöse Schärfe, die Blatternkrankheit gar nicht erschweren, wie denn überhaupt die Blatternmaterie wenig Gemeinschaft mit andern Schärfen hat; dahingegen es ganz gewiß andere Zustände des Körpers giebt, wodurch die Würkung der Pockenmaterie gefährlich wird.

Das Alter muß drittens nicht leicht unter zwei Jahren seyn, weil es sonst leicht an den nöthigen Kräften mangelt.

Auch bedarf es keiner eigentlichen Vorbereitung. Sehr unreine Körper muß man nicht mpfen, und das übrige geschieht besser währender Krankheit. . . .

Die Einimpfung geschieht am besten und leichtesten dadurch, daß man etwas Blatterngift auf eine Lanzette nimmt, damit die Epidermis ablößt, und so zu gleicher Zeit die Blatternmaterie hereinbringt. Der Arm von der Schulter an bis zur Hand ist am sichersten und die innere Seite des Arms am bequemsten dazu[1]."

1798 erschien die Schrift JENNERs über die Schutzimpfung mit den harmoseren *Kuhpocken*. Wenige Jahre später wird das Verfahren dieses „Wohlthäter der Menschheit" in der Charitéliteratur von HUFELAND lobpreisend empfohlen und beschrieben[2]. Jetzt „bedarf es über die Auswahl des Subjekts und der Zeit gar keiner Bestimmung". Man kann abgesehen von den ersten 6 Wochen in jedem Alter, jeder Jahreszeit, bei jeder Witterung und epidemischen Konstitution impfen. Komplikationen sind nicht zu fürchten. Man nimmt den Impfstoff am besten frisch direkt vom kuhpockenaffizierten Menschen oder vom Rind. Man kann aber auch Fäden in die Pustel legen, sie eintrocknen lassen und in fest verschlossenen Flaschen 6—8 Wochen aufbewahren. Man legt sie dann in einen mit der Lanzette gesetzten Hautritz ein und ein Stückchen Gold-

---

[1] Die Anwendung der Lanzette war von den englischen Ärzten ROBERT und DANIEL SUTTON an Stelle der populären griechischen Methode, bei der man mit einer Nadel stach, eingeführt worden. — [2] HUFELAND (95) Bd. 2 Abt. 2, S. 136f

schlägerhaut[1] darüber, das man nach 24 Stunden wieder entfernt. Doch ist das Verfahren weniger sicher in seinem Erfolg.

HUFELAND empfiehlt auch die *Einimpfung der Masern* bei gefährlichen Epidemien. Man benutzt dazu die Tränen eines Masernkranken, während des Zeitraums der Fluorescenz oder Blut aus einem aufgeritzten Masernfleck und bringt das Entnommene mit einer Lanzette oder Nadel unter die Epidermis des Impflings. Die auf diese Weise übertragenen Masern sollen leichter und ungefährlicher sein als bei natürlicher Ansteckung[2].

Die Kuhpockenschutzimpfung eröffnet für HUFELAND noch weitere Aussichten. Er hält es für möglich, daß auf demselben Wege auch andere Seuchen überwunden und ausgerottet werden können.

VI. Die Psychiatrie.

Die Psychiatrie ist ein Kapitel, für das sich die Charitéärzte, wie schon erwähnt[3], in besonderem Maße interessiert haben. Auch das entspricht dem Geiste des 18. Jahrhunderts, dem Zeitalter der Aufklärung und der Menschenrechte. Aus welchen geistigen Strömungen die Psychiatrie damals die Nahrung zu ihrer eigenen Entwicklung erhielt, welche Schwierigkeiten zu überwinden waren, und wie langsam der Fortschritt kam, hat neuerdings BOLDT[4] anschaulich geschildert. Der erste Schritt zu einer wirklich praktischen Irrenheilkunde in Deutschland fällt erst in den Anfang des 19. Jahrhunderts. Es war die Gründung der „psychischen Heilanstalt für Geisteskranke" St. Georgen zu Bayreuth durch JOH. G. LANGERMANN, den ersten modernen deutschen Irrenarzt, im Jahre 1805[5]. Über die Psychosen wurde von Medizinern, Philosophen und Theologen unglaublich viel geschrieben, aber eine wirkliche Einsicht in das psychische Krankheitsgeschehen besaß man bis in das letzte Drittel des Jahrhunderts hinein so wenig, wie 100 Jahre früher[6]. Was die wissenschaftliche Literatur brachte, stützte sich kaum auf eigene Erfahrungen, sondern bestand mehr in einer literarischen Überarbeitung des Überlieferten. Die Charitéärzte gehören zu den Schriftstellern, die eifrig bemüht waren, ohne systematische Ordnung selbst Erfahrungen zu sammeln und ihre eigenen Beobachtungen am Krankenbett zu veröffentlichen. Es mag von Einfluß auf sie gewesen sein, daß man sich in England schon früh mit den Geisteskranken rationeller beschäftigte als in anderen Ländern[7]; denn die englische Literatur wird in der Charitémedizin überhaupt nach mancherlei Richtung verarbeitet.

Wir hatten schon wiederholt Gelegenheit, darauf hinzuweisen, welches Interesse unsere Autoren dem *Leibseeleproblem* und damit der Frage entgegenbrachten, wieweit geistige Störungen seelisch oder körperlich bedingt sind. Auch das entsprach dem Geiste der Zeit. Zu einer systematischen Lösung oder auch nur zu einem systematischen Versuch dazu kam es nicht. Dementsprechend ist bei unseren Verfassern bald die Seele primär erkrankt, bald wird die nächste Ursache der Psychose in pathologischen Veränderungen des Gehirns gesucht, die ihrerseits von außen oder von Veränderungen in den Organen

---

[1] Die bei der Herstellung des Blattgoldes benutzte Haut, aus der Serosa des Ochsenblinddarmes hergestellt. — [2] HUFELAND (95) Bd. 2 Abt. 2, S. 166f. — [3] Vgl. oben S. 54f. — [4] BOLDT (20). — [5] BOLDT (20) S. 43. — [6] BOLDT (20) S. 21. — [7] Vgl. BOLDT (20) S. 22 Anm. 16. Die erste Irrenanstalt wurde 1751 in London eingerichtet.

bedingt sein können. Daraus resultiert die innige Gemeinschaft von psychischer und körperlicher Therapie und eine besonders enge Beziehung zwischen innerer Medizin und Psychiatrie. Nach BOLDT ist hierin auch ein Grund zu der Ansicht der damaligen Irrenärzte zu sehen, daß die Mannigfaltigkeit der Erscheinungsformen des Wahnsinns allein durch die Verschiedenheit der „entfernten" Ursachen bedingt sein könne [1]. Es wiederholt sich hier auf psychiatrischem Gebiete das, was wir früher [2] bei der inneren Medizin sahen, wo ja auch die durch die Anamnese festgestellte entfernte Ursache manchmal die Ätiologie eines Krankheitsbildes entschied.

Wenn wir vorhin sagten, daß die Charitéärzte in erster Linie *Erfahrungen ohne systematische Ordnung* sammelten, so sind doch Ansätze dazu vorhanden, die Symptomenkomplexe unabhängig von der körperlichen „nächsten" Ursache systematisch nach psychologischen Gesichtspunkten zu ordnen. Man darf dieses Bestreben, so primitiv es ist, nicht gering taxieren; denn den meisten Medizinern lag es um diese Zeit noch fern [3]. SELLE unterscheidet in seiner Medicina clinica vom Jahre 1781 [4] die Gemütskrankheiten in *Amnesie*, bei der der Gedächtnisverlust im Vordergrund steht und die Urteilskraft nur sekundär beteiligt ist, und in *Amentia* partialis; bei letzterer urteilt der Kranke bei im übrigen gesundem Denken nur in einem Punkt unrichtig, glaubt z. B. ein gläsernes zerbrechliches Bein zu haben; auch das Heimweh (Nostalgia) gehört dazu. Zwei weitere Hauptgruppen sind die *Melancholie*, eine besondere Traurigkeit, Schüchternheit und Liebe zur Einsamkeit nebst unrichtigem Urteil im einzelnen oder im ganzen, und die *Manie*, ein allgemeines heftiges, aber chronisches Delirium. Die letzten beiden Gruppen gehen ineinander über. Die Melancholie kann ein verstärkter Grad der *Hypochondrie* sein. Die Hypochondrie ihrerseits gehört nach SELLE [5], zu den „vorübergehenden Zufällen des Nervensystems". Sie ist bei Männern dieselbe Krankheit wie bei Frauen die *Hysterie*. Die herkömmliche Sonderung der beiden unter verschiedenen Namen hat eigentlich keine Berechtigung; denn der durch seine inneren Widersprüche charakterisierte Symptomenkomplex geht bei Frauen ebensowenig immer von der Gebärmutter, wie bei Männern immer von Verstopfungen in den Eingeweiden aus.

Die Voraussetzungen jener Psychiatrie sind wie in der inneren Medizin [6] ganz andere wie die unsrigen. Daher wird es gerade auf diesem Gebiet meistens unmöglich sein, aus den zahlreichen Krankengeschichten eine moderne Diagnose zu stellen. In einem Falle halten wir uns aber doch für berechtigt, eine typische Hysterie anzunehmen, wo ELLER körperlich katarrhalische Ursachen findet. Die „Observatio de surditate perfecta perfecte ablata oder: von einer glücklich curirten völligen Taubheit" [7] ist so bezeichnend, daß wir etwas näher darauf eingehen.

Ein kräftiger, nie ernstlich krank gewesener Soldat von 25 Jahren war abends um 10 Uhr auf Posten gestanden. Als trotz des warmen Sommers ein rauher, starker Wind wehte, fiel er plötzlich in Ohnmacht. Er kam bald wieder zu sich, war aber vollständig taub geworden, so daß er „den stärcksten Knall und Gethöse auf keinerley Weise vernehmen" konnte. Beim Regiment wurde er 5 Monate umsonst mit Arzneimitteln behandelt. Schließlich brachte man ihn in die Charité. Hier führte man die Sache auf einen katarrhalischen Fluß zurück. Solche Flüsse sind, wie ELLER nicht ohne einen gewissen Stolz

---

[1] BOLDT (20) S. 37. — [2] Vgl. oben S. 96f und S. 76. — [3] BOLDT (20) S. 33. — [4] Vgl. SELLE (191a) S. 300ff. — [5] SELLE (191a) S. 295f. — [6] Vgl. oben S. 100. — [7] ELLER (30b) S. 151ff.

auseinandersetzt, zwar alltägliche Sachen, aber sie können die merkwürdigsten Folgen
haben. Der Anfang ist eine Anhäufung, Stockung oder auch wohl Verstopfung des feinen
Blutserums, welches durch die membranösen, sehnigen und nervösen Teile zirkuliert.
Dadurch werden die Fibrillen gepreßt und ausgeleert. Es entsteht zunächst lokal ein
Schmerz. Er läßt nach, wenn die Materie sich an der zuerst ergriffenen Stelle verteilt.
Aber sie fließt an einen anderen Ort, setzt sich hier fest und stört die Funktion. Wenn
sie ans Ohr kommt, kann nicht nur Klingen und Rauschen, sondern auch Taubheit eintreten. Also wurde der Soldat antikatarrhalisch behandelt. In der 4. Woche, nachdem
er in die Charité gekommen war, überfiel ihn an einem Nachmittag plötzlich ein starkes
Schaudern. Es traten Kopfschmerzen und heftiges Stechen in beiden Ohren auf. Sie
nahmen so zu, daß er nach einer halben Stunde in Ohnmacht fiel. Nach kurzer Zeit kam
er unter Beihilfe der Umstehenden wieder zu sich, und gab zu verstehen, es solle sich
niemand wegen seiner aufregen, vielmehr sollten alle Gott preisen; denn er hätte sein
Gehör wieder. Durch den heftigen „Paroxysmus" war die katarrhalische Materie, durch
deren zähe Verstopfung die Partes nervosae ihre Funktion, die „Sensation", verloren
hatten, fortgerissen worden.

Psychiatrisches Material finden wir vor allem in den medizinischen und
chirurgischen Wahrnehmungen MUZELLs [1]. Er beschreibt die Symptome mit
besonderer Sorgfalt. Man fühlt seine Liebe zum Gegenstand und die menschliche Teilnahme am Schicksal der Kranken überall durch. Es ziehen die Bilder
schwerer, genau beobachteter Psychosen an uns vorbei: Die *Melancholie* mit
kataleptischen Zuständen bei einem 20jährigen Handwerker, der sich aus Angst
$^1/_2$ Jahr im Keller versteckt hielt, da man die Erkrankung auf Mangel von Bewegung zurückführte, von den Eltern ohne Erfolg auf die Wanderschaft geschickt
und schließlich in schwerstem Zustand nach Berlin zurückgeholt wurde, bei dem
lange dauernde kataleptische Zustände eintraten [2], bei einem Perückenmacher,
bei dem die traurige Verstimmung nach einem hitzigen Fieber eintrat [3], bei
einem Soldaten, der durch eine unglückliche Liebe krank wurde, lange alles
unter sich gehen ließ und nur mit der größten Mühe künstlich ernährt werden
konnte [4], bei einem Schmied, der glaubte vom Teufel besessen zu sein [5], bei
einem Fuhrmann, der in kurzer Zeit 7 Pferde verloren hatte [6], bei einer jungen
Frau von 30 Jahren, bei der die Gewissensbisse nach einem gebrochenen Gelübde
zur Depression führten [7]. Manchmal tut sich ein Stück Volkstum vor uns auf.
Die zuletzt genannte Frau hatte sich ursprünglich von bösen Leuten „bezaubert"
gefühlt und in ihrer Not für den Fall ihrer Genesung das Gelübde gemacht,
daß sie in ihrem Leben keine mit „Tressen besetzte Mütze" mehr tragen würde.
Sie wurde gesund und verkaufte alle ihre mit Tressen verbrämten Mützen.
Da kam ihre Schwester zu einer Herrschaft in Berlin in Dienst und machte
sich über sie lustig: Wer gute Sachen ehrlich bezahlen könnte, der könnte sie
auch mit gutem Gewissen tragen. Die Eitelkeit siegte. Aber die Gewissensbisse
kamen und führten mit der Zeit in das „Labyrinth, . . . davon sie sich weiter
nichts zu besinnen wüste". Nach MUZELL kann man aus dieser Geschichte
ersehen, daß sehr leichte und geringe Ursachen bei gewissen Gemütern zu Melan-
cholien disponieren können. Wir entnehmen daraus, wie verschiedene Krankheitsbilder man unter diesem Begriff zusammenfaßte. Eine echte *Manie* erlebte
MUZELL im Anschluß an Geburt und Wochenbett bei einer Frau, bei deren
Tobsuchtsanfällen 4 Personen, darunter ein starker Soldat nötig waren, um
sie im Bett zu halten; die Ursache war wahrscheinlich in einer ungenügenden

---

[1] MUZELL (140). — [2] MUZELL (140) Smlg. 1, S. 40ff. — [3] MUZELL (140) Smlg. 1,
S. 48f. — [4] MUZELL (140) Smlg. 1, S. 61ff. — [5] MUZELL (140) Smlg. 1, S. 71f. —
[6] MUZELL (140) Smlg. 2, S. 50f. — [7] MUZELL (140) Smlg. 1, S. 53ff.

Wochenreinigung zu suchen, obwohl schon in der Schwangerschaft depressive Symptome vorausgegangen waren [1].

Zieht man das Fazit aus den von MUZELL mitgeteilten Krankengeschichten, so ist in der Mehrzahl der Fälle der Ausgangspunkt der Psychose irgendein *seelisches Trauma*, wie wir heute sagen würden. Trotzdem richtet sich die Therapie in erster Linie auf den Körper. Das hängt, wie gesagt, mit den Vorstellungen von der Pathogenese der Psychosen zusammen, über die er sich in seiner zweiten Sammlung ausspricht [2]. Das psychische Trauma schwächt zunächst das Gehirn, das Gehirn vermittelt durch die Nerven den Tonus der Fasern unseres Körpers. Jede Schwächung des Gehirns schwächt also den Körper überhaupt. Das Herz erhält, wie man am langsamer werdenden Puls bei Gram und Kummer sieht, eine schwächere Zirkulation. Das Blut beginnt vor allem in den Vasis minimis und am meisten im Unterleib, wo die Zirkulation schon normalerweise große Widerstände überwinden muß [3], zu stocken. Dadurch werden die Säfte schleimig und mukös, verstopfen die Gefäße direkt, wofür das Ausbleiben der Menses bei melancholischen Frauen bezeichnend ist, und es kommt, wie wir sagen würden, zu kompensatorischen Hyperämien an anderen Stellen. Nun wird das schwächste Organ, in diesem Fall das Gehirn, am ersten krank, und es entsteht eine richtige Geisteskrankheit.

Auf dieser theoretischen Basis erklärt sich MUZELL seine guten Erfahrungen mit dem alkalischen und leicht löslichen Tartarus tartarisatus [4] bei melancholischen und ihnen verwandten Zuständen. Der Erfolg beruht auf seiner schleimlösenden Wirkung [5] im Leib. Er hat ihn geradezu als Specificum erprobt, wenn er auch in manchen Fällen, die eben eine besondere Ätiologie hatten, nichts helfen wollte [6].

Die mit dieser Medikation verbundene Abführkur, die energisch in öfteren Wiederholungen durchgeführt wurde, war sicher sehr angreifend. Und doch gehört sie zu den milderen Verfahren, die man damals gegen den körperlichen Anteil an der Psychose ins Feld zu führen pflegte. Ein scheußliches Beispiel der Ableitung aus künstlich gesetzten Geschwüren lernten wir bereits kennen [7]. Weniger schmerzhaft, aber schwächender waren die Aderlässe und manche Bäderformen. MUZELL berichtet [8] von einer melancholischen Patientin, bei der die Menses ausgeblieben waren und der Tartarus tartarisatus versagte. Um die Elastizität der Gefäße und Fibern zu stärken, den Blutumlauf zu erhöhen und eine Irritation der Nerven herbeizuführen, ließ er die Patientin, die sich heftig sträubte, und nur mit Gewalt gehalten werden konnte, bis an die Herzgrube in kaltem Brunnenwasser sitzen, jeden einen über den anderen Tag, zunächst eine halbe, dann eine ganze Stunde lang. Der Erfolg war ausgezeichnet. Schließlich ging die Patientin gerne in das Wasser. Besonders stolz ist MUZELL darauf, daß während eines solchen kalten Bades die Periode wieder sehr stark eintrat, was er für „gewiß curiös" hält.

Wer die Geschichte der Psychiatrie kennt, weiß, daß diese und ähnliche Kuren keine Besonderheiten der Charité darstellen, sondern dem Stand der zeitgenössischen Wissenschaft entsprechen. Wir werden bald sehen, daß sie

---

[1] MUZELL (140) Smlg. 1, S. 55ff. — [2] Vgl. MUZELL (140) Smlg. 2, S. 57ff. — [3] Vgl. oben S. 72. — [4] Das ist weinsaures Kalium. — [5] Vgl. das oben S. 104 über die schleimlösende Wirkung der Alkalien Gesagte. — [6] Vgl. MUZELL (140) Smlg. 2, S. 52f., 55, 62. — [7] Vgl. oben S. 108. — [8] MUZELL (140) Smlg. 2, S. 54ff.

im heraufziehenden Zeitalter der Menschenrechte, wie überall, so auch in der Charité durch Maßnahmen ergänzt und abgelöst werden, die nach vieler Richtung noch qualvoller sind, auch nachdem man von der körperlichen mehr zur psychischen Behandlung überging. Aber einen Versuch von MUZELL möchten wir doch besonders erwähnen [1], weil er für das ärztliche Denken und — die Nachwirkung des HIPPOKRATES so charakteristisch ist.

Ein angeblicher Aphorismus des Hippokrates: scabies humida maniam solvit [2] brachte MUZELL auf den Gedanken, einem Melancholiker, bei dem nichts half, eine Krätze anzuhängen. Der erste Versuch schlug fehl, weil der Kranke sich weigerte, sich auf die heimlich auf sein Bett gebrachte schmutzige Wäsche eines Krätzekranken zu legen. Der Patient starb dann auch ungeheilt. Dadurch gewitzigt, impfte MUZELL bei seinem zweiten Patienten die Krätze, ,,nach Art der Pocken mit tiefen Schnitten in die Haut'' und erzielte eine Heilung. Er führt sie darauf zurück, daß die Krätze, wenn sie unmittelbar ins Blut kommt, ganz besonders starke nervöse Reize ausüben muß, was man ja schon an dem starken Jucken erkennt.

Die Sache hatte ein für die internationalen Gelehrtenbeziehungen interessantes Nachspiel: Ein bei der Inokulation der Krätze anwesender Medizinstudent aus der Schweiz promovierte in Straßburg mit diesem Fall. Ein ,,berühmter Gelehrter'' aus Frankreich wollte es nicht glauben und schrieb um Auskunft nach Berlin. Darauf schickte ihm MUZELL ein Attestat ,,welches von allen Bedienten, die in dem Charité-Lazareth befindlich sind, unterschrieben war''. Diese konnten den gemeldeten Casum um so viel zuverlässiger bezeugen, da sie den Kranken nicht nur gesehen hatten, als er eine Zeitlang ,,unter dem Brunnen mit kaltem Wasser'' bepumpt wurde, sondern ihn auch nach seiner Genesung durch die Krätzeimpfung oft gesehen und gesprochen hatten.

Manche Formen der *psychischen Therapie* sind um diese Zeit (etwa Mitte des Jahrhunderts) noch einfach und mit modernen Augen gesehen naiv, aber andererseits auch wenig geeignet, den Patienten zu belästigen und zu schädigen. Einer Kranken erscheint MUZELL als Teufel, weil er einen roten Rock an hat. Er läßt deshalb bei den Visiten den roten Rock fort. Als es ihr besser geht, zieht er ihn wieder an und konstatiert zu seiner Freude, daß er ihr deshalb nicht mehr als Teufel erscheint [3]. Den oben erwähnten Schmied, der sich vom Teufel besessen glaubte und sich in einer bedrohlichen Weise mit eigenen Händen die Halsgefäße abdrosselte, meint er dadurch gerettet zu haben, daß er ihm sagte, er solle den Teufel nach oben herauslassen; dazu müsse er die Hände wegnehmen [4].

Mit der *Einrichtung einer besonderen Irrenabteilung* in der Charité beginnt im Jahre 1799 ein neuer Abschnitt in der Entwicklung ihrer Psychiatrie. Sie birgt um diese Zeit die größte Irrenanstalt Preußens in ihren Mauern [5]. Ursprünglich war sie nur zur Aufnahme von heilbaren Geisteskranken bestimmt [6]. Aber das ließ sich nicht durchführen. Die Anstalt hatte bald einen großen Ruf. Es kamen Patienten aus den entlegensten Teilen von Deutschland, darunter solche, die auf Kosten ihrer Familie verpflegt wurden [7]. Dabei waren die Zustände schon wegen der mangelhaften räumlichen Unterbringung der Kranken nicht

---

[1] MUZELL (140) Smlg. 2, S. 60ff. — [2] Wir haben keine entsprechende Stelle in den hippokratischen Schriften finden können. 1769 hat ein Preßburger Arzt (vgl. v. MAGYARY-KOSSA, JULIUS, Ungarische medizinische Erinnerungen, Budapest 1935, S. 72 Anm. 2) einen ,,Milzsüchtigen'' (also einen Melancholiker) durch Einimpfen der Krätze glücklich geheilt. Ob hier Beziehungen bestehen oder nicht, ist nicht bekannt. — [3] MUZELL (140) Smlg. 1, S. 58, 60. — [4] MUZELL (140) Smlg. 1, S. 72. — [5] HORN (89) S. 198. — [6] Später hat JOH. CHR. REIL in seinen ,,Rhapsodien über die Anwendung der psychischen Curmethode auf Geisteszerrüttungen'', Halle 1803 [vgl. BOLDT (20) S. 133] die Trennung in Heil- und Pflegeanstalten grundsätzlich gefordert. — [7] HORN (89) S. 201.

erfreulich. In einem Flügel des Gebäudes waren drei Abteilungen übereinander eingerichtet, die unter sich in Verbindung standen. Sie umfaßten 9 Zimmer mit je einem Fenster, 15 Zimmer mit je zwei Fenstern, 7 Zimmer mit je drei Fenstern, dazu 2 Kammern ohne Öfen und 6 kleine Zimmer mit Öfen. Darin wurden im Durchschnitt etwa 200 Kranke untergebracht [1]. Von den gewöhnlichen Krankenzimmern unterschieden sich die Räume nur dadurch, daß die meisten Fenster mit eisernen Stangen versehen waren. Das Wartepersonal war qualitativ und quantitativ unzureichend. Weibliche Kranke konnten zu männlichen kommen, die Zimmer waren nicht verschlossen, die Flure jedem zugänglich. Unruhige und bösartige Patienten drängten sich in die Zimmer der Rekonvaleszenten. Männliche Kranke überraschten nicht selten die weiblichen mit ihren Besuchen [2]. Vielleicht ist diese Schilderung, die sich auf HORN stützt, übertrieben. Jedenfalls berichtet HUFELAND aus dem Jahre 1801 über gute Behandlungsresultate. Der dritte Teil der Psychosen soll geheilt entlassen worden sein, obwohl man sich auf sehr einfache Mittel, vor allem auf Kaltwasserkuren, beschränkte, während man in Wien nur 25% Heilungen erzielte. Es wurde damals noch eine schonende Psychotherapie getrieben [3].

Ohne die Mißstände, die anderswo kaum geringer waren, ganz abstellen zu können, war HORN, der die Irrenabteilung im Herbst 1806 übernahm, eifrig und erfolgreich bemüht, Besserung zu schaffen. Er interessierte sich, wie früher gesagt, besonders für den Gegenstand, hatte die meisten größeren und kleineren Irrenanstalten Deutschlands und Frankreichs aus eigener Anschauung kennengelernt und ließ sich trotz der fast unüberwindlichen Schwierigkeiten, die namentlich die Franzosenzeit durch die Überbelegung mit feindlichen Truppen und die allgemeine Armut mit sich brachte, nicht entmutigen. Man muß ihn zu den ersten zählen, die den Studierenden in Deutschland systematischen psychiatrischen Unterricht gegeben haben. Nach BOLDT [4] hat er schon gleich nach dem Antritt seines Amtes im Kolleg Geisteskranke vorgestellt. Er brachte, wenigstens vorübergehend, eine bessere Scheidung der Geschlechter, eine bessere Auswahl der Geeigneten bei der Aufnahme, eine Abstellung des Mißbrauchs der Anstalt durch das Publikum und die Ärzte durch Einführung amtsärztlicher Aufnahmeatteste, die Entlassung zahlreicher Unheilbarer in andere Irrenanstalten, eine räumliche Trennung der Heilbaren und Unheilbaren, der Unruhigen und Ruhigen, der Neugekommenen und der Rekonvaleszenten und ähnliche Reformen zustande.

Um eine sichere Grundlage zur Beurteilung zu gewinnen, stellte er einen *Fragebogen* auf, der von den Verwandten des Kranken bei der Aufnahme ausgefüllt werden mußte.

Wir geben ihn im Wortlaut wieder, weil er ein sprechendes Dokument des Fortschrittes ist [5].

„1. Von welchem Temperamente, welchen Neigungen ist der Kranke? Unter welchen Verhältnissen hat derselbe sonst, und unter welchen kurz vor seiner Aufnahme gelebt? Womit hat er sich beschäftigt?

2. Findet eine erbliche Anlage zu diesem Uebel statt? Litt der Vater, die Mutter, die Großältern, die Seitenverwandten vielleicht an demselben, oder an einem ähnlichen Uebel?

3. Wie fing das Uebel an? Wann und unter welchen Umständen, mit welchen Zufällen und Erscheinungen? Welche Art des Benehmens, der Reden, der Handlungen des Kranken

---

[1] Vgl. die Statistiken bei HORN (89) S. 298ff. — [2] HORN (89) S. 199. — [3] Vgl. HUFELAND (97) für 1801, S. 15. — [4] BOLDT (20) S. 140; vgl. hierzu HORN (89) S. 235. — [5] HORN (89) S. 208f. Anm.

wurden bisher bemerkt, nach denen man ihn für geisteskrank gehalten? Welche Veränderungen bot der bisherige Gang der Krankheit dar?

4. Fand früher, und wann schon, dieselbe oder eine ähnliche Krankheit statt? Oder ist dieses Uebel jetzt zum ersten Male eingetreten? Wie befand sich der Kranke vor demselben? Gingen andere Krankheiten vorher, und welche? Litt der Kranke vielleicht schon an Epilepsie, und wie lange und wie oft traten die Anfälle derselben ein?

5. Welche Veranlassungen zur Entstehung der Geisteskrankheit gingen voraus? Körperliche? und welche? Etwa andere Krankheiten? Oder geistige? und etwa heftige und angreifende Gemüthsaffekte, und welche, und unter welchen Umständen? Wirkten auf den Kranken ein heftiger Zorn, Kummer, Nahrungssorgen? Oder fand eine Kränkung seiner Ehre statt, oder ein Verlust des Vermögens oder geliebter Verwandten, oder eine verfehlte Hoffnung?"

In die sorgfältig geführte Krankengeschichte fügte er schriftliche Beantwortungen vorgelegter Fragen von der eigenen Hand der Patienten ein, die imstande waren, ihre Empfindungen aufzuzeichnen [1].

Im Jahre 1803 waren die oben [2] erwähnten Rhapsodien Reils erschienen, ein gewaltiges, aufrüttelndes Buch. Es ging, nicht nur in Deutschland, wie ein Weckruf durch die psychiatrische Welt, weil es den Ärzten an das Gewissen rührte, eine neue Behandlungsmethode der Irren auf rein psychischer Basis anstrebte und im Verfolg der von England und Frankreich ausgegangenen neuen Richtung dem Geisteskranken, auch dem Unheilbaren, ein menschenwürdiges Dasein zu schaffen suchte. Kein Zweifel, daß dieser Weckruf in der Charité mit am frühesten auf fruchtbaren Boden fiel! Dafür ist Horns Amtsführung der beste Beweis. Viele von den eben geschilderten Reformen erfüllen Anregungen, die Reil gab. Zwar gehen Horns Ansichten über das Wesen der Psychosen mit denen Reils in mancher Hinsicht auseinander. Es mag damit zusammenhängen, daß bei Reil der naturphilosophisch-romantische Einschlag stärker wiegt, dem, wie wir früher sahen, Horn mit einer gewissen Skepsis gegenübersteht [3]. Reils Ziel war der Ausbau der seelischen Behandlung. Aus seiner philosophischen Einstellung heraus kam er zu der Überzeugung von dem Primat des Dynamischen, so wenig er sich einen dynamischen und seelischen Vorgang ohne materielle Zustandsänderung denken konnte. Durch Ideen, so sagt er an einer Stelle [4], wird das normale dynamische Verhältnis des Gehirns gegründet, durch Ideen muß dasselbe rektifiziert werden, wenn es gestört ist. Von der Arzneibehandlung erwartet er nichts [5]. Anders Horn [6]. Für ihn wird der geistige Zustand durch den körperlichen so sehr bestimmt, daß wir durch Verbesserung des körperlichen Übels das geistige oft zugleich entfernen. Oft sind aber auch für ihn die Arzneimittel nur Nebenmittel, dienen lediglich dem Ausgleich eines Mißverhältnisses in den Kräften des körperlichen Systems und der Erleichterung der psychischen Kur, die dann den eigentlichen Heilfaktor darstellt. Man muß individualisieren und von Fall zu Fall unterscheiden.

In der Praxis ist der Unterschied zwischen dem, was Reil und Horn wollen, gleich Null: Die psychischen Mittel Reils wirken über die Sinnesorgane und das Gemeingefühl [7]. Eine künstliche Erregung wird gleichsam an den Nervenenden angesetzt; von da wird der Reiz fortgeleitet und löst eine unmittelbare Affektion des Gefühlsvermögens aus; denn Gefühl ist nichts anderes als die

---

[1] Horn (89) S. 210. — [2] Vgl. S. 121 Anm. 6. — [3] Vgl. oben S. 63 f. — [4] Vgl. Boldt (20) S. 129. — [5] Boldt (20) S. 128. — [6] Horn (89) S. 217. — [7] Boldt (20) S. 131.

Wahrnehmung der durch einen Reiz ausgelösten Veränderungen in der Substanz des Gehirns. Die auf diese Weise erfolgende Erweckung des Gefühls regt dann das gesamte Spiel der Seelenkräfte, des Vorstellungsvermögens, der Aufmerksamkeit, Besonnenheit, des Begehrungsvermögens im Sinne der vom Therapeuten erstrebten seelischen Heilungstendenzen an. *Diese Psychotherapie geht also ganz eng über den Körper.* Sie kommt auf eine Reizsteigerung oder Reizentziehung für die Seele heraus. Darin bringt REIL nun doch neben einer rein psychisch-diätetischen Beeinflussung durch Ruhe, Verdunkelung, Gemütszerstreuung, Anregung der Verstandestätigkeit, gute Lektüre, Theaterstücke, Musik, zweckmäßige Ernährung und Bewegung, Bäder usw. auch das alt Überlieferte unter, was in unseren Augen nur Qualen bedeuten konnte: Hunger, Durst, Kälte, Niesmittel, Blasenpflaster, Abbrennen von Moxen, Glüheisen, Aufträufeln von brennendem Siegellack auf die Hände, Peitschen mit Brennnesseln, Kitzeln, Bäder in einem Kübel mit lebenden Aalen, Erzeugung von Krätze, wie bei MUZELL, Dusch-Sturz-Tauchbäder usw.[1].

HORN[2] wirkt mit seinen Arzneimitteln auf das Gemeingefühl und erstrebt das Gleiche. Als Ekelkur hat sich ihm der fortwährende Gebrauch von Ekel erregenden Mitteln mit ihrer ständigen Übelkeit und Neigung zum Erbrechen bewährt, deren „Einwirkung aufs Gemeingefühl, deren Rückwirkung auf den Geisteszustand nicht selten die herrlichsten Folgen zeigte". Ähnlich ist es mit dem richtigen Brechen, mit Nieswurz, Speichelfluß-, Hungerkuren, mit der vorsichtigen Anwendung narkotischer und anderer beruhigender Mittel, mit Aderlassen, Blutegeln, blutigen Schröpfköpfen und künstlichen Geschwüren, die er besonders gern anwendet. Einer von ihm neu eingeführten Methode[3] glaubt er sehr gute Erfolge bei den verschiedensten nervösen Symptomen, wie Hemikranie, Gesichtsneuralgien, aber auch bei schweren Psychosen bis zur Heilung des Blödsinns durch ihre besonders starke Beeinflussung des Gemeingefühls zu verdanken. Es wird eine Stelle am Kopf in Größe eines Talerstückes kahl geschoren und mit einer Salbe, die aus gleichen Teilen Fett und Brechweinstein besteht, so lange eingerieben, bis mehrere Pusteln auftreten, die nach Auflegen eines Breiumschlages in eine dauernde oberflächliche Eiterung übergehen. Dadurch wird eine schmerzhafte Empfindung unterhalten, welche ihrerseits die Rückkehr zum Selbstbewußtsein fördert, den Kranken aus seinem geistigen Schlummer weckt und wach hält[4].

Auf die Anregung von HORN wurde, wie bei inneren Kranken[5] die *Hydrotherapie der Psychosen* in der Charité in ganz besonderem Maße ausgebaut. Er führte[6] das methodische, länger fortgesetzte lauwarme Beruhigungs- und Reinlichkeitsbad ein, das lauwarme Bad mit Übergießungen des Kopfes mit eiskaltem Wasser zu 6—8—10 Eimern bis zu Sturzbädern, bei denen die Zahl der Eimer bis 30—40 und 50 vermehrt wurde und selbst solchen, bei denen der Patient in einer leeren Badewanne befestigt wurde und so schnell als möglich bis zu 100 ja 200 Eimer eiskalten Wassers über Kopf und Leib gestürzt bekam. Diese stärkste Form des Sturzbades wurde manchmal mit einem durch eine Spritze applizierten Duschestrahl auf Scheitel, Nacken, Rücken, Unterleib und

---

[1] Vgl. BOLDT (20) S. 144 und an anderen Stellen. — [2] Vgl. vor allem HORN (89) S. 219f. — [3] HORN (89) S. 220f. — [4] Diese Salbe wurde nach KUSSMAUL (112) S. 18 noch in den 40er Jahren des vorigen Jahrhunderts als AUTENRIETHsche Salbe zur Ableitung z. B. bei Herzneurose verwendet. — [5] Vgl. oben S. 106. — [6] HORN (89) S. 222.

Genitalien kombiniert, was sich vor allem bei Tobsucht, Mutterwut und in den sich dem Blödsinn nähernden Fällen von Melancholie bewährte.

Eine Kombination von körperlicher und geistiger Wirkung, die ihn den Apparat zur Gruppe der „indirekt psychischen Heilmittel" rechnen lassen, ist eine Vorrichtung, die HORN als Modifikation der aus England stammenden Schaukel von JOHN MASON COX hat konstruieren lassen[1]. Der Patient liegt gesichert in einer bettartigen Lagerstelle, die um eine Achse drehbar ist, die sich etwa an seinen Füßen befindet, und wird in diesem Lager etwa 40—60mal in der Minute herumgewirbelt. In einem ähnlichen von HORN angegebenen *Drehstuhl* wird der Kranke im Sitzen doppelt so schnell um seine Längsachse gedreht. Da gibt es natürlich körperliche *und* psychische Wirkungen, Erbrechen und Angst. Wir werden HORN gern glauben, daß Kranke, die nur $1^1/_2$—2 Minuten gedreht werden, durch Schreien und Rufen den „unbehaglichen" Zustand ankündigen, der dadurch bewirkt werden soll. Aber die Erfolge waren gut. „Wüthende Kranke wurden hierdurch gebändigt, stürmische und unruhige wurden zur Folgsamkeit und Ordnung gebracht, arbeitsscheue und träge wurden geweckt und fleißiger." Der gute Eindruck auf die zeitgenössische Psychiatrie erhellt daraus, daß manche deutsche und fremde Irrenanstalten z. B. in Kopenhagen, auf dem Sonnenstein bei Dresden und anderswo sich Zeichnungen erbaten, um gleiche Maschinen zu bauen.

Weiter wurde von HORN als neues Verfahren an der Charité das Ziehen eines leichten viersitzigen Wagens durch Kranke eingeführt, in dem vier Geisteskranke sitzen. An der Deichsel wurden 25—30 Patienten angespannt, die ihre Leidensgenossen nach einem genau vorgeschriebenen Plan durch den Irrengarten befördern mußten. Die Schnelligkeit der Bewegung, die Fahrtrichtung, die Ruhepausen waren bis ins kleinste geregelt. Die Methode sollte den aktiv und den passiv Mitwirkenden zugute kommen und weniger ein Vergnügen als eine nützliche Abwechslung in der Bewegung und Arbeit bieten, durch die der Patient von seinen krankhaften Ideen abgelenkt, an Folgsamkeit und Ordnung gewöhnt und durch Übung seiner körperlichen Kräfte ermüdet und zum Schlafen gebracht wird.

Sehr qualvoll muß für die Patienten der von HORN 1809 konstruierte *Sack* gewesen sein, in dem der Kranke vollständig eingeschlossen wurde. Er bestand aus Leinwand, durch die das Licht nur schwach durchschimmerte und wurde am Fußende zugebunden. Keine Methode beleuchtet wohl so hell die Auffassung der damaligen Psychiatrie von den Behandlungsaufgaben des Irrenarztes, wie dieses Marterinstrument. Die Wirkungen dieses „Heilmittels" sind nach HORN zusammengesetzt. Der Einfluß des Lichtes auf den Geisteskranken wird vermindert, der Anblick der Umgebung erschwert, die unbändigen Bewegungen, durch die der Patient sich selbst und anderen schaden kann, werden beschränkt und dem Ausbruch motorischer Unruhe vorgebeugt. Der Sack „imponiert dem Kranken, schreckt ihn durch das Gefühl des Zwanges und drängt Einigen die Vermuthung, anderen die Überzeugung der Fruchtlosigkeit ihrer etwaigen Zerstörungsversuche auf". Wegen der Kombination aller dieser Vorzüge ist der Sack der Verdunkelung des Zimmers, die allein nicht genügt, der Fesselung in der Zwangsjacke und ähnlichen Fesselungen vorzuziehen. Auch ist er besser

---

[1] HORN (89) S. 224.

als der englische Sarg. In diesem Sarg bleibt dem Gesicht gegenüber eine Öffnung, das Licht also zugänglich. Er ist entweder zu eng, so daß jede Bewegung gehemmt wird, oder zu weit, so daß der tobende Kranke sich an dem harten Holz verletzen kann.

Zwangsstuhl, Zwangsstehen werden durch entsprechende Fesselung an geeigneten Apparaten erzielt und sollen das Gemeingefühl durch die einseitige Unannehmlichkeit günstig beeinflussen. Stellt man sich diese Apparate alle zusammen vor, so könnte man glauben, in der Schreckenskammer eines Panoptikums zu stehen. Etwas davon hat man auch sicher empfunden. Nicht umsonst spricht HORN von der Notwendigkeit sich von „weichlicher Sentimentalität" frei zu halten. Aber ist es nicht merkwürdig, daß auch REIL, der sich als Kämpfer gegen die „Kulturschande" fühlt, diese Mittel trotzdem empfiehlt? Für ihn wie für HORN sind sie die Methode für die Besserung und Heilung der „bösartigen, halsstarrigen, heftigen und wüthenden Wahnsinnigen", psychische Behandlungsmethoden, mit Vorsicht unter strengstem Individualisieren auszuwählen, damit kein Schaden geschieht, aus demselben ärztlichen Denken entsprungen, wie die, die uns einen Einblick in die lichtere Seite jener alten Psychotherapie gewähren, und denen wir uns noch kurz zuwenden.

Eines der wirksamsten Heilmittel für heilbare und Palliativmittel für unheilbare Geisteskranke ist *Beschäftigung und Arbeit.* In der älteren Charité ließ man die Patienten schon lesen, abschreiben, stricken oder beschäftigte sie in der Ökonomie, aber erst HORN betrieb die geistige und körperliche Beschäftigungstherapie nach einem genau geregelten, individualisierenden Plan, mit pünktlicher Einhaltung der Zeit und des Maßes, unter strenger Beaufsichtigung. Freilich ist auch hier die Absicht die, daß die Beschäftigung nicht nach Neigung und Willen, sondern in der Hauptsache gerade umgekehrt gerichtet sein muß, um von den subjektiven Gefühlen abzulenken und zu gesundem Leben zu erziehen. Bei den männlichen Kranken bestand sie im Anhören und Vorlesen von Aufsätzen über allgemein faßliche religiöse Gegenstände, Unterricht im Zeichnen, Unterricht in der Geographie mit Benutzung der Erdgloben und Landkarten, wobei ein leicht faßlich geschriebenes Lehrbuch zugrunde gelegt wurde, Übung in Tischlerund Drechslerarbeiten. Zu den mechanischen Arbeiten gehörten das Holzschneiden, das Graben des Landes, die militärischen Exerzierübungen und das Fahren im Garten.

Als Erholungsbeschäftigungen dienten: „Musikalische Übungen; Spaziergänge im Garten; lautes Vorlesen leicht verständlicher und anziehender historischer und itinerarischer Schriften; das Kegelspielen; bei schlechtem Wetter und im Winter: die gemeinschaftlichen stillen Spiele im Zimmer, Schachspiele, Damenspiele, Lotterie- und Kartenspiele."

Von den weiblichen Kranken wurden die meisten dieser Beschäftigungen ebenfalls ausgeübt. Es kamen aber die weiblichen Handarbeiten noch hinzu, wie Stricken, Nähen, Ausbessern der Zeuge und Wäsche. Das Holzsägen, das Graben des Landes, das Fahren mit einem eigenen Wagen und die militärischen Exerzierübungen, das Kegelschieben waren nach HORN gerade bei Frauen von vortrefflicher Wirkung. Wir geben an dieser Stelle einen von HORN aufgestellten Stundenplan wieder, der allerdings erst aus dem Jahre 1818 stammt[1].

---

[1] Vgl. HORN (89) Anlage bei S. 249.

„Stunden-Plan,

nach welchem die Geisteskranken in der Irrenanstalt des Königl. Charité-Krankenhauses
zu Berlin im Sommerhalbjahre 1818 beschäftigt und behandelt wurden.

Stunden	Sonntag	Montag	Dienstag	Mittwoch	Donnerstag	Freitag	Sonnabend
5—6	Pünktliches Aufstehen, Reinigen und Frühstücken.						
6—7	Religiöse Erbauungen durch lautes Vorlesen passender, dem Fassungsvermögen der Kranken angemessener, Werke.						
7—8	Spazierengehen im Garten und gemeinschaftliche Spiele, als Schaukeln, Kegelspiele für weibliche Irren.	Holzschneiden und Graben des Landes im Hofe.					
8—9		Wechselseitiges Ziehen und Fahren eines eigenen Wagens für Irrenkranke im Garten.					
9—10		Militärische Exerzirübungen.					
10—11	Besuch der Charité-Kirche für die Ruhigen und sonst sich Eignenden.	Anwendung der Bäder; warme, kühle, kalte, Uebergießungen und Sturzbäder, mit Benutzung der Douche nach verschiedenen Graden und Stufen.					
11—12		Unterricht im Zeichnen und Malen.					
12—1	Mittagsessen.						
1—2	Freistunden.						
2—3	Unterricht und Uebungen im Drechseln und in Tischlerarbeiten. Musikstunden.						
3—4	Vergnügungen und Spiele im Garten und auf dem Hofe.	Geographischer Unterricht nach einem gedruckten Leitfaden, durch Landkarten und Globen erläutert.					
4—5		Spazierengehen im Irrengarten, Bewegungen und Balanzir-Uebungen, Gebrauch der Schaukeln und Stelzen.					
5—6		Lautes, wechselndes, Vorlesen aus unterhaltenden, leicht faßlichen, Schriften.					
6—7	Abendessen.						
7—8½	Musik oder Spiele.	Bei gutem Wetter Kegelschieben für kleine Prämien. Bei schlechtem Wetter gemeinschaftliche Spiele im Zimmer, als Karten-, Domino-, Lotterie-, Schach- und Damenspiel.					
8½—9	Gebet und religiöse Erbauungen durch lautes Vorlesen etc., wie beim Aufstehen.						
	Männer und Weiber haben zu verschiedenen Stunden, in verschiedenen von einander getrennten Zimmern und Räumen, dieselben Beschäftigungen, nur mit dem Unterschiede, daß während die Männer mit der Musik und dem Zeichnen und Malen beschäftigt sind, die Weiber zum Stricken, Nähen, Ausbessern der Wäsche, und andern weiblichen Arbeiten unter Aufsicht angehalten werden.“						

Die Lehrer entnahm HORN dem Kreise der Kranken selbst, unter denen sich
meist einige wissenschaftliche Köpfe fanden.

Einen besonderen Wert legte er auf die militärischen Exerzierübungen, selbst
für weibliche Irre, weil sie für die, die nicht als Soldaten schon daran gewöhnt
sind und deshalb keinen Nutzen davon haben, ein ganz neues, lästiges, an ein
bestimmtes Kommandowort gebundenes, die Aufmerksamkeit nach außen
richtendes und fixierendes, aber zugleich auch imponierendes Verfahren sind.
Gerade die Wahnsinnigen aus den höheren Ständen sollten diese Therapie nötig
haben. Sie exerzierten in Reih und Glied mit umgehängtem Tornister und hölzer-
nem schwerem Gewehr unter Leitung eines mit lauter Stimme kommandierenden

Unteroffiziers. Wir erinnern uns unwillkürlich an Erfahrungen aus den Lazaretten des Weltkrieges, wo Kriegsneurosen auf ähnliche Weise „geheilt" wurden.

Über die Erfolge dieser Therapie an der Charité können wir uns an der Hand der von HORN geführten Statistik kein Bild machen, weil uns seine Diagnosen nichts sagen. Man war kritisch; geheilte Patienten hielt man unter Umständen noch monatelang nach dem Abklingen ihrer Symptome in der Charité und später jahrelang unter Aufsicht, ehe man von ihrer definitiven Genesung überzeugt war. Es ist eine andere psychiatrische Welt als die unsrige. Man hat Psychosen mit Charakterfehlern verwechselt und geglaubt, sie durch Erziehung heilen zu können. Darum ist es mit den Schlagworten „roh" und „barbarisch" nicht getan. In allem, was den Irren an der Charité im guten wie im schlechten widerfuhr, liegt das heiße Bemühen um eine menschliche, seelische und körperliche Behandlung der Kranken in einer Zeit, wo es in vielen Orten Deutschlands und in anderen Ländern noch schlimmer aussah [1]. Als der Abschnitt der geschichtlichen Entwicklung, den wir schildern, zu Ende ging, war mancher Wunsch HORNs unerfüllt. Selten zeigt sich die Tragik menschlichen Irrens beim Suchen nach neuen Wegen so deutlich wie in der Geschichte der Medizin und speziell der Psychiatrie. Wie BOLDT [2] mit Recht hervorhebt, war in dem Streben der Irrenärzte des späten 18. und beginnenden 19. Jahrhunderts nach erschöpfender wissenschaftlicher Erkenntnis und nach Ergründung der Zusammenhänge, wie es uns am prägnantesten in dem großen REIL entgegentritt, auch ein hemmendes Moment enthalten. Die Zeit war dafür noch nicht reif. Das erste Erfordernis der Stunde war die beschreibende und sammelnde Arbeit. Dadurch bekommen die einfachen Krankengeschichten der Charitéärzte und manche resignierte Äußerung, etwa von SELLE [3] und SCHAARSCHMIDT [4] über das Gehirn einen tieferen Sinn.

VII. Die Chirurgie.

Als die Charité gegründet wurde, hatte neben Holland und England Frankreich die unbestrittene Führung auf dem Gebiet der Wundarzneikunst. Die französischen Chirurgen hatten aus dem 17. Jahrhundert ein kostbares Erbe übernommen und verwalteten es gewissenhaft weiter. Damals waren die Kriege Ludwigs XIV. ihre besten Lehrmeister gewesen. Das 18. Jahrhundert widerhallte kaum leiser vom Klange der Waffen. In die Kämpfe, die seine Welt erfüllten, war das junge Königreich Preußen vielfach verwickelt, erst als der Großmacht entgegen wachsender Siegerstaat unter dem großen FRIEDRICH, dann um die Wende zum 19. Jahrhundert nach den französischen Revolutions- und napoleonischen Kriegen geschlagen und arm. Hier wie dort standen die Wundärzte vor großen Aufgaben. Das Collegium medico-chirurgicum und die Charité waren der Brennpunkt der Auswertung der Kriegserfahrung und der wissenschaftlichen und praktischen Heranbildung des Nachwuchses. Mancher von den leitenden Ärzten und Chirurgen hatte französische und andere fremde Wundarzneikunst in jungen Jahren aus eigener Erfahrung kennengelernt, wie ELLER oder HENCKEL und VOITUS, die von FRIEDRICH II. zu Studienzwecken nach Paris geschickt worden waren. MURSINNA legte durch seine Tüchtigkeit im Siebenjährigen Krieg den Grund zu seinem späteren Aufstieg, war als Chirurg im bayrischen Erbfolgekrieg (1778) und auf dem Feldzug in Polen (1795) tätig, folgte 1806 dem Heere

---

[1] Man vgl. KRAEPELIN (108), ein Buch, in dem man manche Parallele zu diesem Kapitel findet. — [2] BOLDT (20) S. 119. — [3] Vgl. oben S. 58. — [4] Vgl. oben S. 59.

ins Feld, richtete in Halle und Erfurt Lazarette ein und hatte nach der unglücklichen Schlacht von Jena in Magdeburg und Berlin eine große Zahl von Verwundeten, Preußen und Franzosen, zu behandeln. Ähnlich wie bei ihm gestaltete sich der Werdegang bei HENCKEL, HAGEN u. a. Häufig erscheinen die Publikationen der Charitéchirurgen und -ärzte nach der Rückkehr von Feldzügen und verarbeiten, was sie draußen erfahren haben. Aber auch alle Fortschritte, die friedliche Jahre in der Heimat bringen, finden Berücksichtigung. Deutschland trat verhältnismäßig spät in den Reigen der chirurgisch führenden Völker ein. Allmählich ging es aber auch hier unter bedeutenden Männern wie LORENZ HEISTER († 1758) in Helmstedt und anderen aufwärts. Neben ihm nennt MURSINNA mit höchster Achtung KARL KASPAR SIEBOLD († 1807) in Würzburg, AUGUST GOTTLOB RICHTER († 1812) in Göttingen, JUSTUS CHRISTIAN LODER († 1832) in Halle. Die deutsche Chirurgie schuf sich ihre wissenschaftliche Basis. Auch die Charité hat daran ihren bescheidenen Anteil. Wir können dem harten Urteil von FISCHER [1], der sie als etwas ganz Sekundäres ansieht, nicht beistimmen. Gewiß sind keine überragenden Männer der Wissenschaft unter ihren Autoren, aber tüchtige Praktiker. Das meiste ist von anderen übernommen. Vor allem war HEISTERs berühmtes chirurgisches Lehrbuch ihr Vorbild. Es waltet Kritik gegenüber dem, was vom Inland und vom Ausland kommt. Die eigene Erfahrung spricht überall mit, und man spürt den Geist, der aus der Erkenntnis entspringt, daß innere Medizin und Chirurgie zusammengehören [2].

Wir bemühen uns aus den lehrbuchartigen Gesamtdarstellungen, den Spezialschriften und kasuistischen Mitteilungen einen kurzen Überblick über das Wichtigste aus der Charitéchirurgie zu geben.

Ihre literarischen Produkte sind von verschiedenem Wert und vertreten verschiedene Interessen. ELLER hat seine posthum erschienene vollständige Chirurgie [3] in erster Linie als Internist geschrieben, obwohl er chirurgisch ausgebildet war und gelegentlich selbst operiert hat. Man spürt deutlich das mehr Theoretische und Wissenschaftliche, vor allem in den langen Literaturverzeichnissen; manche Erkrankungen und Behandlungsmethoden werden systematisch bis in die Antike zurück verfolgt. SCHAARSCHMIDT hat nach eigener Angabe [4] nie eine Operation gemacht; ihm fehlt dazu die „Unbarmhertzigkeit" oder vielmehr „Hertzhafftigkeit" und „die Übung im Schneiden". Trotzdem hält er sich für berufen, Kolleg über Chirurgie zu halten und manches, was er erzählt, spricht von guter Beobachtung und kluger Erfahrung im Wundärztlichen. Sehr stark literarisch orientiert, vornehmlich in kritischer Auseinandersetzung mit der neueren Literatur sind die 8 Stücke Abhandlung der chirurgischen Operationen von HENCKEL, dem eine reiche eigene Erfahrung als Operateur zur Verfügung stand. Etwas zerfahren durch ständige Hinweise und Nachträge, oft mehr eine Ergänzung zu den Schriften von HEISTER, VAN SWIETEN und anderen Größen, mit manchem Anekdotischen, sind die zwei Bände nicht leicht, aber interessant zu lesen und vermitteln ein lebendiges Bild von der zeitgenössischen Chirurgie über den Rahmen der Charité heraus. Manchmal befällt einen ein stilles Grausen, so etwa, wenn eine Art Guillotine zur Amputation von Gliedern beschrieben wird, deren Anwendung den Vorzug geringer

---

[1] FISCHER, GEORG (42). — [2] Vgl. oben S. 64f. — [3] ELLER (32). — [4] SCHAARSCHMIDT, SAM. (174) Th. 4, S. 64.

Schmerzhaftigkeit haben soll[1]. Nüchtern, klar und ohne ein überflüssiges Wort ist die S. 20 erwähnte Anleitung zur Chirurgie des Praktikers PALLAS.

Auf die *Pathologie* der chirurgischen Erkrankungen trifft das zu, was wir früher zur allgemeinen und speziellen Krankheitslehre gesagt haben.

Bei der *Diagnose* war der Chirurg genau wie der innere Mediziner auf seine fünf Sinne angewiesen. Es wurde viel mit der *Sonde* gearbeitet, nicht nur zur Begutachtung von Wunden, sondern auch sonst, z. B. zur Diagnose des Blasensteines. Die komplette Mastdarmfistel konstatierte man mit dem in den Anus eingeführten Finger, der die in die Fistel gebrachte Sonde touchierte, oder daraus, daß ein Darmeinlauf durch die Fistelöffnung zum Vorschein kam. Ähnlich erkannte man, daß bei Brustverletzungen die Pleura, bei Bauchverwundungen das Peritoneum mit geöffnet war, daran, daß eingespritztes Wasser nicht mehr zurückkam[2]. Welche Hemmung das *Fehlen der Perkussion* bedeutete, merkt man daran, daß man die größten Schwierigkeiten hatte, ein Pleuraexsudat von einer schwartigen Verwachsung der Lunge zu unterscheiden. Wegen der Gefahr der Verwechslung und des dadurch möglichen Anstechens der Lunge empfiehlt PALLAS auch beim gewöhnlichen serösen Pleuraerguß die Eröffnung mit dem Messer an Stelle der an sich viel einfacheren Punktion[3]. Manche Hilfsmittel der Diagnose reichen bis in die ältesten Zeiten zurück, z. B. der Rat, bei zweifelhaften Fissuren im Schädeldach Tinte über den Knochen zu gießen und sie wieder weg zu wischen, wobei ein etwaiger Spalt als schwarzer Strich bleibt, oder den von einer Schädelfraktur Betroffenen mit Zuhalten der Nase pressen zu lassen, um zu sehen, ob durch den Hirndruck etwas aus einem Schädelspalt herausgetrieben wird. Im übrigen ist die Analyse der Symptome und ihre Auswertung für die Diagnose ebenso reich an Einzelheiten und feinen Beobachtungen wie in der inneren Medizin. Ein Fortschritt war die klarere Abgrenzung der einfachen Gehirnerschütterung von lokalen Schädigungen des Zentralnervensystems. MURSINNA hat sich um sie besonders bemüht und hebt hervor, daß dadurch mancher unnötige lebensgefährliche Eingriff vermieden wird[4].

Die alte Bezeichnung „Wundarzneikunst" weist schon darauf hin, daß die *Behandlung von Wunden und Verletzungen* im Rahmen der Gesamtchirurgie einen viel breiteren Raum einnahm als in unseren Tagen. Wir wenden uns ihr zunächst zu.

Abgesehen von der Lokalisation und der Größe, von der Bedeutung der verletzten Organe und dem Blutverlust hängt die Gefährlichkeit einer Wunde davon ab, ob die Heilung mit oder ohne Komplikationen verläuft[5]. Die Wundheilung ist nur dann unkompliziert, wenn sie *per reunionem* heilt[6], d. h. primär verklebt. In allen anderen Fällen ist sie mit einer *Entzündung* verbunden. ELLER erklärt das entsprechend seiner früher geschilderten Einstellung[7] ganz physikalisch. Wenn sich über der Wundfläche der blutige Schorf gebildet hat, werden die Enden der Blutgefäße „zugeleimt". Unter dem Druck des nachströmenden Blutes werden die Blutgefäße dann etwa 24 Stunden nach der Verletzung gedehnt; auch ihre Seitenäste, die, wie wir früher hörten, normalerweise wegen ihrer Feinheit nur Lymphe aufnehmen, werden erweitert. Es preßt

---

[1] Vgl. HENCKEL (76) St. 6, S. 23 ff. — [2] ELLER (32) S. 315, 334. — [3] PALLAS (144) S. 98. — [4] MURSINNA (135) S. 13. — [5] Vgl. zum folgenden ELLER (32) S. 234 ff. — [6] PALLAS (144) S. 25. — [7] Vgl. oben S. 79 und 71.

sich auch der rote Teil des Blutes in diese hinein. Dadurch wird die Wundfläche gerötet. Die Blutkörperchen (Globuli) reiben sich teils aneinander, teils an den Gefäßwänden. Dadurch entsteht Schmerz, Hitze und Brennen, kurz eine lokale *Entzündung*. Durch die lokale Blutstauung erfolgt weiter kompensatorisch in den übrigen Blutgefäßen ein erhöhter Kreislauf mit geschwinderem Puls, mit Hitze und Mattigkeit, kurz *Fieber*. Wenn alles normal geht, lösen sich unter dem Einfluß der Hitze die Blutpfröpfe, welche die Gefäße zuleimten, auf, die lokale normale Blutbewegung mit der entsprechenden Trennung von Lymph- und Blutwegen tritt wieder ein; aus den gelösten Pfröpfen und dem neu nachsickernden Blut bildet sich die Wundheilungsmaterie, das pus, der gutartige *Eiter*; die Rötung und Schwellung der Wundränder geht zurück; das etwa vorhandene leichte Fieber klingt ab; der brennende Schmerz läßt nach. Es bilden sich die kleinen roten „Knöpfchen", die wir *Granulationen* nennen. Man hielt diese Fleischwärzchen für eine aus dem gelatinösen Eiter gebildete röhrenförmige Verlängerung und Ausdehnung der wieder geöffneten Blutgefäße, die sich auf diese Weise entgegenwachsen und dann vereinigen sollten. Es geht nicht immer so gut. Gefährdet sind vor allem Wunden, bei denen Muskeln, Sehnen und namentlich solche, bei denen Nerven verletzt sind. Sobald nämlich nervöse Fibrillen geschädigt werden, geraten sie in einen anhaltenden Krampf. Dieser setzt sich nicht nur in die benachbarten Teile, sondern unter Umständen in den ganzen Körper fort, da diese Fibrillen ja unmittelbar vom Gehirn entspringen und als Träger der Sensibilität durch den ganzen Körper miteinander in Verbindung stehen[1]. Die kleinsten Blutgefäße werden dadurch mit kontrahiert. Es kommt zu ausgedehnter heftiger Entzündung, starkem Fieber, unter Umständen zu heißem oder kaltem Brand. Durch eine ungenügende Heiltendenz kann andererseits in der Wundsekretion Stauung und Fäulnis entstehen[2].

Solche Gedankengänge lagen von einer Ahnung der modernen Wundinfektion weit ab. Trotzdem wurden durch sie gewisse *Wundinfektionsverhütungsmethoden* begünstigt. Alles, was das Zustandekommen des guten Eiters, die richtige Auflösung der Gefäßverschlußpfröpfe und die Bildung der roten Knöpfchen hindert, ruft Entzündung und Fiebergefahr hervor. Deswegen mußte der Chirurg auf peinliche Reinigung der Wunde, auf Entfernung aller fremden Stoffe, auf sorgfältigen Verband, auf Ruhigstellung und Vermeidung unnötigen Aufreißens, auf die Anwendung richtiger Wundsalben bedacht sein, damit nicht statt des guten Eiters eine dünne faulende Materie, ein *Ichor*, entstände. Es wurde also der Polypragmasie, einem Kardinalfehler der meisten Wundärzte jener Zeit, prinzipiell vorgebeugt. Auf der anderen Seite war in diesen Anschauungen die theoretische Basis für die ausgesprochene Tendenz zur offenen Wundbehandlung gegeben, die, wie MAGNUS auseinandergesetzt hat, vor allem die Kriegschirurgie der zweiten Hälfte des 18. Jahrhunderts übte[3]. Sie wurde auch an der Charité bevorzugt.

Nach ELLER[4] kann ein Chirurg aber auch am üblen Ausgang schuldig werden, wenn er bei stärkeren Entzündungen, die eine Verwundung begleiten, das Aderlassen und die Reinigung des Magens versäumt. Damit stehen wir in der *Behandlung der Wundentzündung und des Wundfiebers*. Man muß das Nachpressen des Blutes in die vom Wundschorf zugepfropften Gefäße vermindern.

---

[1] Vgl. oben S. 71. — [2] Vgl. das früher Gesagte. — [3] Vgl. MAGNUS (116), (115) und (117). — [4] ELLER (32) S. 243.

Das geschieht durch Aderlässe und Abführmittel. Man muß die in die Gefäße eingepreßte Blutmasse lösen. Das geschieht durch die früher angegebenen Diluentia, Salze, Abkochungen und Wässer [1]. Endlich muß man die gewaltsam dilatierten Gefäße wieder durch lokale resolvierende und leicht adstringierende Mittel zur Kontraktion bringen, wobei sich vor allem der Campher, Umschläge mit Weinextrakten, aus Kräutern u. a. bewähren.

Zur Unterstützung der Bildung des normalen Heileiters gab es eine ganze Menge von allgemeinen und lokalen Mitteln. Bei der Allgemeinbehandlung muß man die Diät auf die Bildung eines schleimigen, der Wundfäulnis widerstehenden Blutserums abstellen. Dazu dienen Suppen von Reis, Graupen, Hafergrütze und zahlreiche Wundtränke. Unter den lokalen Mitteln wird von ELLER [2] der Honig als das stärkste Reinigungs-, Resolvierungs- und Erweichungsmittel empfohlen, was im Hinblick auf moderne Ansichten ähnlicher Art interessant ist.

Die *Blutung* bekämpfte man durch Kompression mit bestimmten Binden, durch Auflegen von fest angedrücktem Lärchenschwamm, den BROSSARD 1751 empfohlen hatte [3] und durch Styptica, zu denen z. B. aus dem Mineralreich Vitriol, Alaun, Kupfer, Eisenerden u. ä. gehören [4]. Bei der Applikation der letzteren muß man die sehnigen und nervösen Teile vermeiden; denn durch ihren Gehalt an feinen Nervenfasern entstehen aus ihrer Reizung, wie oben gesagt wurde [5], leicht schwere Allgemeinentzündungen. Schon 1753 hatte v. BRUNN in Göttingen aus Tierversuchen, bei denen nach Unterbindung größerer Nerven heftige „Zufälle" auftraten, die Lehre aufgestellt, daß man bei Ligatur der Arterien nie die Nerven mit einschnüren dürfe [6]. Das Brenneisen wird zur Blutstillung kaum noch verwendet. PALLAS hält es für völlig entbehrlich. Sehr gern machte man von dem Tourniquet bei manchen Operationen nach Art unseres ESMARCHschen Schlauches Gebrauch. Es war von MOREL 1674 erfunden worden. Dazu kam als Wichtigstes die Einzelligatur der Gefäße.

Das Hauptmaterial zum *Wundverband* bildeten Leinwand und Charpie. Zum Ablauf der Wundsekrete dienten dochtartige Drains und Kanülen aus verschiedenen Metallen, letztere vor allem bei tiefgehenden Wunden in Körperhöhlen. Zur Unterstützung der Granulationsbildung bestrich man das Verbandmaterial und die Wundflächen selbst mit Salben oder machte feuchte Verbände mit Branntwein, reizenden Ölen, Perubalsam usw., Breiumschläge und Kataplasmen verschiedener Rezeptur. Unter Umständen hielt man es für nötig, eine Wunde künstlich länger offen zu halten oder zu erweitern; dazu dienten „Quellmeisel", die aus gepreßtem Schwamm hergestellt waren.

Durch die *Neigung zur offenen Wundbehandlung* wurde der Bereich der primären *Naht* stark eingeschränkt. Es kamen dafür nur ganz frische, „gehauene oder geschnittene" Wunden ohne Verunreinigungen und Zerfetzungen in Betracht. Vor der Naht wird die Wunde vermittels eines Schwammes mit warmem Wein ausgewaschen, um alles geronnene Blut zu entfernen. Manche wendeten auch gleich ein styptisches Mittel an, was aber von anderen als schädlich verworfen wird [7]. Im übrigen unterscheidet sich die Art des Nähens kaum von der unsrigen. Die Technik, zu der man teils Nadelhalter und Pinzette, teils die Finger allein

---

[1] Vgl. oben S.107 . — [2] ELLER (32) S. 263. — [3] Vgl. FISCHER, GEORG (42) S. 410. — [4] Vgl. hierzu SCHAARSCHMIDT, SAM. (177) S. 289. — [5] Vgl. oben S. 131 und PALLAS (144) S. 29. — [6] Vgl. FISCHER, GEORG (42) S. 407. — [7] PALLAS (144) S. 45.

verwendet und alle möglichen Nadelmodelle zur Verfügung hat, wird bis ins kleinste gelehrt und beschrieben. Als Nahtmaterial dienen unter anderem Hanf und Zwirnfäden. Manchmal sind sie gewachst, damit sie sich nicht so leicht mit Sekret vollsaugen. Man muß darauf achten, daß der Knoten an die richtige Stelle kommt, damit sich dort keine Verhärtung bildet. Nach PALLAS [1] bringt es keinen Nutzen, wenn man, wie es die Alten geraten haben, zur Linderung der Schmerzen die Nadeln einölt. Besser drückt man mit den Fingern die Wundränder fest aneinander und sucht mit einem Stich durchzukommen. Es charakterisiert die Unzulänglichkeit jener Chirurgie, daß man gerade mit Rücksicht auf die Narbenbildung im Gesicht und an anderen Teilen, wo es darauf ankommt, die Naht nach Möglichkeit durch Pflasterverbände ersetzt, und daß man [2] von der Sehnennaht ganz abkommt, weil sie zu gefährlich ist [3]. Große Mühe gab man sich dagegen mit der Naht bei den Augenlidern, wo die lineäre Verheilung besonders wichtig war.

Bei den meisten Wunden und Operationen machte man die *Knopfnaht* genau wie wir. Wenn größere Widerstände zu überwinden waren, zog man die sog. *gewundene* Naht vor. Bei ihr wurden eine Reihe von Nadeln durch die zu vereinigenden Partien hindurchgesteckt. Dann wurde ein Faden kreuzweise um dieselben herumgeschlungen. Die Nadeln blieben mehrere Tage liegen, durch kleine untergelegte Kompressen und durch Aufsetzen von Wachshütchen auf die Nadelspitzen wurde die Belästigung durch Druck und Stich vermieden. Zwischen die Nadeln kommen manchmal noch Heftpflasterstreifen, um das Halten der Naht zu stützen, wenn die Nadeln herausgenommen werden. So hat man z. B. die *Hasenscharte* behandelt [4].

Die *fortlaufende* Naht hat man vor allem zur Behandlung von *Darmverletzungen* benützt [5]; manche legten dabei die Stiche sehr dicht nebeneinander, während andere meinten, einige Stiche mit sehr breiten Lücken genügten, wenn man die Stelle nur ordentlich an die Bauchwunde heranzöge. Die Enden des Fadens ließ man lang und leitete sie zur Bauchwunde heraus. Dabei zog man das genähte Intestinum möglichst an das parietale Bauchfell, da man es hier zur Verwachsung bringen wollte. Ohne die Sicherung an der Bauchwand wagte man keine Darmnaht, da sie zu leicht platzte.

Neben diesen drei Hauptmethoden der Naht werden gelegentlich andere erwähnt. Aber sie sind unwesentlich und größtenteils umstritten [6].

Das zweite Hauptgebiet der alten Chirurgie ist die *Behandlung der Frakturen und Luxationen*. HENCKEL [7], SIMON PALLAS [8] und AUGUST SCHAARSCHMIDT [9] haben sich in Form von Monographien literarisch mit ihnen beschäftigt. HENCKEL sagt selbst, es lasse sich nicht leicht etwas Neues über dieses Kapitel bringen. Die in seinem Todesjahr erschienene Abhandlung von PALLAS behandelt in ziemlich trockener Paragraphenfolge neben den Frakturen und Luxationen auch die *Erkrankungen der Knochen und Gelenke*. Man kann sich denken, daß er als Lehrer, wie es gewöhnlich heißt, langweilig war, und daß bei beiden Autoren auf diesem Gebiet wirklich nichts Neues heraus kam. Es entspricht der

---

[1] PALLAS (144) S. 44. — [2] Vgl. PALLAS (144) S. 49. — [3] Wir erinnern wieder an die enge Beziehung der Sehnen zu den Nerven und damit zur Entzündung und zum Fieber; vgl. oben S. 131f. — [4] PALLAS (144) S. 59f. — [5] PALLAS (144) S. 72. — [6] Näheres findet man bei HENCKEL (76) St. 5, S. 30ff. — [7] HENCKEL (72); vgl. dazu FISCHER, GEORG (42) S. 413. — [8] PALLAS (145). — [9] SCHAARSCHMIDT, AUG. (164).

Natur der Sache, daß die von der Gestaltung der theoretischen Wissenschaft am wenigsten abhängige *Diagnose und Therapie der Knochenbrüche und Verrenkungen*, bei der Erfahrung und Geschicklichkeit wichtiger als alles andere sind, in der Geschichte der Heilkunde schon früh eine große Blüte erlebte, aber auch weniger Wandlungen unterworfen war, als andere Spezialzweige. Im 18. Jahrhundert hat man sich vor allem von französischer und englischer Seite um die Kenntnis von dem Zustandekommen der *Bruchheilung* und um den Ausbau der *Technik des Verbandes* bemüht. Man war in den Anschauungen über Entstehung und *Wesen des Callus* ein gutes Stück weitergekommen [1]. Bei unseren Autoren merkt man nichts davon. PALLAS vertritt wie HALLER [2] den Standpunkt, daß der Callus, wie es die alten Humoralpathologen angenommen hatten, aus einem allmählich erhärtenden Beinsaft entsteht. Die *Behandlung der Frakturen und Luxationen* mit ihrer vorsichtigen Einrichtung und Anpassung, mit dem Verzicht auf die pedantisch gestreckte Lagerung, den man als eine Errungenschaft des 18. Jahrhunderts bezeichnen muß, mit der individualisierenden Verbandtechnik stand an der Charité durchaus auf der Höhe der Zeit. Daß MURSINNA sich besonders um die Verbesserung des Verbandes bemühte, wurde schon früher gesagt [3].

Unter den *chirurgischen Operationen* nimmt die *Eröffnung von Abscessen* und anderen Eiterherden einen großen Raum ein. Beim Einschnitt berücksichtigt man die Längsrichtung der über dem Absceß vorhandenen Muskulatur und nimmt auf die Vermeidung von Nebenverletzungen und auf eine ausreichende Größe der Spaltung Bedacht. Bei gewissen Formen soll man von der scharfen Eröffnung absehen und sich mit kaustischen Mitteln begnügen. Wenn es sich um einen Absceß handelt, den man als *kritische* Abscheidung eines bösartigen Fiebers ansehen muß, sind die eröffnenden Caustica wie Höllenstein u. ä., unter anderem auch das Glüheisen vorzuziehen, weil sie das in der Materie enthaltene Gift besser vernichten. Bei venerischen Abscessen, zu denen die weichen *Gummata* gerechnet werden müssen, erreicht man mit dem Causticum leichter eine Vereiterung der zähen Säfte und eine Erweichung der Callositäten [4].

Die Eröffnung des Eiterherdes im Pleuraraum, die *Empyemoperation*, galt als keineswegs geringer Eingriff. Ehe man ihn vornimmt, muß man sich über den Kräftezustand des Patienten klar sein, damit man ihm nicht zuviel zumutet. Je früher man eingreift, desto besser. Im allgemeinen bevorzugt man die Eröffnung vorne eine Handbreit vom Brustbein zwischen der 6. und 7. Rippe oder hinten zwischen der 2. und 3. falschen Rippe, eine Handbreit oder mehr von der Mitte der Wirbelsäule einwärts. Von einer Rippenresektion ist noch keine Rede. Im Gegenteil, man sucht die Rippen sorgfältig zu vermeiden. Die größte Angst hatte man vor einer Verletzung der Lunge. Deshalb wurden die Intercostalmuskeln nur schrittweise durchtrennt. Die Öffnung in der Pleura machte man klein, um sie erst zu erweitern, nachdem man sich womöglich mit dem Finger über die Situation orientiert hatte. Um einen Kollaps zu vermeiden, entleerte man die Flüssigkeit langsam. Über die Art der Drainage gehen die Ansichten auseinander; die einen bevorzugen Röhrchen, die anderen Wicken oder Leinwandstreifen. Allen ist die Drainage eine unbedingte Notwendigkeit. Ausspritzungen mit verdünnenden und resolvierenden Flüssig-

---

[1] Vgl. FISCHER, GEORG (42) S. 415 und HELFREICH in PUSCHMANN (155) Bd. 3, S. 107. — [2] Vgl. FISCHER, GEORG (42) S. 415. — [3] Vgl. oben S. 55. — [4] Vgl. PALLAS (144) S. 22.

keiten werden gern gemacht, aber man warnt vor übertriebener Anwendung wegen der Gefahr der Entzündung und Reizung [1].

Die *Paracentese des Abdomens* bei freiem und abgesacktem Ascites machte man mit dem Troikart am liebsten rechts oder links in der Mitte zwischen dem Nabel und dem oberen Rand des Hüftbeins, nur im Notfall, wenn man an den genannten Stellen „Verstopfungen" fürchtete, im Nabel. Zur Verhinderung des Kollapses legte man ein breites Handtuch um den Leib und regulierte den Druck, indem man es zusammenzog. Bei dem sog. Hydrops saccatus hat es sich vielfach um ein- oder mehrkammerige, zum Teil solide Cysten gehandelt, unter denen Ovarialtumoren häufig waren. Da kam man natürlich in Schwierigkeiten. In solchen Fällen empfahl man statt der Punktion den Schnitt, gewöhnlich in der Länge von 4—5 Querfingern und versuchte durch Drainage und Injektionen den Sack zur Verödung zu bringen [2].

Ähnlich suchte man die *Hydrocele* zunächst durch die einfache, wenn auch öfter wiederholte Punktion zu beseitigen. Half diese nichts, so wurde, vor allem bei jüngeren Leuten der Sack längs gespalten, so weit wie möglich ausgeschält, mit der Schere weggeschnitten und der Rest zur Vereiterung gebracht.

An *Krebse* ging man operativ nur heran, wenn man die Hoffnung hatte, sie radikal operieren zu können. Wenn man mit dem Schnitt nicht an alle Verhärtungen herankommt, sind sie unheilbar. Aus diesem Grund erklärt PALLAS [3] den Krebs der Gebärmutter, der Augenlider, der Zunge und den Brustkrebs, wenn der Brustmuskel und die Achseldrüsen mit ergriffen sind, für unheilbar. Daß aber auch die radikale Entfernung alles dessen, was sich „knotig, hart, membranös oder zäserig" zeigt, nicht vor Rückfällen schützt, mußten ELLER und SENFF an mehreren von letzterem in der Charité operierten Mammakrebsen erfahren [4]. Auch mit medikamentösen Applikationen, mit denen gelegentlich überraschende Erfolge erzielt worden sein sollen [5], erlebte man schwere Enttäuschungen. So ist man sich über die düstere Prognose jeden Eingriffs beim Carcinom klar. Mit der Erkenntnis dieses Ernstes der Prognose stimmt es schlecht überein, daß HENCKEL [6] sagt, es gäbe bei dieser Krankheit für den Arzt nichts Schimpflicheres als ein Rezidiv nach ausgestandener grausamer Operation. Ganz schlecht war die Prognose, wenn der Krebs bei Frauen durch das Ausbleiben der Menses oder bei Männern durch unterdrückte Hämorrhoidalflüsse bedingt sein sollte, oder wenn er seine Ursache in der Konstitution und Vererbung hatte. Da kann man das Unheil durch einen Eingriff nur beschleunigen. Man kennt auch Fälle, in denen im Anschluß an eine Operation, die einen Tumor wegnimmt, vorhandene kleinere Knoten an andern Stellen erst recht in rapides Wachstum versetzt werden [7]. Rezidiven glaubte man durch eine bestimmte Diät und durch bestimmte Medikamente vorbeugen zu können [8]. Da man, wie wir früher hörten, im Scirrhus einen noch gutartigen Übergang zum Krebs erblickte [9], stellte man die Prognose besser, wenn man in diesem präcancerösen Stadium sozusagen prophylaktisch operierte, falls der Versuch fehlschlug, den Scirrhus ohne Operation zu verteilen. Jedenfalls erscheint die

---

[1] Vgl. zu allem PALLAS (144) S. 100ff.; HENCKEL (76) St. 7, S. 1ff. — [2] Vgl. PALLAS (144) S. 263 und HENCKEL (76) St. 7, S. 82ff.; ebendort S. 98f. Erwähnung des Hydrops ovarii und seiner Heilungsmöglichkeiten in der Literatur. — [3] PALLAS (144) S. 212. — [4] Vgl. ELLER (30b) S. 49ff. — [5] Vgl. ELLER (30b) S. 57f. — [6] HENCKEL (76) St. 6, S. 241f. — [7] HENCKEL (76) St. 6, S. 232ff. Vgl. oben S. 83. — [8] HENCKEL (76) St. 6, S. 242. — [9] Vgl. oben S. 86.

Prognose um so besser, je früher operiert wird. In der zweiten Hälfte des 18. Jahrhunderts trieb der Pessimismus in England und Frankreich einige zur Ablehnung jeden operativen Vorgehens beim Carcinom [1]. Davon finden wir in der Charitéliteratur keinen Niederschlag. Bei einigermaßen vorgeschrittenem Mammacarcinom nahm man die ganze Brustdrüse fort, nachdem man sich nach einem Längsschnitt durch Haut und Fett teils scharf, teils stumpf um sie herum gearbeitet hatte.

Mit der Häufigkeit von Nebenverletzungen beim Aderlaß und mit dem relativ niedrigen Stand der Unfallchirurgie [2] mag es zusammenhängen, daß frühere Ärztegenerationen öfter Gelegenheit zur Behandlung von wahren und falschen *Aneurysmen* hatten als wir. Man folgte an der Charité der Methode der Zeit, wenn man, soweit es sich um kleine und junge Aneurysmen handelte, konservativ vorging und sie zunächst mit dem Kompressorium behandelte. SENFF hat das Verdienst [3], ein für diesen Zweck besonders geeignetes Instrument angegeben zu haben. Es bestand aus einem Kissen, das mit einer doppelt gekreuzten Feder angepreßt gehalten wurde. Bei größeren wahren Aneurysmen und bei falschen, bei denen die Kompression versagt, oder die entzündet sind, ist die Operation indiziert. Man hemmte den Blutzustrom durch ein Tourniquet, spaltete bis auf den Sack, legte diesen sorgfältig frei und unterband ober- und unterhalb der Erweiterung. Großen Wert legte man, wie bei allen Unterbindungen darauf, daß der das Gefäß begleitende Nerv isoliert und ja nicht von der Ligatur mitgefaßt wurde, weil man nach dem früher Gesagten [4] von einer Nervenquetschung und -reizung Entzündung fürchten mußte.

Die *Amputation* größerer Glieder gilt als eine der schwersten und gefährlichsten Operationen [5]. Es ist daher schon aus diesem Grunde das höchste Streben, jedes Glied zu erhalten. Die Indikation zur Absetzung geben völlige Zerschmetterung, insbesondere nach Schußwunden, eine weit fortgeschrittene, nicht anders zu behandelnde Caries, unter der man ätiologisch sehr verschiedene Zerfallsprozesse am Knochen verstand, und der Brand. Man muß unter allen Umständen im Gesunden operieren, auf der anderen Seite so viel als möglich vom Glied zu erhalten suchen. Die Blutdrosselung erfolgt mit dem Tourniquet. Die Weichteile werden bis auf den Knochen, möglichst schnell entweder mit dem Zirkelschnitt oder dem Lappenschnitt durchtrennt. Beim Zirkelschnitt durchtrennt man die Haut für sich, damit sie sich zurückzieht. Die Weichteile kommen dann etwas höher oben daran, und man erzielt einen Hautüberschuß. Bei dem Lappenschnitt werden entweder ein oder zwei Lappen gebildet, die nachher zur Deckung des Stumpfes dienen. Nach der Durchsägung des Knochens geht man an die Blutstillung. Sie war, mit modernen Augen gesehen, eigentlich recht oberflächlich. Nur die größeren Arterien wurden in Ligaturen gelegt, die auch das umliegende Fleisch mitfaßten, also später leicht abrutschen konnten. Bei den kleinen Arterien begnügte man sich mit styptischen Medikamenten und der Kompression durch den Verband. Nach Abnahme des Tourniquets wurde geprüft, ob alles einigermaßen hielt. Bei der Lappenmethode hält PALLAS das

---

[1] Vgl. FISCHER, GEORG (42) S. 464. — [2] Die traumatische Entstehung eines großen „Aderkropfes" der Schlüsselbeinarterie durch Quetschung der rechten Brustseite beschreibt HENCKEL (76) St. 5, S. 180. — [3] FISCHER, GEORG (42) S. 447; vgl. HENCKEL (76) St. 5, S· 209. — [4] Vgl. oben S. 132. — [5] Vgl. zum folgenden vor allem PALLAS (144) S. 342ff. und HENCKEL (76) St. 6, S. 1ff.

Überklappen für so ausreichend, daß er auf die Unterbindung der Gefäße verzichtet. An Stelle unserer Schlußnaht werden Haut oder Lappen mit Heftpflastern vereinigt. Man rechnete mit der Bildung von Eiter und einer großen granulierenden Fläche. Sie war die normale Form der Heilung.

Von größeren *Operationen in bestimmten Regionen und an bestimmten Organen* ist zuerst die *Trepanation* zu nennen, der Eingriff, den man in der Geschichte der Menschheit bis in prähistorische Zeiten verfolgen kann. Man hatte viel Vertrauen zu ihm und stellte die Indikation relativ weit. ELLER[1] glaubt, daß er der früher erwähnten[2] Patientin, die an einer intrakraniellen „Metastase eines verhaltenen Menstrualblutes" zugrunde ging, das Leben hätte retten können, und setzt hinzu, daß man immer durch das Vorurteil der Laien, welche den lokalen Ausgang in zweifelhaften Fällen dem Eingriff und nicht der Krankheit zuschreiben, gehemmt sei.

Die Hauptindikationen sind[3] die Entfernung von Knochensplittern, Fremdkörpern, Blutungen und anderen Ergüssen, Depressionen von Schädelpartien und Kompressionen des Gehirns im Anschluß an Verletzungen des Kopfes, deren Symptomenkomplexe gut beschrieben sind, seltener cariöse oder eitrige Prozesse der inneren Schicht des Schädeldaches und hartnäckige Kopfschmerzen. Bei halbseitigen Lähmungszuständen sucht man den Sitz der Schädigung zunächst auf der entgegengesetzten Seite des Craniums; findet man ihn dort nicht, kann man den Trepan noch immer auf der anderen Seite ansetzen. Besonders wichtig erschien die Vermeidung von Abkühlungen des Gehirns, weshalb man den instrumentellen Apparat in der Nähe eines Kohlenbeckens aufstellte, das Zimmer warm hielt und die Spülflüssigkeiten und reinigenden Medikamente in angewärmter Form applizierte. Man ging mit dem bohrerartigen Krontrepan sehr vorsichtig, Schicht für Schicht zu Werke. Die Hirnhaut wurde nur eröffnet, wenn sie gespannt war und Fluktuation zeigte. Sonst behandelte man sie mit Alkohol („hoch rektifiziertem Weingeist"), um sie vor „Korruption" zu schützen. Wenn sie entzündet war, ließ man zur Ader; wenn sie durch ihre Mißfarbigkeit ihre Korruption anzeigte, suchte man ihre Eiterung mit Terpentinspiritus und Rosenhonig zu unterstützen. Eine sehr heroische Therapie! Ein Vorfallen des Gehirns vermied man durch Überbinden von Kappen aus Blei oder Silber.

Die *Tracheotomie* fand ihre Hauptindikation in der Erstickungsgefahr bei entzündlichen Schwellungen im Kehlkopfgebiet, durch in die Atemwege gelangte Fremdkörper und gelegentlich als ultima ratio bei der Wiederbelebung Ertrinkender zur Vorbereitung der künstlichen Atmung bzw. Aufblasung der Lungen mit Luft. Nach medianem Längsschnitt durch die bedeckenden Weichteile wurde die Luftröhre in der Regel zwischen dem 3. und 4. Ring der Trachea unter dem Kehlkopf quer durchtrennt und eine Kanüle eingeführt. Man legte großen Wert darauf, daß die nun einströmende Luft nicht zu kühl war. Deshalb hielt man das Zimmer warm und bedeckte die Röhrenöffnung mit Schwamm oder Leinwand, die mit gewärmtem Wein oder Wasser getränkt waren.

Die Fortschritte der *Staroperation* des 18. Jahrhunderts sind bei JULIUS HIRSCHBERG meisterhaft geschildert[4]. Dort ist auch zu lesen, wie langsam

---

[1] ELLER (30b) S. 29. — [2] Vgl. oben S. 78. — [3] Vgl. PALLAS (144) S. 111ff. — Die Angabe BERNSTEINS (9) Th. 2, S. 314, daß PALLAS mit aller Dreistigkeit den Trepan auf die Nähte und in die Nähe der „Bluthalter" angesetzt hätte, trifft nicht zu. PALLAS warnt im Gegenteil davor und läßt eine Trepanation an diesen Stellen nur im Notfall zu; vgl. PALLAS (144) S. 135. — [4] GRAEFE-SAEMISCH (54) Bd. 13, S. 470ff.

und mit welchen Widerständen sich die von DAVIEL 1752 bekanntgegebene epochemachende Methode der Starextraktion durchsetzte. An der Charité weiß man ihre Bedeutung nur wenig zu würdigen. PALLAS[1] begnügt sich mit einer umfänglichen Beschreibung der alten Linsendepression. Die verschiedenen neuen Methoden der Extraktion übergeht er absichtlich, weil er „Weitläufigkeiten" vermeiden und nur die Operation darstellen will, die die Studierenden in seinen Privatvorlesungen nachmachen können. HENCKEL kommt über eine rein literarische Erörterung des Themas mit viel Kritik und wenig neuen Gedanken nicht heraus [2].

Sehr ausführlich wird die operative Beseitigung der kompletten *Mastdarmfistel* behandelt, jener Eingriff, der seit seinem guten Verlauf bei LUDWIG XIV., man möchte sagen, Weltberühmtheit erlangt hatte. Wenn man auch die konservative Therapie mit Ätzmitteln anerkennt und versucht, durch die Fistel Pferdehaare und andere Fäden zu legen und das dazwischen liegende Gewebe durch Abschnürung langsam zur Nekrose und damit die Fistel zur Heilung zu bringen, so wird doch allgemein der scharfen Spaltung der Vorzug gegeben. Dazu gibt es besonders konstruierte Hohlnadeln und gebogene Messer, mit denen man sich vor allem bemüht, Nebenverletzungen zu vermeiden. Das callöse Gewebe sucht man durch Incisionen unter Leitung des tastenden Fingers aufzuspalten, etwaige fistulöse Nebengänge zu erweitern und das Ganze erweichend zur Ausheilung zu bringen, wobei man besonders auf Drainage bedacht ist [3].

Über die Ätiologie, Anatomie und die klinischen Symptome der *Hernien*, die sich aus ihrer Lokalisation, ihrem Inhalt, ihrer Größe und dem Geschlecht des Kranken ergeben, sind die Charitéautoren in einer Weise orientiert, die mit den modernen Anschauungen in vielem übereinstimmt. Verständlicherweise war man sehr konservativ und schritt nur dann zur operativen Behandlung, wenn die anderen Methoden erschöpft schienen. Die Belästigung durch die Größe gab nur selten die Indikation. Die Leute müssen oft ihr Leben lang mit riesigen Hernien herumgelaufen sein. Fast die einzige Anzeige zur Operation war die Einklemmung, die den Zustand akut lebensgefährlich machte [4].

Bei bestimmten Brüchen hielt man es überhaupt für besser, von jeder Behandlung abzusehen und die Patienten ein „Suspensorium" tragen zu lassen, um eine weitere Ausdehnung zu verhüten, z. B. bei „verwachsenen" Brüchen oder bei solchen mit sehr weiter Bruchpforte, bei denen ein Bruchband fest anschließen und dem Kranken daher beschwerlich sein müßte. Nach HENCKEL[5] kann die Reposition großer alter Hernien Ohnmacht und Tod hervorrufen. Die Bauchhöhle ist der Aufnahme der bisher aus ihr herausgesunkenen Intestina nicht gewachsen, die „Oeconomia corporis" wird gestört, die erschlafften Blutgefäße können in dem zu eng gewordenen Raum nicht mehr funktionieren. Es treten lebensbedrohliche Zirkulationsveränderungen ein.

Um die Reposition zu erleichtern, wurden große Vorbereitungskuren gemacht; unter Umständen mußte der Patient wochenlang im Bett liegen und bekam neben Aderlässen und Abführmitteln eine magere Diät. Dadurch hoffte man das Fett des Bruchinhalts zum Schwinden zu bringen und ihn kleiner und gleit-

---

[1] PALLAS (144) S. 202. — [2] HENCKEL (76) St. 1, S. 6ff. — [3] Man vgl. PALLAS (144) S. 224 und HENCKEL (76) St. 3, S. 59ff. — [4] Vgl. dazu oben S. 19. — [5] HENCKEL (76) St. 4, S. 23f.

fähiger zu machen [1]. Die Reposition wurde sehr vorsichtig in verschiedenen Lagen des Patienten vorgenommen, meist in Rückenlage mit erhöhtem Steiß und angezogenen Schenkeln. Auch nachher ließ man ihn noch längere Zeit Bettruhe einhalten. Die von manchen dazu verordneten inneren und äußeren Adstringentia, spirituösen Einreibungen und Bruchpflaster, die auf eine entzündliche Verödung des Bruchsackes abzielten, verwirft PALLAS als überflüssig. Die wichtigste Rolle spielte das passende Bruchband.

Auch beim incarcerierten Bruch probierte man es zunächst mit spärlicher, flüssiger Kost, mit interner Darreichung von Campher und Salpeterverbindungen, denen man eine besonders kräftige entzündungswidrige und stauungslösende Wirkung zuschrieb, mit Klistieren, Aderlässen, häufig gewechselten Kataplasmen und warmen Sitzbädern, an die man Repositionsversuche anschloß. Bei mangelndem Erfolg trat die *Herniotomie* in ihre Rechte. Man war ängstlich besorgt, den richtigen Zeitpunkt nicht zu versäumen. Das Messer wurde nach Durchtrennung der Haut und Fettschicht mit Vorliebe auf der Hohlsonde geführt, um Nebenverletzungen zu vermeiden, und der Bruchsack herauspräpariert. Bei unkomplizierten Fällen erweiterte man dann den Bruchring und reponierte, ohne den Bruchsack zu öffnen. Waren dagegen am Inhalt oder am Sack selbst Zeichen der Entzündung vorhanden, so wurde der Sack auf der Hohlsonde geöffnet und dann erst der Bauchring erweitert, wobei man den Schnitt nach oben außen verlegte, um die Arteria epigastrica zu schonen. Zur Erleichterung der sich anschließenden Reposition wurde der Patient in eine Art Beckenhochlagerung gebracht. Bei Darmgangrän hielt man die brandige Darmpartie draußen, bis sie sich durch „Vereiterung abgesondert hat"; unter Umständen schnitt man sie weg und legte einen Anus praeternaturalis an.

In einer geeigneten Behandlung des Bruchsackes sah man ein wichtiges Mittel zur Prophylaxe von Rezidiven. Eine der beiden Methoden wurde auf SENFF zurückgeführt. Man unterband dabei den Bruchsack, mochte er eröffnet sein oder nicht, und schnitt den Überschuß weg. Die zweite mehr im Ausland als in Deutschland geübte Methode war die, daß man den Sack in jedem Fall eröffnete und mit dem Bruchring verheilen ließ [2]. Die beste Chance soll nach PALLAS die gleichzeitige Wegnahme des Hodens geben, weshalb man bei Männern der arbeitenden Klasse unter Umständen die Kastration gleichzeitig mit der Herniotomie vornahm. Die Heilung des Ganzen erfolgte ohne Naht unter dem gewöhnlichen Charpieverband. Am wichtigsten blieb auch nach der Operation in jedem Fall ein richtiges Bruchband.

Als letzten der größeren chirurgischen Eingriffe besprechen wir die *Operation des Blasensteins*. Man hatte sich bei größeren Konkrementen von der Nutzlosigkeit aller internen Medikation überzeugt und sah in dem Eingriff die einzige Möglichkeit der Heilung. Seine Prognose ist nicht schlecht, wenn die Harnwege, abgesehen von der Steinbildung, gesund sind. Die Charitéchirurgen beschäftigen sich ganz besonders ausführlich mit den Problemen und den verschiedenen Methoden dieser Operation, für die französische, holländische und englische Wundärzte mancherlei Modifikationen angegeben hatten. ELLER, der im Ausland den Eingriff oft vornehmen sah, erzählt seine Geschichte von CELSUS an. Er war sehr bemüht, die neueren Methoden in Berlin einzuführen.

---

[1] Vgl. PALLAS (144) S. 236. — [2] Vgl. HENCKEL (76) St. 4, S. 35 ff.

Auf seine Veranlassung machte SENFF zum erstenmal am 18. Oktober 1728 [1] als zweiter Chirurg auf deutschem Boden den „hohen Blasenschnitt nach englischer Manier".

Man unterschied vier Methoden: a) die älteste schon von CELSUS beschriebene, den sog. *petit appareil*; sie hat ihren Namen von dem kleinen chirurgischen Apparat, der dazu nötig war. b) den sog. *grand appareil*. Diese Methode wurde Anfang des 16. Jahrhunderts in Italien erfunden. Sie stellte eine wesentliche Verbesserung dar, weil sie ein viel größeres Operationsfeld erschloß, und hat ihren Namen von dem komplizierten Instrumentarium, das sie erfordert. c) den *haut appareil*, unseren suprasymphysären Blasenschnitt, der zum erstenmal von dem Franzosen PIERRE FRANCO 1561 ausgeführt wurde, endlich d) den *Lateralschnitt* von unten her, den der Chirurg RAU in Holland, der Lehrer ELLERs, am Anfang des 18. Jahrhunderts erfunden bzw. verbessert und ausgebaut hatte.

Bei der Operation nach dem *petit appareil* ging man, nachdem der Patient in die bekannte Steinschnittlage gebracht war, mit zwei Fingern der linken Hand in den Mastdarm, drückte den Stein gegen den Blasenhals, schnitt auf den äußerlich hervorragenden Stein durch den Blasenhals und den hinteren Teil der Harnröhre ein und suchte ihn herauszudrücken oder durch die Wunde mit einem hakenförmigen Instrument, eventuell nach Zerstückelung mit einem zangenförmigen Apparat, herauszuziehen. Die Operation wurde, wie PALLAS [2] berichtet, damals nur noch in Ausnahmefällen gemacht, da sie zu unübersichtlich und namentlich bei größeren Steinen mit Zerreißungen und Nebenverletzungen verbunden war.

Bei dem *grand appareil* wird zunächst eine mit einer Rinne versehene Sonde in die Blase gebracht. Der Operateur drückt diese mit seiner linken Hand am Damm auf der linken Seite neben der Raphe etwas heraus. Dazu spannt ein Gehilfe, der den Hodensack anhebt, die Haut des Dammes an. Mit der rechten Hand incidiert nun der Operateur mit dem Messer, dem Lithotom, auf die Sonde. Der Schnitt beginnt unter dem Hodensack und endigt seitwärts über dem Mastdarm. Jetzt wird der Harnröhrenbulbus bis dicht an den Blasenhals gespalten. Dann geht das Lithotom in die Hand eines Gehilfen über. Neben dem Lithotom wird ein in die Rinne der Hohlsonde passender sog. „männlicher" Konduktor, ein halb speculumartiges Instrument, in die Blase geschoben. Darauf nimmt man die ursprüngliche Hohlsonde und das Lithotom weg und schiebt über dem liegengebliebenen männlichen Konduktor einen zweiten weiblichen Konduktor, der als Rinne zu dem männlichen paßt, bis in die Blase vor. Jetzt hat man den Blasenhals sozusagen mit einem Speculum aus zwei Teilen freigelegt und gesichert. Nun wird er mit Hilfe dieser und anderer Instrumente, am sichersten aber mit dem Finger dilatiert. Endlich zieht man den Stein mit einem zangenförmigen Instrument ganz oder in Stücken hervor. Alles läuft bei diesem komplizierten Apparat auf die Vermeidung von Nebenverletzungen heraus. Trotzdem kamen sie nicht selten vor. Oft blieben lästige Blasen- und Harnröhrenfisteln zurück.

In dieser Hinsicht wurde dem *haut appareil* die beste Prognose zuerkannt. Nachdem man die Blase, soviel wie möglich, mit lauwarmem Wasser gefüllt hatte, dessen Abfluß man durch Zuklammern des Penis hinderte, wurde zwischen

---

[1] Vgl. ELLER (30b) S. 209 und weiter unten. — [2] PALLAS (144) S. 299.

den Musculi pyramidales ein Längsschnitt gemacht, die Blase geöffnet, der Stein mit einer kleinen Zange gefaßt und vorgezogen. Wir lassen die Geschichte der oben erwähnten ersten Sectio alta in Berlin aus den Beobachtungen ELLERs folgen [1]:

„Eines hiesigen Zeugmachers Sohn Ludwig Lappie seines Alters 14 Jahr, ward zu Ende Septembr. 1728. in unserm Lazareth aufgenommen; Die gemeinen Kennzeichen so wohl als auch das sondiren ins besondere, versicherten uns von der Gegenwart eines Blasensteins; Die übrige gute Beschaffenheit und Merckmahle der Gesundheit des Knabens, brachten uns so fort auf den Entschlus diese neue Art von Stein-schneiden an ihm zu verrichten. Der Königl. Leib- und General-Chirurgus Hr. Dr. HOLTZENDORFF, welcher bereits eine geraume Zeit zu vor diese Art von Operiren bey uns vollführt zu sehen wünschte, beehrte uns mit seiner Gegenwart, und kam dieserhalb von Potsdam herüber. Hr. P. SENFF, welcher nicht allein die Structur des menschlichen Cörpers, sondern auch ein geschicktes Manual, um die allerschweresten Chirurgischen Operationen behörig zu verrichten, vollkommen besitzet, veranstaltete alles behörige zu dieser Operation, welche, ob er sie schon niemahls verrichten sehen, sondern nur theoreticè besaß, so fehlte es ihn doch weder an Resolution noch hardiesse dieselbe behörig ins Werck zu stellen. Die Operation ward also den 18. Octobr. gedachten Jahres auf folgende Art unternommen: Der Knabe ward auf eine bequeme Tafel, welche mit Decken und Lackens belegt war, gegen ein Fenster placiret, und nachdem eine hole silberne Sonde in die Blase hinein geschoben worden, so ward durch selbige die Injection von laulichtem Wasser nur mäßig verrichtet, dessen Zurückfluß durch gelindes Zusammenkneiffen des penis, von jemanden verhindert wurde. Die Incision ward hierauf in der Mitte über dem osse pubis, den Musculis rectis parallel, über der Linea alba durch die Ingetumenten (sic!) bewerckstelliget; Da nun das bisturi diese so wohl, als den tendinem musculorum abdominis zwischen denen Musculis pyramidalibus, etwan auf 1 und 1 halb Zoll lang, zerspalten, so ward mit dem Finger der aufgetriebene fundus Vesicae sondiret und entdecket, in welchem hierauf ein langes und schmales bisturi, mit der Schneide nach dem pube zugekehret behutsam hinein gestossen, wurde; das herfürquellende Wasser versicherte den gemachten Eingang zur Blase, welcher mit den beyden fodersten Fingern der lincken Hand entdecket, aufgenommen, und mit den Incisions-Messer, nach Leitung besagter Finger erweitert wurde. Zwischen selbigen ward hierauf eine kleine Zange eingeschoben, um den vorhandenen Stein heraus zu ziehen, welcher weil er klein, und unterwerts nach forne zu im Blasen-Halse sich feste gesetzet, einige Mühe im ergreiffen und herausziehen verursachte: Er hatte hernachmahlen als er zum Vorschein kam, am Gewichte 2 und 1 halb Lodt, war runder Figur und weicher Consistentz. Nach verrichteter Operation ward ein plumaceau mit einem Ung. Digestiv.[2] bestrichen, warm über die Wunde gelegt, welche man mit 2 Hefft-Pflastern ein wenig zusammen zog. Der Unterleib ward mit einer warmen Embrocation[3] ex Ol. rosar. etc. versehen. Zu beyden Seiten der Wunde legte man zwey schmale Compressen an, und eine grosse viereckte, in warmen Wein eingedunckt und ausgeprest, bedeckte den gantzten Leib, welcher apparatus mit einer, anderthalb Hand breiten Contentif-Binde, den Leib ein wenig zusammen zu ziehen, befestiget wurde. Mit solcher Art vom Verband ward alle zwey Stunden, so lange der Urin zur Wunde heraus floß, fortgefahren, jedoch also daß bey jedem frischen Verbinden, der Patiente ein paar Minuten lang auf den Leib sich legen muste, damit alles was sich in der Blase von Geblüthe und dergleichen, gesammlet, hiedurch evacuiret werden möchte; Daher es den auch geschahe daß bey dem 3ten Verbande noch ein Stein im Grunde der Wunde zum Vorschein kam, welcher klein, ein halb Lodt am Gewichte haltend, mit einer Korn-Zange weggenommen wurde. Der Patiente bekam übrigens keine hefftige Zufälle, ohngefehr 6 Stunden nach geendigter Operation verspührte man etwas von Fieber an ihm, und beklagte er sich über ein Schneiden oder Strangurie in der Urethra, das benöhthigte hiergegen so wohl an Artzeneyen, als auch dienliches Verhalten in der diaet, ward ihm zu geordnet; Den 10. Octobr. gieng schon etwas Urin durch den natürlichen Weg der Urethrae, welches alle Tage zunahm, und den 14ten ließ der Ausfluß des Urins durch die Wunde völlig nach, und an eben demselben Tage vermerckte man auch weiter nichts mehr vom Fieber. Der Patiente aber ward diesem ohngeachtet, noch auf das

---

[1] ELLER (30b) S. 209ff. — [2] Auch Eiterungs-Salbe genannt, enthielt Terpentin, Eigelb, Johanniskrautöl, Weihrauch und Myrrhe. — [3] Das ist ein nasser Umschlag.

sorgfältigste abgewartet, biß die äusserliche Wunde völlig zugeheilet, welches den auch den ersten Novembr. glücklich erfolgte, und hat die gantze Cur von Anfang bis Ende 3 Wochen gedauret, nach Verlauff der erstern 7 Tage aber, ist der Patiente ausser aller Furcht, von Überkommung heftiger Zufälle, bereits gesetzt gewesen. Daß also dieser glückliche Ausschlag des ersten Versuchs auf diese Art zu operiren, nicht wenig anreitzte, mit mehreren dergleichen Krancken auf eben selbige Art zu verfahren."

Sehr häufig ist die Operation nicht gemacht worden. Man war mit der Größe des Schnittes zu ängstlich und mühte sich lieber ab, den Stein mit der Zange zu suchen, als daß man sich zu einer ausgedehnteren Blasenöffnung entschlossen hätte. Daher war der Indikationsbereich der Sectio alta trotz der guten Erfolge ziemlich eingeschränkt, vor allem bei kleinen Steinen, die sich schwer fassen ließen, und durch Schrumpfungs- und Entzündungsprozesse an der Blase, die ihre Ausdehnung über die Symphyse hinderten.

Wenn der Stein nicht besonders groß war, gab man der vierten Methode, dem *lateralen Schnitt* den Vorzug. Er wurde am meisten angewendet. Die Technik ist ähnlich wie beim grand appareil. Der Unterschied besteht darin, daß man direkt in die Blase einschneidet. Es wurde eine besonders konstruierte Sonde in die Blase eingeführt; man hielt ihren Handgriff nach rechts herüber, so daß ihre Krümmung die Blasenwand nach links vortrieb. Auf diese Erhabenheit machte man die erste Incision zwischen dem Mastdarm und dem Tuber ischii bis auf die Blase, schälte die Blase mit dem Finger los, eröffnete auf der Sonde die Wand des Blasenkörpers und verfuhr dann wie bei dem grand appareil. Fisteln und Inkontinenz sollen dabei so gut wie vermieden worden sein. Weitere Vorzüge waren geringere Schmerzhaftigkeit und Blutungsgefahr, leichtere Extraktion des Steines und schnellere Wundheilung.

In diesem Lateralschnitt hatte SENFF eine besonders glückliche Hand. Wir besitzen darüber einen Bericht seines Schülers, des jungen HEISTER, den LORENZ HEISTER in seiner Chirurgie abgedruckt hat[1].

SENFF machte die Operation öfter in den Jahren 1735 und 1736 vor seinen Schülern sowohl an der Leiche, wie am Lebenden. Er verlor von den damals operierten Patienten nicht einen einzigen und brauchte zur ganzen Operation angeblich nur 2—3 Minuten. Der Patient kam auf einen Tisch, der so hoch war, daß er dem Chirurgen, wenn er kniete, bis an den Nabel reichte. Ein Kissen kam unter den Steiß, ein zweites unter den Kopf. Der Steiß schnitt mit dem Tischrand ab. Zwei Diener beugten die Knie des Patienten, so daß die Fersen die Nates berührten, und banden die Fersen an den Händen des Kranken fest; ein dritter befestigte von hinten her die Schultern; ein vierter kniete auf dem Tisch, um mit der rechten Hand das Scrotum anzuheben und mit dem Zeigefinger beider Hände die Haut im Operationsgebiet anzuspannen. Ein fünfter Assistent dirigierte die Instrumente. Nun kam zuerst ein mit einer Rinne versehener Katheter (entsprechend der früher erwähnten Sonde), ein Modell aus Silber mit besonders starker Krümmung, eingeölt in die Blase. Dann ließ sich SENFF auf das rechte Knie nieder, brachte mit der linken Hand die Handhabe des Katheters nach dem rechten Schambogen zu, wodurch das Ende des Instruments in die Gegend des linken Tuber ischii kam. Hierauf schnitt er der entstandenen Vorwölbung entgegen mit einem breiten Steinmesser, welches bis in die Mitte mit Leinwand umwickelt war. Jetzt nahm er das Messer quer in den Mund (!) und tastete mit dem rechten Zeigefinger in die Wunde nach dem Katheter, brachte das Messer wieder in die Hand und schnitt in die Katheterrinne auf die Blase ein, die damit eröffnet war. Unter Festhalten des Messers in der Katheterfurche beugte er alsdann mit der linken Hand den Kathetergriff etwas auf sich zu, ließ das Messer mit der rechten Hand in der Rinne weitergleiten und schnitt dadurch die Blase weiter auf. Nun mußte der vierte Diener den Katheter halten. Er selbst hielt mit der rechten das Messer ruhig und brachte daneben mit der linken den früher erwähnten männlichen Konduktor in die Blase. Nun wurde

---

[1] Vgl. HEISTER (71) S. 869 ff.; vgl. dazu oben S. 4.

das Messer aus der Wunde genommen, über dem männlichen der weibliche Konduktor eingeführt und der Katheter entfernt. Dafür brachte er zwischen den Konduktoren die Zange herein, die Konduktoren heraus, suchte, faßte und extrahierte mit der Zange den Stein und beendete damit die Operation, der der Verband folgte.

Als gute Ärzte kannten die Charitéchirurgen die *Bedeutung des Allgemein- zustandes* für die Chancen einer Operation. Der Patient darf nicht vollblütig sein und muß reine Säfte haben. Unter Umständen bereitet man ihn durch Aderlaß und eine blutreinigende Diät und Medikation vor. Daß man auf die Jahreszeit und Witterung Rücksicht nahm, aber darin nicht pedantisch war, wurde schon angedeutet[1]. Die Witterung kann mancherlei „Symptomata" bedingen und abwenden. Beim Steinschnitt scheute man besonders die heißen Sommertage.

Bei dem Fehlen der Narkose konnte und mußte der Patient bei manchen Operationen aktiv *mitarbeiten,* vor allem dadurch, daß er eine bestimmte Lage und Haltung einnahm. Vor der Paracentese des Abdomens wird von PALLAS Umhergehen und aktive Bewegung empfohlen, damit die Gewässer des Ascites „recht untereinander gemischt" werden. Eingriffe, die wir heute nur im Liegen kennen, wurden im Sitzen vorgenommen, z. B. die Operation gewisser Brust- krebse, Aneurysmen, Empyeme und Amputationen. Man operierte viel auf einem gewöhnlichen Stuhl und im Bett. Bei Bauchoperationen — nicht nur bei der Herniotomie — kannte man aus alter, schon im Mittelalter nachweisbarer Tradition die Lagerung auf einem Längsbrett mit dem Kopf nach unten, die man heute TRENDELENBURGsche *Beckenhochlagerung* nennt.

Der *Mangel einer tiefen Allgemeinnarkose* war ein schweres Hemmnis für den Fortschritt der Chirurgie. Das Mittelalter hatte im Anschluß an die Antike dafür sog. *Schlafschwämme* verwendet, Schwämme, die mit Abkochungen von betäubenden Pflanzensäften imprägniert, dem zu operierenden befeuchtet vor die Nase gebunden wurden. Man muß die Wirkung teils auf Suggestion, teils darauf zurückführen, daß durch Mund und Nase herunterlaufende Säfte ver- schluckt wurden und vom Magen aus zur Resorption kamen. Daß jedenfalls eine Wirkung erzielt wurde, geht aus der Beschreibung von Todesfällen und „Irrsinn" hervor, die man darauf zurückführte. Sie brachten das Verfahren in Mißkredit. Im 18. Jahrhundert war es vergessen. Statt dessen verwendete man *Opiate* in den verschiedensten Rezepten. Sie wurden einige Zeit vor der Operation intern gegeben. Das Opium ist nach HENCKEL[2] ein „dummmachendes" Mittel. Es wirkt vor allem psychisch beruhigend und nimmt dem Patienten die Angst vor der Operation, die schlimmere Stunden als der Schmerz schafft. Wie unzulänglich alles war, geht aus den Vorbereitungen hervor, die größere Eingriffe, z. B. die Amputation, erforderten. Man muß nach HENCKEL den Patienten so fest binden, daß er sich nicht rühren kann, und soll nur nicht den Versicherungen derer trauen, die behaupten, sie würden ohne Bindung alles ertragen. Wenn die Kranken vor Angst und Schrecken während der Operation in Ohnmacht fallen, so soll man sie nicht aufwecken, weil es grausam wäre. Die herzstärkenden Mittel, die man bereithält, sind für den Kollaps durch Blut- verlust bestimmt. Manche halten auch alles besser aus, als man denkt. HENCKEL erzählt von Männern, die bis zum Termin der Amputation, obwohl sie genau wußten, daß sie zu einem bestimmten Zeitpunkt daran kamen, ruhig schliefen.

---

[1] Vgl. oben S. 53. — [2] HENCKEL (76) St. 6, S. 50ff.

Eine alte Frau ließ sich einen bösartigen Zungentumor mit dem Glüheisen ohne laute Schmerzensäußerung entfernen [1]. Schmerz ertragen und ertragen sehen war jener Generation selbstverständlicher als der unsrigen. Schwer wurde es ihr trotzdem. Der Wundarzt muß, wie es schon CELSUS verlangt hat [2], „unerschroken, und unbarmherzig seyn, so daß er denjenigen, der sich in seine Cur begeben, zu heilen verlange; nicht aber, daß er sich durch dessen Geschrey bewegen lasse, entweder mehr, als es die Sache erfordert, zu eilen, oder weniger, als nöthig ist, zu schneiden: Sondern alles eben so verrichte, als ob er durch des andern Winseln gar nicht gerühret würde". Viele trauen sich als Helfer diese Standhaftigkeit zu, fallen dann aber, wenn es drauf und dran geht, in Ohnmacht. Darum muß der Chirurg in der Auswahl seiner Assistenten vorsichtig sein. Niemals darf man Freunde und Verwandte bei größeren Eingriffen zusehen lassen. Immer muß man dafür sorgen, daß jemand für den Operateur einspringen kann, wenn dieser aus irgendeinem Grunde, etwa durch eine ungeschickte Selbstverletzung [3] arbeitsunfähig werden sollte.

Man suchte den Schmerz auch durch Gewebe- und Nervenkompression und durch möglichste Kürzung des Eingriffs zu lindern. Das von ASKLEPIADES, dem Bithynier, im 1. Jahrhundert vor Christus in die Medizin eingeführte Prinzip des tuto, cito und jucunde hatte noch volle Geltung [4]. Der Chirurg soll nicht nur eine sichere, sondern auch eine zarte Hand mit feinem Tastgefühl haben und womöglich Ambidexter sein.

VIII. Die Geburtshilfe und Gynäkologie.

Ähnlich wie die Chirurgie von Frankreich aus befruchtet wurde, hat die *Geburtshilfe* im 18. Jahrhundert wesentliche *Fortschritte* aufzuweisen, nicht nur in der Anatomie und Physiologie der weiblichen Genitalien, in der Kenntnis vom Becken und seinen Abnormitäten, sondern auch in der geburtshilflichen Praxis. Wir erinnern auf operativem Gebiet an die *Erfindung der Geburtszange* am Anfang des Jahrhunderts, die Tausenden früher verlorenen Müttern und Kindern das Leben rettete, an die *Verbesserung der Wendung und Extraktion* und an die *Einführung des Schoßfugenschnittes* durch SIGAULT (1777). Viel weniger ist in der *Gynäkologie* geleistet worden; neben spärlichen chirurgischen Eingriffen beherrschte die interne Medikation das Feld, so daß ein großer Teil ganz in der inneren Medizin aufging. Wichtiger als der Fortschritt auf Einzelgebieten war die Erkenntnis von der *Notwendigkeit eines systematischen Unterrichts* der Hebammen und der zukünftigen Ärzte und Chirurgen in der Geburtshilfe. Sie brach sich ebenfalls von Frankreich her Bahn. Die Charité gehört zu den führenden Bildungsanstalten dieser Art in Deutschland. Schon kurz nach ihrer Gründung, also etwa um dieselbe Zeit, in der (1727) Straßburg die erste Gebäranstalt zum Unterricht für Hebammen auf deutschem Boden erhielt, wurden [5] „liderliche Weibsstücke" zur Entbindung in die Anstalt aufgenommen, zunächst aus Menschlichkeit und zur Vermeidung des Kinderelendes und Kindermordes, aber auch schon mit der Absicht, sie für Unterrichtszwecke zu verwenden. Diese Frauen waren in einem besonderen Saal untergebracht, neben

---

[1] HENCKEL (76) St. 6, S. 232. — [2] HENCKEL (76) St. 6, S. 48. — [3] Vgl. die unten S. 157 beschriebene Selbstverletzung HAGENS mit dem Haken. — [4] PALLAS (144) S. 7f. — [5] Vgl. zum folgenden MAMLOCK (121), WILLE (213) und (214).

dem sich Stuben für die Hebamme und den eventuell in Aktion tretenden Chirurgen, den im Hause wohnenden „Accoucheur", befanden.

Die Oberleitung lag in den Händen des Professors der Chirurgie. Er wurde zu den schweren Entbindungen regelmäßig zugezogen, was bei den Berliner Entfernungen manchmal, speziell nachts, recht beschwerlich war. Die normalen Fälle wurden von der Hebamme, einfachere Komplikationen von dem eben genannten, im Haus wohnenden Pensionärchirurgen erledigt. Bis zum Jahre 1737 fungierte SENFF als Chef der Abteilung. Ihm folgte bis 1739 NEUBAUER, nach diesem 30 Jahre lang SIMON PALLAS.

Wann man mit dem systematischen Unterricht für Wehenmütter und Wickelfrauen begann, ist nicht sicher. Jedenfalls wurde im Jahre 1751, demselben Jahr, in dem Göttingen die erste deutsche geburtshilfliche Universitätsklinik erhielt, eine richtige Hebammenschule eingerichtet. Um ihre Gründung hatte sich schon früh der bekannte Nationalökonom und Berliner Oberkonsistorialrat SÜSSMILCH bemüht, dem seine bevölkerungspolitischen Untersuchungen die Beschäftigung mit dem Problem der Hebammenausbildung nahelegten. Eine FRIEDRICH DEM GROSSEN gewidmete kurze Schrift des späteren Hebammenlehrers JOACHIM FRIEDRICH HENCKEL vom 6. Februar 1751 zeigte an furchtbaren Beispielen selbsterlebter Geburtsgeschichten den Tiefstand der Kenntnisse der Durchschnittshebammen und wies auf die Unmöglichkeit für den deutschen Chirurgen hin, in seinem eigenen Vaterland die Accouchierkunst gründlich zu erlernen [1].

Es muß in der Tat um das Hebammenwesen sehr schlecht bestellt gewesen sein. In den Geburtsgeschichten HAGENs und MURSINNAs erscheint die Hebamme meist als ein ungebildetes, dummdreistes Geschöpf, das sich oft gegen die Zuziehung des Geburtshelfers wehrt oder ihn aus Unverstand erst holen läßt, wenn der Karren verfahren ist. Nur ganz selten einmal bekommt sie ein Lob. Man ist erschüttert, wenn man manche Situationen bedenkt, denen sich die Accoucheure bei ihrer Ankunft gegenüber sahen. Mehrere Tage sind gewöhnlich seit dem Beginn der Wehen verstrichen. Erschöpfte, hochfiebernde Mütter flehen um Hilfe, manchmal liegen sie in den letzten Zügen, tobende müssen mit Stricken angebunden werden, der Gestank abgestorbener Früchte und fauliger Placenten raubt dem Arzt den Atem. Es war eine harte Arbeit. Offiziell ging die Anregung zur Einrichtung einer Hebammenschule von dem Berliner Polizeipräsidenten KIRCHEISEN aus, der das Hebammenwesen unter sich hatte. Wahrscheinlich ist aber nach den Akten auch ELLER selbst unter den Anregern gewesen. FRIEDRICH DER GROSSE nahm die Sache mit größtem Interesse auf. Er beauftragte MAUPERTUIS mit der Durcharbeitung. Die Pariser und Amsterdamer Anstalten, die ELLER aus eigener Anschauung kannte, gaben das Vorbild.

10 Jahre nach ihrer Gründung war die Berliner Hebammenschule schon so bekannt, daß man sie 1761 bei der Errichtung der Kopenhagener Entbindungsanstalt zum Vorbild nahm.

Die Verhältnisse besserten sich [2] vor allem, als nun noch 1778 eine Hebammenordnung für die kleinen Städte und das platte Land erschien [3]. HAGEN schreibt es dieser Besserung zu, daß die Zahl der nötigen Perforationen

---

[1] HENCKEL (78). — [2] HAGEN (64a) S. 297. — [3] Vgl. AUGUSTIN (5) Bd. 1, S. 508.

in seiner Praxis erheblich zurückging[1]. Durch eine Kabinettsordre vom 5. November 1769 wurde auch für die Studierenden ein *klinischer Unterricht in der Geburtshilfe* in derselben systematischen Form, wie er in Straßburg seit 1737 üblich war, vorgeschrieben.

Er zerfiel für die Hebammenschülerinnen wie für die Studierenden in einen theoretischen und einen praktischen Teil. Charakteristisch für die Sachlage ist, daß JOHANN FRIEDRICH MECKEL, der hervorragende Schüler des großen ALBRECHT VON HALLER, in der Literatur als ausgezeichneter Förderer der Anatomie und Stammvater eines berühmten Anatomengeschlechts bekannt[2], dem die Leitung der Hebammenschule 1751 übertragen wurde, den Entbindungssaal nicht betrat, sondern sich auf die theoretischen Vorträge im Theatrum anatomicum beschränkte. Die praktische Ausbildung lag damals noch allein in den Händen der Hebammen und der Pensionärchirurgen unter Oberleitung des Chefchirurgen. Mit welchen Eifersüchteleien und Intrigen das nächste Jahrzehnt auf dem Accouchiersaal verbunden war, hörten wir früher. Auf HENCKEL folgte als Geburtshelfer und Hebammenlehrer JOHANN PHILIPP HAGEN. Leitender Chirurg wurde JOH. CHRIST. VOITUS. VOITUS, der selbst auch einmal einen Kaiserschnitt an der Lebenden gemacht hat, wirkte bis 1786, HAGEN bis 1792. HAGEN war ein hervorragend tüchtiger Mann, dem die späteren Historiker der Geburtshilfe nicht gerecht geworden sind. Man kann aus der unendlich schweren, mit Entbehrung und Mißhandlung verbundenen Jugend und dem von vieler Gegnerschaft befeindeten Aufstieg heraus verstehen, daß HAGEN gegenüber seinen Kritikern von einer ungewöhnlichen Empfindlichkeit war[3]. Der in der wissenschaftlichen Debatte an sich damals scharfe Ton steigert sich bei ihm bis zum äußersten. Köstlich ist, daß er die Abkürzungen eines anonymen Kritikers „ä ö" mit Käferexkrementen vergleicht, um seine Erbärmlichkeit zu charakterisieren. In den Jahren 1781 und 1782 erschien in zwei Bänden sein Lehrbuch der Geburtshilfe, das er als Versuch, ein neues Lehrgebäude dieser Kunst zu errichten, bezeichnete. 8 Jahre später veröffentlichte er eine Ergänzung dazu, in der er als ehrlicher Sucher seine Erfahrungen und Lehren teils bestätigte, teils ergänzte oder auch durch bessere ersetzte[4]. Ein Jahr vor seinem Tode kam der „Versuch" noch einmal unverändert in zwei Bänden in Danzig heraus[5]. Wenn diese Bände auch keineswegs soviel Neues bringen, als man nach dem anspruchsvollen Titel erwarten sollte, so sind sie doch originell, weil sie die systematische Darstellung an Geburtsgeschichten knüpfen, die selbst erlebt und nach bestimmten Gesichtspunkten geordnet sind. Ebenso wie die später erwähnten Schriften von MURSINNA stellen sie eine erhöhte, eigene Leistung der deutschen geburtshilflichen Literatur dar, die sich um diese Zeit zum großen Teil mit Übersetzungen und Überarbeitungen ausländischer Autoren begnügt. Bei HAGEN verspürt man deutlich einen *nationalen* Zug. Er hat natürlich auch an deutschen Accoucheuren genug auszusetzen, aber noch öfter an ausländischen; es fehlt nicht an Seitenhieben. DEVENTER hielt seine Mittel geheim, weil er „eben ein Holländer von Geburt" war. Wir müssen in HAGEN einen hervorragend organisatorisch veranlagten Mann der Praxis sehen, der die Bedeutung der Geburtshilfe für den Staat im Sinne der *Eugenik und sozialen Politik* klar erkannt hat. In seinem Versuch eines allgemeinen

---

[1] HAGEN (64) Th. 2, S. 227; vgl. auch unten S. 157. — [2] Vgl. BENEKE (8) S. 3f. — [3] Vgl. oben S. 41. — [4] HAGEN (64a). — [5] HAGEN (64).

Hebammenkatechismus [1], der im Jahre 1786 in 2. Auflage erschien, zeigte er seine Begabung als Lehrer, der in etwa 10 Jahren 300 Hebammenschülerinnen unterrichtete [2]. In Frage und Antwort wird eine Übersicht über die Theorie und Praxis der Geburtshilfe gegeben, die zum guten Teil noch heute für die Hebammen gültig ist. Damals hatten sie einen größeren Wirkungskreis als in unseren Tagen. Die Eheberatung, die Behandlung schwerer Fuß- und Steißlagen, die Wendung, nach HAGEN kurz das, „wobei keine Instrumente benutzt" [3] werden, fällt in ihren Bereich. In einem gewissen Widerspruch dazu stand ihr Bildungsgrad. HAGEN verlangt die Kunst zu lesen, aber nur „wo möglich" auch die zu schreiben. Aus dem Idealplan, den er von einer Hebammenlehranstalt entwirft, geht hervor, daß an der Charité manches zu diesem Ideal fehlte. Das Entbindungshaus und die Hebammenschule gehören nach HAGEN in das gleiche Gebäude, das geräumig, feuerfest, in einer gesunden Gegend, womöglich an einem strömenden Fluß gelegen sein soll. Alle an der Geburtshilfe und am praktischen Unterricht als Lehrer und Lernende Beteiligte müssen im Hause wohnen. Es dürfen nur gesunde Hausschwangere eingestellt werden. Kranke müssen ihre Entbindung in einem Krankenhause abwarten. Von der Aufnahme der Schwangeren an muß ein Journal geführt werden, das folgende Fragen beantwortet [4]:

„1) Wenn die Schwangere angekommen?
2) Wie alt sie sey?
3) Ob sie kränklich, verwachsen und gebrechlich sey?
4) Ob sie eine Erstgebährende sey, oder ob sie mehrere Kinder gehabt?
5) Ob sie im letzten Falle leichter oder schwerer geboren?
6) Wie oft und von wem sie touchiret worden?
7) Was man beym touchiren gefunden? ob nämlich
    a) der Kopf vorstehe?
    b) oder andre Gliedmaßen vorliegen? Vornehmlich
    c) Hände, Füße, Nabelschnur,
    d) und wie diese ihre Stellung gegen die Axe des Beckens haben?
8) Wie der Muttermund beschaffen, und wie er sich gegen die Axe des Beckens verhält?
9) Beym äußerlichen touchiren, ob die Flügel der Hüftbeine zusammengedruckt oder breit von einander stehend? Ob das Heiligebein durch seine starke Krümmung sich zu sehr denen Schaambeinen nähert; und ob diese unter dem monte veneris gewölbt oder platt, vielleicht gar eingedruckt, und ob die Vereinigung derselben einen Bogen oder spitzen Winkel formiren?
10) Ob die äußerlichen Geburtstheile gesund oder widernatürlich verwachsen seyn? Und ob
11) beym äußerlichen Anfühlen der Nabel schon verstrichen oder nicht?
12) Ob beym äußerlichen Angriff die Lage des Kindes natürlich zu fühlen sey?"

Ein zweites Journal soll genaue Geburtsgeschichten nach folgendem Schema zusammenstellen [5]:

„1) **Vollkommene Geburten.**
    A) Vollkommene natürliche Geburten.
       Unvollkommene natürliche Geburten.
       Zwillingsgeburten.
    B) Widernatürliche Geburten.
       Wendung, leichte.
       Wendung, schwere.

---

[1] HAGEN (63). — [2] Seine 1789 in STARKS Archiv (65) erschienene „Zeichen-Lehre für Geburtshelfer", welche die diagnostischen Symptome einer normalen Schwangerschaft und Geburt zusammenstellt, ist dagegen ohne Wert. — [3] Ihr einziges Instrument soll der Katheter sein. HAGEN (64a) S. 261. — [4] Vgl. HAGEN (64) Th. 1, Vorrede S. 8f. — [5] Vgl. HAGEN (64) Th. 1, Vorrede S. 9f.

Steißgeburten, vollkommene Fußgeburten, unvollkommene Fußgeburten, Um-
schlingungen der Nabelschnur, aufstehende Schultern, schiefstehender Kopf,
Queerlagen, 1stens mit dem Bauch, 2tens mit dem Rücken, vorgefallene
Aerme, vorgefallene Nabelschnur.

C) Schwere Kopfgeburten.

1) Mit der Zange { lebende Mütter, lebende Söhne, lebende Töchter, verstorbene Mütter, verstorbene Söhne, verstorbene Töchter.

2) Mit dem perforatorio { lebende Mütter, verstorbene Söhne, verstorbene Töchter.

2) **Unvollkommene Geburten.**

Frühzeitige Geburten.

Unzeitige Geburten.

Schleunige Entbindungen wegen Blutstürzungen.

Convulsionen, Atonie.

Misgeburten.‘‘

Beide Journale sollen alle $^1/_4$—$^1/_2$ Jahre vom Hebammenlehrer in Form
eines Collegium casuale practicum durchgegangen werden. Schon nach jeder
Entbindung soll man die Schülerinnen einem Examen über das Beobachtete
unterziehen.

Nach HAGENs Tod übernahm, wie gesagt, CHRISTIAN HEINRICH RIBKE sein
Amt. Die Oberleitung bekam MURSINNA, ein wirklich bedeutender Geburtshelfer. In der frauenärztlichen Spezialliteratur der Charité nimmt seine oben
erwähnte Abhandlung von den Krankheiten der Schwangeren, Gebärenden
und Wöchnerinnen[1], die der Verfasser FRIEDRICH DEM GROSSEN widmen konnte,
einen ehrenvollen Platz ein. MURSINNA hatte in jüngeren Jahren schon unter
MUZELL und HENCKEL eifrig Geburtshilfe getrieben. Als er 1776 als Regimentschirurg nach Bielefeld in Westfalen versetzt wurde, hatte er sich diesem Fach
aus innerem Drang weiter gewidmet und wurde als Konsiliarius in schweren
Fällen über die Grenzen der Stadt auch auf das Land gerufen. Das Werk ist
zum großen Teil das Ergebnis dieser Erfahrungen. Als die zweite Auflage
erschien, war er der hochangesehene Generalchirurgus und Professor der Chirurgie
in Berlin geworden.

Wie HAGEN ist MURSINNA ein Suchender. Wie HAGEN öfter darauf hinweist,
daß seine Erfahrung vielleicht nicht ausreiche und seine Ergebnisse sich vielleicht
einmal ändern können, so findet MURSINNA 1815 trotz aller guten Rezensionen
,,nach gründlicheren Einsichten und reiferen Erfahrungen‘‘ seine eben genannte
Abhandlung[2] mangelhaft und hofft, daß er diese Lieblingsschrift noch einmal
in einer dritten Auflage verbessern kann, ein Wunsch, dessen Erfüllung ihm
das Schicksal versagte. Aus diesen Wandlungen erklären sich auch manche
Widersprüche und Unklarheiten im Standpunkt beider Geburtshelfer, die wir
nicht jedesmal hervorheben können. Das Charakteristikum der Geburtshilfe
MURSINNAs ist Vorsicht, bewußter Verzicht auf alle Theorie, Kritik bis zu einer oft
angebrachten, oft verfehlten Skepsis gegenüber der zeitgenössischen Literatur[3],
Vertrauen zur Natur, hohe Wertung des kindlichen Lebens[4], große Menschenliebe mit einer uns an die Gefühlsseligkeit der Romantik erinnernden Neigung
zur Rührung und zu Tränen, die in einem gewissen Widerspruch zu seiner
Energie und zu seinem Selbstbewußtsein stehen.

---

[1] MURSINNA (127). — [2] MURSINNA, Vorrede zu (134) Bd. 1, S. 7. — [3] Es wird ihm
z. B. schwer, an das Vorkommen der Extrauteringravidität zu glauben. Vgl. MURSINNA
(127) Bd. 1, S. 239. — [4] Vgl. jedoch unten S. 157.

Alle Charitéaccoucheure sind sich einig in der Erkenntnis der ethischen Verantwortung ihrer großen Aufgabe, die ein selbstloses Zurückstellen der eigenen Person und die stete Rücksichtnahme auf die Weltanschauung der gebärenden Frau und ihrer Familie auch im Religiösen verlangt.

Der *Vorgang der Befruchtung* begegnete in der gelehrten Welt des 18. Jahrhunderts einem brennenden Interesse. Durch die bahnbrechenden Experimente SPALLANZANIs, die künstliche Befruchtung des Froscheies, wurde im Jahre 1785 die entscheidende Rolle der Spermatozoen unwiderleglich bewiesen. Die Charitégeburtshelfer gehen über das Problem meist mit kurzen Worten hinweg. Man begnügt sich mit der Annahme, daß sich die Vereinigung von Samen und Ei im Ovarium vollzieht. MURSINNA charakterisiert die Situation, wenn er sagt, dieses Geheimnis ginge ihn nichts an, und Hypothesen seien ihm verhaßt[1]. Er hält die Voluptas für unerläßlich zum Zustandekommen einer Konzeption. Durch sie öffnet sich der Muttermund für das Sperma. Sie ist nach seiner Ansicht bei der Frau immer vorhanden, wenn auch manchmal überlagert und unbewußt. Bei Konzeptionen, die bei unperforiertem Hymen ohne Eindringen des Penis in die Scheide zustande kommen, ist die Geschwängerte doch nur noch eine „physikalische Jungfer"[2].

Für die *Entwicklung des Embryos* und seine Formgestaltung ist nach MURSINNA[3] der der Natur eingepflanzte „Bildungstrieb" maßgebend, den BLUMENBACH (1781) in die Biologie eingeführt hatte. Nach einer alten, schon von den Hippokratikern vertretenen Theorie sollte sich der Fetus bis zum Ende der Gravidität in Steißlage befinden und dann plötzlich in die Kopflage übergehen. Diese plötzliche Drehung um eine Querachse pflegte man nach den führenden französischen Geburtshelfern „*Culbute*" zu nennen. Im Laufe des 18. Jahrhunderts war der Irrtum glücklich überwunden worden. Von den Charitéaccoucheuren hält HAGEN[4] jedoch daran fest. Er verlegt die Culbute, deren Ursache er nach der überlieferten Gravitationstheorie aus der größeren Schwere des kindlichen Kopfes gegenüber dem übrigen Körper erklärt, wie die Hippokratiker in den 7. Monat und leitet daraus eine besondere Abortgefahr für diesen Zeitpunkt ab. Eine viel erörterte Frage war die, ob der Uterus im Fortschreiten der Schwangerschaft eine bloße Dehnung oder eine Massenzunahme erführe. MURSINNA bekennt sich zu der letzteren Ansicht; denn er beobachtete bei dem eröffneten Uterus einer unmittelbar nach der Geburt des Kindes verstorbenen Kreißenden eine recht dicke Wand[5], obwohl der Uterus noch ausgedehnt war.

Die *Diagnose der Schwangerschaft* blieb natürlich unsicher, so lange ihr überzeugendstes Merkmal, der Nachweis der kindlichen Herztöne, noch nicht entdeckt war. Die Palpation ließ schließlich in zahlreichen Fällen die Möglichkeit einer Verwechslung von anderen Gebilden mit Kindsteilen zu, Größen- und Konsistenzveränderungen der Gebärmutter konnten durch Geschwülste verursacht sein. Man war für den Anfang auf Zeichen angewiesen, denen wir keine absolute Beweisgültigkeit zusprechen. Für die ersten Monate galten Hartwerden des Leibes, Schwellung und Absonderung der Brüste, Kindsbewegungen, Höhersteigen, Konsistenzveränderung und schwerere Tastbarkeit des Muttermundes als zuverlässige diagnostische Zeichen. MURSINNA, der Skeptiker, ist auch hier

---

[1] MURSINNA (127) Bd. 1, S. 48. — [2] MURSINNA (127) Bd. 1, S. 50. — [3] MURSINNA (127) Bd. 1, S. 56. — [4] HAGEN (64) Th. 2, S. 232. — [5] MURSINNA (127) Bd. 1, S. 26ff.

besonders vorsichtig und hält die Diagnose erst nach dem 4.—5. Monat für sicher. Kindsteile kann man nach ihm unter Umständen schon im 6. Monat bestimmt nachweisen.

Mit der hohen Bewertung der Mutterschaft stimmt die Sorgfalt überein, mit der sich unsere Autoren der *schwangeren Frau in gesunden und kranken Tagen* annehmen. Bezeichnend dafür ist die Mahnung MURSINNAs, daß der Arzt überhaupt bei jeder Verordnung, die er einer Frau gibt, daran denken muß, daß sie schwanger sein könnte, vielleicht ohne es selbst zu wissen[1], während SELLE selten nachteilige Wirkungen der üblichen Medikation gesehen hat[2].

Mit größter Rücksicht und psychischem Einfühlen trug man dem labilen Zustande der werdenden Mutter Rechnung, der „Pöbel" muß anders behandelt werden als die Dame von „bon ton" (!). Einem weichlichen Sichgehenlassen und überängstlicher körperlicher Schonung suchte man ebenso entgegenzuarbeiten, wie der gefürchteten Überanstrengung und Fehlern in der Ernährung. Die der zeitgenössischen Medizin eigene Vorstellung, daß psychische Irritationen und Diätfehler schwere Folgen nach sich ziehen können, verlangte im schwangeren Zustande doppelte Wachsamkeit. Es werden zahlreiche Fälle beschrieben, in denen von der Psyche pathologische Zustände leichterer und schwererer Art ausgehen.

Die Entstehung von *Mißbildungen* und anderen Schädigungen des Kindes durch psychische Traumen und das *Versehen der Schwangeren* wird von HAGEN abgelehnt. Vom Uterus zur Placenta und in der Nabelschnur haben die Anatomen keine Nerven nachgewiesen. Es können also, abgesehen von der völligen Ungeklärtheit der Beziehungen zwischen Seele und Leib, Bewegung und Empfindung nicht direkt von der Mutter auf das Kind übergehen. Die Ursache der Mißgeburt muß in lokalen Störungen der embryonalen Entwicklung liegen[3].

Übelkeit, Erbrechen, Ödeme galten, wie heute, innerhalb gewisser Grenzen als normale Zugabe zum Zustand. Wenn das Brechen gegen Ende der Schwangerschaft auftrat, hielten es französische Geburtshelfer wie MAURICEAU und DE LA MOTTE für ein geburtsförderndes Moment. Damit ist MURSINNA nicht einverstanden. Für ihn ist es nur ein überflüssiges und lästiges Syndrom[4]. Jedenfalls suchte man die vom Magen ausgehenden Unannehmlichkeiten nach Möglichkeit zu erleichtern, wie denn überhaupt die ganze *Diätetik und Hygiene der Schwangerschaft* auch vor unseren modernen Lehren bestehen kann. Unter Umständen griff man zur Hebung des Allgemeinzustandes zu einer medikamentösen Behandlung mit Chinarinde und Eisen als Tonica, Opiaten zur Beruhigung usw.; vor allem regelte man die Harn- und Stuhlentleerung. Darin mochte man oft zu weit gehen. Eine besondere Rolle spielte der Aderlaß. Man hielt ihn in der Schwangerschaft, wo die Menses fehlen, in gewissen Abständen für wertvoll. HAGEN empfiehlt ihn bei vollblütigen Frauen besonders im 3. Monat zur Verhütung des um diese Zeit leicht eintretenden Abortes[5].

Die Komplikation, die die Schwangerschaft durch *interkurrente Erkrankungen* erfährt, war ebenso bekannt wie die Schwangerschaft als Komplikation anderer Zustände. Nach HUFELAND[6] stellt z. B. die Gravidität den Erfolg einer Kur

---

[1] MURSINNA (127) Bd. 1, S. 73. — [2] SELLE (191a) S. 439f. — [3] HAGEN (64) Th. 2, S. 238f. — [4] MURSINNA (127) Bd. 1, S. 195. — [5] HAGEN (64) Th. 2, S. 231. — [6] HUFELAND (95) Bd. 2 Abt. 1, S. 80.

bei Wechselfieber aufs höchste in Frage. Das Krankheitsbild der *Eklampsie,* das Mauriceau zum erstenmal deutlich dargestellt hatte, können wir aus gelegentlichen Hinweisen auf Konvulsionen mit Bewußtseinsverlust, auf schwere Krämpfe von großer Lebensgefahr und ähnliches in der Charitéliteratur nur vermuten. Selle beschreibt als Eclampsia „epileptische Bewegungen bei Wöchnerinnen"[1]. Die Ursache sucht man in den verschiedensten Reizen, in den Wehen, in Vollblütigkeit, psychischen Erregungen, Entzündungen, Fieber, Milchverhaltungen usw. Klare Richtlinien für die Behandlung werden nicht gegeben. Aderlaß, Opiate, Stuhl- und Urinentleerung stehen im Vordergrund. Die Beendigung der Entbindung kommt wie bei allen gefahrbergenden Allgemeinzuständen in Betracht.

Manche Schwangerschaftsbeschwerden führte man auf *Deviationen des schwangeren Uterus* zurück. In seinen Abweichungen von der normalen Lage nach oben und unten, nach vorn und hinten hatte man schon bei den Hippokratikern die Ursache gefährlicher gynäkologischer Krankheitssymptome gesehen. Daß geburtshilfliche Komplikationen aus dieser Ursache zustande kommen können, hatte zuerst van Deventer († 1724) behauptet und damit viel Beifall gefunden. Er hielt die Lageanomalie des Uterus für einen folgenschwereren Zustand als das enge Becken, mit dem sie, z. B. in Gestalt des Hängebauches, nicht selten kombiniert war. Namhafte englische und französische Geburtshelfer sprachen sich im 18. Jahrhundert dagegen aus. Die Charitéliteratur ist ein Beweis dafür, daß die irrtümliche Lehre in Deutschland ihre Anhänger behielt. Mursinna bringt Lebererkrankungen in der Schwangerschaft mit der schiefen Lage des Uterus in Zusammenhang[2]. Unter ihnen ist die „*Leberentzündung*" eine der häufigsten und gefährlichsten Komplikationen der Gravidität. In solchen Fällen muß die Frau ständig auf der linken Seite liegen, um das bedrückte Organ zu entlasten.

Zu der im 18. Jahrhundert bereits ziemlich umfangreich gewordenen Literatur über die *Extrauteringravidität* hat die Charité einige Beiträge geliefert. Man kannte sowohl die Tubar-, wie die Ovarial- und die Abdominalschwangerschaft. Der skeptische Standpunkt von Mursinna wurde bereits erwähnt. Hagen sah ein von Meckel demonstriertes Präparat, bei dem ein völlig ausgetragenes Kind neben dem unveränderten Uterus quer in der freien Bauchhöhle lag. Es hatte seine Ernährung mit einer „Art von Nachgeburt" aus dem linken Eierstock bezogen[3]. Walter zeigte ein Lithopädion, das 22 Jahre getragen, erst beim Tode der Mutter entdeckt wurde. Über die Frage der Behandlung war man sich nicht einig. Von zwei so bedeutenden Geburtshelfern wie Levret und Baudelocque war der erste gegen, der andere für die Operation. Auf dem Baudelocqueschen Standpunkt steht Pallas[4], der auch die Spontanheilung durch Abgang von Kindsteilen durch den Darm erwähnt. Nach Hagen ist die „Tubargravidität" für die Mutter tödlich und eine Operation überflüssig; nur bei einem ausgetragenen Bauchhöhlenkind, wie es Meckel demonstrierte, hält er den „Kaiserschnitt" für indiziert.

Abort und *Frühgeburt* werden, ähnlich dem von der modernen Geburtshilfe eingenommenen Standpunkt, auseinander gehalten. Eine Blutung bedeutet nach Selle[5] noch lange keine unmittelbare Abortgefahr; denn die Menses können

---

[1] Selle (191a) S. 463. — [2] Mursinna (127) Bd. 1, S. 99. — [3] Hagen (64) Th. 2, S. 237. — [4] Pallas (144) S. 371f. — [5] Selle (191a) S. 436.

mit der gewöhnlichen oder auch einmal mit einer längeren Pause, insbesondere bei vollblütigen Frauen, unter Umständen bis zum Schluß der Gravidität fortbestehen. Nach HAGEN [1] trifft die Bezeichnung *Abort* auf die Früchte zu, welche vom 3.—5. Monat geboren werden; sie sind ohne alles Leben, gleichen einer Gallerte und besitzen nur Empfindung. Die noch frühzeitigeren Abgänge fallen unter den Begriff der „Blutflüsse". Vom 5. bis zum 7. Monat nennt man die Früchte *unzeitig*; sie können ein kurzes, rein „vegetabilisches" Leben führen, das aber bald mit dem Tode endet. Die Früchte vom 7.—9. Monat sind *lebensfähig* und können unter günstigen Umständen zu vollkommenen Kindern auswachsen. Alle diese Leibesfrüchte sind dadurch charakterisiert, daß sie trotz ihrer Kleinheit die Figur und Gestalt eines Menschen, eine Nabelschnur und eine noch so winzige Placenta haben. Die Abgänge, denen diese Eigenschaften fehlen, also auch die ganz frühen Aborte im Sinne der modernen Geburtshilfe, faßt HAGEN unter dem Begriff der „*Mondkälber*" und der „*Polypen*" zusammen. Ein *Mondkalb*, entsprechend unserer *Mole*, ist eine unförmliche Masse, ein Stück entweder von einer zurückgebliebenen Nachgeburt, einem Blutgerinnsel oder von einem anderen widernatürlichen Körper, der in der Gebärmutterhöhle zurückgeblieben und fortgewachsen ist. Ein *Polyp* ist eine gallertige oder aus Schleim entstandene Materie, die durch nährende Gefäße ähnlich wie das Mondkalb als Schmarotzer aus der Substanz der Gebärmutter ihr Wachstum bestreitet. Aus diesen beiden Formen einer unordentlichen Fleischwucherung können schwere Blutungen und Krebse entstehen. Offensichtlich sind auch Blasenmolen mit nachfolgendem malignen Chorionepitheliom darunter verstanden worden.

Die *Ursachen und Gefahren des Abortes* werden in der von der Antike her geläufigen Form beschrieben, ohne daß im Laufe der Jahrhunderte wesentlich neue Gesichtspunkte hinzugekommen sind. Äußere und psychische Traumen der verschiedensten Art, Überanstrengungen und unzweckmäßige Lebensweise, z. B. Coitusabusus in jungen Ehen, Übertreibung des Tanzens, speziell des Mode gewordenen Walzers, Gifte und Würmer, zu heftig wirkende Arzneien, vor allem Brech- und Abführmittel, falsch angewendete Quecksilberkuren, kalte Bäder und Übergießungen, von denen MURSINNA einen kriminellen Fall mit tödlichem Ausgang erzählt [2], übertriebener, aber auch versäumter Aderlaß, lokale Disposition des Uterus und konstitutionelle Eigentümlichkeiten in den Säften, vor allem Plethora, oder im Körperbau von Mutter und Kind, endlich alle interkurrenten Erkrankungen können zur Blutung und zur Unterbrechung der Schwangerschaft führen. *Blutungen am Ende der Schwangerschaft* bezieht man, wie wir, auf vorzeitige Lösung des Mutterkuchens oder auf Placenta praevia.

Im allgemeinen vertritt man bei der *Therapie der Blutung und des Abortes* einen *konservativen* Standpunkt. Anscheinend hat man die Frauen oft große Blutmengen verlieren lassen. Meistens trägt allerdings der Umstand daran Schuld, daß der Geburtshelfer sehr spät gerufen wurde. Jedenfalls ist sowohl beim Abort wie bei der Geburt auffallend häufig von Kollapsen, stundenlanger Bewußtlosigkeit und „*Ohnmacht*" die Rede. Man wundert sich, daß die Frauen sich trotzdem so oft wieder erholt haben. Es mag damit zusammenhängen, daß im Zeitalter der fehlenden Narkose Schmerz und Angst häufiger zum Kollaps führten als in unseren Tagen. Vielleicht war man auch mit der Bezeichnung Ohnmacht ein bißchen freigebig. Überraschend oft erzählt z. B. HAGEN

---

[1] HAGEN (64) Th. 2, S. 228. — [2] MURSINNA (127) Bd. 1, S. 74.

von sich, daß er vor Anstrengung und Aufregung der Ohnmacht nahe war. MUZELL wird bei üblem Geruch „fast ohnmächtig"[1].

Bei der konservativen Behandlung aller Formen der Blutung vor, in und nach der Geburt galt das Opium als wertvolles Hämostypticum. Über die Art, wie die Wirkung zustande kommt, gehen die Ansichten auseinander. MURSINNA[2] schreibt ihm eine Erhöhung der Reizbarkeit der Muskelfasern, des Herzens und der Blutbewegung zu und sieht einen großen Vorzug in seinem beruhigenden Einfluß auf die Psyche, deren Behandlung bei der Blutung sehr wichtig ist. Mag die Frucht abgegangen sein oder nicht, der Mohnsaft ist immer indiziert. Daneben verwendete man Chinarinde, Zimttropfen, alle möglichen medikamentösen und diätetischen Analeptica und — für unsere modernen Anschauungen überraschend — auch den Aderlaß, von dem man eine ableitende Wirkung erwartete. Wenn die Blutung nicht stand, traten die *lokalen Maßnahmen* in ihre Rechte[3]: kalte Umschläge auf den Unterleib und die Genitalien, Ausspülungen der Vagina und des Uterus mit Weinessig und wäßriger Lösung von Schwefelsäure, natürlich in starker Verdünung, Tamponade der Scheide und des Uterus mit Leinwand, die mit Weinessig durchtränkt war, ein Verfahren, das der Franzose LEROUX (1776) eingeführt hatte, vor allem die gründliche manuelle Ausräumung des Uterus von Eiteilen und Coagulis, nach der die Hand gerne länger als Reiz und Tamponademittel unter gleichzeitiger Kompression von außen im Uterus gelassen wurde.

Die *Hilfeleistung bei der Geburt* war viel aktiver eingestellt als in unseren Tagen, auch wenn es sich um normale Fälle handelte, deren Kreis man enger zog als wir. HAGEN[4] hält eine vollkommen natürliche Geburt bei einer Primipara geradezu für eine Ausnahme und berechnet sie auf 1—2%. Doch vollzieht sich auch hier eine Wandlung. MURSINNA wird im Alter immer konservativer. Ein deutlicher Beweis dafür sind seine „Bemerkungen über unsere Gebäranstalt in der Charité" im vierten Bande seines Journals[5]. Danach ging es hier viel ruhiger zu als in der Privatpraxis HAGENs, spontaner Ablauf der Geburt war die Regel, so daß die Studierenden der Geburtshilfe sich beklagten, sie bekämen in den 4—5 Monaten ihres Kursus nicht genug Pathologisches zu sehen. Man muß nach MURSINNA den Begriff des normalen Partus weiter fassen, als HAGEN es tut, und Vertrauen zu den Naturkräften haben. Wenn, wie das bei dem Charitématerial der Fall ist, die Frauen schon in der Schwangerschaft gründlich untersucht werden, kann man oft die Lage prophylaktisch verbessern und auch sonst für eine leichte Geburt sorgen. Eine prophylaktische Dammincision hält er für ein Verbrechen. In den 25 Jahren, die er die geburtshilfliche Abteilung dirigierte, sind unter 7600 Geburten nur zwei Kaiserschnitte und drei Enthirnungen nötig geworden. Er erlebte in seiner ganzen Praxis nur viermal eine Placenta praevia centralis. Geburten, die über 6 Stunden dauern, sind schon anormal.

Seit der Mitte des 18. Jahrhunderts war durch die Bemühungen ROEDERERs die *äußere Untersuchung* in ihren Möglichkeiten und ihrer Bedeutung mehr als bisher zur Anerkennung gekommen. Trotzdem wurde viel zu viel *touchiert*. Die Nägel wurden beschnitten, die Hände angewärmt und mit Öl oder Pomade eingeschmiert. Vom Waschen wird nicht gesprochen. In gewissem Umfang

---

[1] Vgl. oben S. 109. — [2] MURSINNA (127) Bd. 1, S. 119ff. — [3] Vgl. MURSINNA (127) Bd. 1, S. 115ff. — [4] HAGEN (64) Th. 1, S. 70 und HAGEN (64a) S. 52. — [5] MURSINNA (128).

war es wohl selbstverständlich. Man mahnt zur Zartheit und Vorsicht. Aber man muß sich doch wundern, daß in jenen vorantiseptischen Zeiten nicht mehr passierte. In der Regel touchierte man mit zwei Fingern, vor Eingriffen fast immer mit der ganzen Hand. Vielleicht wurde auch öfter die von LEVRET um die Jahrhundertmitte eingeführte *kombinierte Untersuchung* angewendet, obwohl sie als Methode nicht erwähnt wird; sie dürfte sich manchmal von selbst ergeben haben, z. B. bei der Diagnose der Frühschwangerschaft, wo die Konsistenz des „Muttermundes" und der Stand des Fundus über der Symphyse in einem Atem genannt werden, oder bei Eingriffen, bei denen sich die innere und äußere Hand sowieso entgegenarbeiten. Endlich wird die *Untersuchung per anum* angewendet, wenn sich der vaginalen Untersuchung Schwierigkeiten entgegenstellten, wie es bei einer Frau der Fall war, deren Scheide HAGEN infolge alter Vernarbungen kaum für einen Federkiel durchgängig fand [1].

Es wurde noch viel auf dem *Geburtsstuhl* und dem besonders konstruierten *Geburtsbett* gearbeitet, das man auch in den Privatwohnungen aufstellte. HAGEN hat dafür eigene Modelle entworfen. Auf ihnen konnte man alle möglichen Lagen herstellen. Das war schon für die vaginale Untersuchung eine Erleichterung; denn, obgleich, wie HAGEN bemerkt [2], „Personen von Stand" nur im Liegen touchiert werden wollen, so touchierte man doch auch im Stehen, Hocken, in Seiten- und Knieellenbogenlage, vor allem bei den erwähnten „schiefen Lagen" der Gebärmutter.

Über die *Wehen* vertritt HAGEN besondere Ansichten. Er führt sie nicht auf aktive Kontraktionen des Uterus zurück, sondern glaubt, daß die Uteruswand selbst sich passiv verhält. Es kommt auf die Muskelfasern der Gebärmutter*gefäße,* vor allem ihrer Arterien an. Vor der Schwangerschaft waren diese Gefäße gewunden, während derselben wurden sie allmählich zum Maximum gedehnt, jetzt wollen sie wieder zusammenschnellen [3]. Die Stärke, Dauer und Art der Wehen glaubt er als wichtige Entdeckung aus der Weite der Pupille entnehmen zu können [4].

Der *aktive Standpunkt der Geburtsleitung* zeigt sich in der allzu häufigen Empfehlung der künstlichen Blasensprengung und aller möglicher dilatierender Manipulationen am Muttermund und an den anderen Weichteilen, sowie am knöchernen Becken bis zum Versuch der Abdrängung des Steißbeines und der absteigenden Schambeinäste [5].

Zum *Dammschutz* rieb man, wie es SMELLIE gelehrt hatte, die Weichteile in der Umgebung der Genitalöffnung, um ihre Elastizität zu erhöhen, mit fettigen Substanzen ein, legte die flache Hand auf das vorgewölbte Perineum und suchte den Kopf vom entfalteten After aus nach vorn zu drücken. Eine 1809 in der Charité beobachtete zentrale Dammruptur gilt als etwas ganz Ungewöhnliches [6].

Vor der *Nabelschnurunterbindung* läßt HAGEN das Kind einige Eßlöffel Blut verlieren, namentlich bei asphyktischen Neugeborenen, um eine Art Aderlaßwirkung zu erzielen. Damit war HENCKEL bei der Entbindung einer königlichen Hoheit erfolgreich gewesen [7].

---

[1] HAGEN (64) Th. 2, S. 118. — [2] HAGEN (63) S. 116. — [3] HAGEN (64) Th. 1, S. 38f. — [4] HAGEN (64a) S. 160 u. 164. — [5] Vgl. hierzu FASBENDER (40) S. 584f. — [6] MURSINNAS Journal (132) Bd. 4 (1810) St. 2, S. 141ff. — [7] HAGEN (64) Th. 1, S. 48 und HENCKEL (80) S. 46.

In der *Leitung der Nachgeburtsperiode* werden ganz verschiedene Standpunkte vertreten. HAGEN war auf dem besseren Wege, der um die Mitte des Jahrhunderts namentlich seit LEVRET und SMELLIE von manchen Geburtshelfern beschritten worden war. Er überläßt die Ausstoßung von Placenta und Eihaut der Natur[1] und hilft nur durch leichtes Reiben und Drücken von oben und durch zarten Zug an der Nabelschnur leicht nach[2]. Mehrere von ihm erlebte, freilich sofort glücklich reponierte Fälle von Inversio uteri deuten darauf hin, daß es dabei doch nicht immer so zart hergegangen sein muß[3].

Von einem voreiligen Eingreifen fürchtet er die schlimmsten Folgen bis zu „Blutstürzen, Krebs und Brand", was ihn aber nicht abhält, nach dem Abgang der Placenta in jedem Fall noch einmal mit der Hand in die Uterushöhle zu gehen, um die Gerinnsel auszuräumen[4]. MURSINNA folgt DEVENTER, der unmittelbar post partum nicht nur die Placenta mit den Eihäuten, sondern auch alle Blutcoagula aus Uterus und Scheide mit der Hand herausholte. Er hat das in allen Fällen getan und nie einen Nachteil gesehen, während die Unterlassung schwere Krankheiten heraufbeschwören kann[5].

Die *pathologischen Komplikationen der Geburt,* die in der Gestalt von Konstitutionsanomalien der Mutter, z. B. Adipositas, von Unnachgiebigkeit, Geschwülsten, Entzündungen und Ödemen der Weichteile, von vorzeitigem Blasensprung, Wehenschwäche und Krampfwehen, von Nabelschnurvorfall, Hydramnion, fehlerhafter Lage, Haltung, übermäßiger Größe und Mißbildung des Kindes, Mehrlingsgeburten usw. dem Geburtshelfer das Leben schwer machen, sind den Accoucheuren der Charité bekannt und werden im Rahmen der diagnostischen und therapeutischen Hilfsmittel der Zeit im großen ganzen, auch mit modernen Augen gesehen, rationell behandelt.

In der Behandlung der *Steißlagen* konkurrieren der Hebel, das Einführen der Finger in den Mund nach den Angaben von MAURICEAU, LEVRET und SMELLIE, die Entwicklung vom Mastdarm her und die Anhebung des Rumpfes, wie sie sich aus der Praxis ergaben. Zu den Verdiensten von HAGEN gehört, daß er darauf aufmerksam gemacht hat, daß man in den meisten Fällen von unvollkommener Fußlage viel besser fährt, wenn man auf das Herunterholen des emporgeschlagenen Fußes verzichtet[6]. Er hat in 10jähriger Privatpraxis unter 1200 Geburten nicht weniger als 291 Fußgeburten erlebt[7].

Wie schon früher gesagt wurde, befürchtete man seit DEVENTER für den Geburtsmechanismus schwere Folgen von *„den schiefen Lagen des Uterus".* Unter ihnen stehen der Hängebauch und die seitlichen Abweichungen an erster Stelle. Die Schieflagen können ihrerseits durch das enge Becken, durch Geschwülste, unrichtige Lebensweise u. ä. verursacht sein. Manche Geburtshelfer, z. B. HAGEN, glauben an eine Abhängigkeit vom Sitz der Placenta. MURSINNA[8] lehnt das ab. Zur Behandlung müssen zwei Gehilfen den Leib während der ganzen Geburtsdauer mit angewärmten Tüchern halten, um eine möglichste Annäherung der kindlichen Längsachse an die richtige Achsenstellung zu erstreben. Wenn es nichts nützt, muß die Wendung gemacht werden.

---

[1] HAGEN (64) Th. 1, S. 50. — [2] HAGEN (64a) S. 99. — [3] HAGEN (64a) S. 171ff. — [4] HAGEN (64a) S. 3. — [5] MURSINNA (127) Bd. 1, S. 314. — [6] HAGEN (63) S. 223 und an vielen anderen Stellen seines „Versuchs" und seiner „Erläuterungen". — [7] HAGEN (64a) S. 244. — [8] MURSINNA (127) Bd. 1, S. 184.

Eine weitere irrtümliche Anschauung DEVENTERs, die Überzeugung von den schlimmen *Folgen des weiten Beckens,* erhielt sich ebenfalls bei den Geburtshelfern des 18. Jahrhunderts. Das weite Becken sollte den nötigen Halt der Scheide und des Uterus hindern, die Entstehung von *Vorfällen unter der Geburt,* die sehr gefürchtet wurden, begünstigen und eine für Mutter und Kind gefährliche Überstürzung der Geburt mit schweren Zerreißungen zustande kommen lassen. Man suchte den Schaden durch Erhöhung des Steißes, frühzeitige Blasensprengung, Erweiterung und immer wieder erneute Zurückdrängung des Muttermundes zu verhüten[1]. HAGEN glaubt einen solchen Vorfall dadurch dauernd geheilt zu haben, daß er unmittelbar post partum mit der in den Uterus eingeführten Hand den Fundus nach oben drückte und durch Bandagen festhielt[2]. MURSINNA[3] macht das weite Becken für atonische Zustände unter und nach der Geburt verantwortlich. Sie werden dadurch bedingt, daß sich die Gebärmutter bei dem Fehlen des knöchernen Widerstandes in den ersten Monaten der Schwangerschaft zu schnell ausdehnen konnte.

An erster Stelle steht unter den Komplikationen der Geburt *das enge Becken.* Um die Mitte des Jahrhunderts hatte man, wie angedeutet, in seiner Kenntnis große Fortschritte gemacht. Als häufigste Ursache erkannte man die in der Jugend durchgemachte *Rhachitis*[4]. Die durch sie bedingte Erweichung und Nachgiebigkeit der Knochen verursacht unter dem Druck des Sitzens auf dem Boden, auf Stühlen und auf dem Arm der Wärterin kombiniert mit der von der Wirbelsäule getragenen Last, wie 1788 von DENMAN zuerst angegeben wurde, auch unter dem Schenkeldruck und Muskelzug die bekannten Deformitäten *des platten, im geraden Durchmesser verengten Beckens* mit dem tiefstehenden Promontorium und dem verbogenen Kreuzbein. Andere Abnormitäten, darunter *das allgemein verengte und das durch Exostosen und Geschwülste veränderte Becken* traten gegenüber dem platt rhachitischen in den Hintergrund, werden aber auch erwähnt und zum Teil genauer beschrieben. HAGEN macht die ungesunde Behandlung des Frauenkörpers durch Schnüren und andere Moden verantwortlich[5]. In der Erkenntnis dieser Zusammenhänge legte man großen Wert auf die Begutachtung des gesamten Skelett- und Körperbaues. Es wird bei unseren Autoren, z. B. bei HAGEN, wiederholt gefordert, daß im Interesse der Familie und des Staates in gröberem Maße deformierten Frauen die Heirat verboten werden müßte, wobei man sich allerdings klar ist, daß Buckel und andere Entstellungen nicht ohne weiteres ein zur Fortpflanzung ungeeignetes Becken bedeuten.

Zur *Diagnose* der Verkürzung des geraden Durchmessers verwendete man den Finger, den WILLIAM SMELLIE 1754 zum ersten Male zur Messung der Conjugata diagonalis benutzt hatte, gegen Ende des Jahrhunderts Instrumente. Vorbildlich für letztere war ein graduiertes Holzstäbchen, das STEIN, der Ältere, 1772 konstruierte, und ein 1775 von ihm angegebener scherenförmiger Apparat, mit dem man durch die Branchenspreizung die Conjugata vera direkt zu bestimmen suchte.

Für den Geburtsmechanismus unterschied man *drei Abschnitte des Kanals,* den der Kopf durchlaufen mußte, als Verengerung des Eingangs, der Mitte und des Ausgangs[6].

---

[1] MURSINNA (127) Bd. 1, S. 207. — [2] HAGEN (64a) S. 47f. — [3] MURSINNA (127) Bd. 1, S. 163ff. — [4] Vgl. HAGEN (64) Th. 2, S. 162ff. — [5] HAGEN (64) Th. 2, S. 169f. — [6] Obere, mittlere, untere „Öffnung" nach HAGEN (64) Th. 2, S. 161.

Die Geburtsgeschichten erzählen beim engen Becken von äußerst prekären
Situationen, von Geduld und mühsamer Arbeit, von Tatkraft und Mut, aber
auch von manchem Versagen und unglücklichem Ausgang. Daß der Geburtshelfer oft sehr spät und zu spät gerufen wurde, haben wir schon angedeutet [1].

Die *Hauptoperation* beim Stocken der Geburt ist, auch bei Kopflage, die
Wendung auf die Füße mit anschließender Extraktion. Sie wird oft unternommen,
wenn der Kopf schon fest eingekeilt ist, und steht so in Konkurrenz mit der
Zange. HENCKEL rettete einmal bei der Entbindung einer königlichen Hoheit
die Situation mit der Wendung, nachdem er den Kopf mit der Zange schon
so tief herunter gebracht hatte, daß er von außen sichtbar war [2] (!). Bei der
Extraktion bemüht man sich, den Kopf jeweils durch den größten Becken-
durchmesser zu leiten. Wie oft die *Perforation* wegen des engen Beckens gemacht
wurde, läßt sich zahlenmäßig nicht belegen. Es geht aus den Geburtsgeschichten
nicht immer deutlich hervor, welches Hindernis vorhanden ist. Jedenfalls war
sie ein sehr häufiger Eingriff. Vor der Tötung eines lebenden Kindes haben die
Charitégeburtshelfer alle einen Horror. Sie warten lieber, bis es tot ist. An die
Gefahr, die für die Mutter mit dem Zuwarten verbunden ist, scheint man
weniger gedacht zu haben. Doch deutet MURSINNA an, daß das Perforatorium,
dieses „Mordgewehr", auch bei lebendem Kind in Aktion treten darf, wenn die
Mutter auf keine andere Weise zu retten ist [3]. Zu einem klaren Standpunkt hat
er sich nicht durchgerungen. Bei einer anderen Gelegenheit getraut er sich die
Frage, ob das Kind der Mutter zu opfern ist, nicht zu entscheiden [4].

Da man die Herztöne nicht kannte, war man für den Tod des Kindes oft
auf unsichere Zeichen angewiesen, wenn nicht gerade eine pulslos gewordene
Nabelschnur vorlag. Man diagnostizierte den eingetretenen Tod aus der Kälte
und Blässe vorliegender Kindsteile, schlotternden Kopfknochen, mazerierter
Haut, üblem Ausfluß u. ä. Symptomen. HAGEN benutzte einen scharfen Haken,
der in die Fontanellen und Schädelnähte eingesetzt wurde, als Perforatorium
und Extraktionsinstrument in einem. Um Nebenverletzungen zu vermeiden,
deckte er ihn mit der freien Hand. Dabei verletzte er sich aber einige Male
selbst so, daß er die Operation nicht vollenden konnte.

Im Laufe der Zeit kam selbst dieser aktive Operateur von dem brutalen
Eingriff allmählich ab [5]. In den ersten 5 Jahren seiner Berliner Privatpraxis
kamen auf 100 Entbindungen nicht weniger als 23 „mit dem Haken", in den
folgenden 3 Jahren auf 100 Partus 4, schließlich innerhalb von 2 Jahren auf
150 nur noch 1.

Charakteristischerweise wuchs in denselben Zeiträumen die Zahl der Zangen
von 8 auf 10 und 21 [6]. Nach einer anderen Statistik von HAGEN [7] kamen während
seiner Berliner Tätigkeit von 1772—1790 auf 1286 Geburten 187 Zangen und
37 Perforationen.

Die *Zange* war damals vor allem durch das Verdienst von LEVRET und
SMELLIE zu einem schon recht vollkommenen Instrument ausgebaut und auf
dem Wege, den älteren Hebel aus der Geburtshilfe zu verdrängen. Der *Hebel*
wird von den Charitéaccoucheuren noch gelegentlich, aber selten zur Verbesserung
der Stellung des kindlichen Kopfes, die Zange dagegen zu seiner Extraktion

---

[1] Vgl. oben S. 145. — [2] HENCKEL (80) S. 47. — [3] MURSINNA (127) Bd. 1, S. 216f. —
[4] MURSINNA (127) Bd. 1, S. 223. — [5] Vgl. oben S. 145f. — [6] Vgl. HAGEN (64) Th. 2,
S. 266ff. — [7] Vgl. HAGEN (62) S. 762.

sehr häufig verwendet. Man merkt, welche Schwierigkeiten ihre Applikation den Geburtshelfern noch bietet, mag es an ungenügender Technik oder an falscher Indikationsstellung gelegen haben. Auffallend häufig wird erzählt, daß sie abgeglitten ist, und daß man dann schließlich doch noch zu einem anderen Verfahren greifen mußte. Auch bei totem Kind will HAGEN der Perforation und Hakenentbindung in jedem Fall einen Zangenversuch vorausschicken. Die Hauptindikation zur Zange sind, wie heute, *Widerstände in den Weichteilen*. HAGEN hat sie auch einmal als „Speculum vaginae et oris uterini" lediglich zur spreizenden Erweiterung der Weichteile benutzt, um Raum für die Wendung zu bekommen [1].

Eine sehr schwere Geburt wurde am 25. Juni 1777 von HAGEN mit der Zange beendet, nachdem HENCKEL eine tiefe Incision der obliterierten Scheide und des Muttermundes vorgenommen hatte, die er Sectio caesarea infima nannte, weil er sie einem *vaginalen Kaiserschnitt* gleichstellte, wie es in Frankreich schon vor ihm geschehen war. Das Kind lebte, die Frau verlor kaum Blut, blieb aber bis zu ihrem an Phthise erfolgten Tode harn- und stuhlinkontinent, jedenfalls infolge der Nebenverletzung von Blase und Darm [2].

Das bringt uns auf die Stellung der Charitéchirurgen zum *Kaiserschnitt*. Im 18. Jahrhundert wurde er an der Toten und Sterbenden als letzter Versuch, dem Kinde einer verlorenen Mutter das Leben zu retten, in der Literatur allgemein erörtert und, wenn auch sehr selten, vorgenommen. Bei der lebenden Frau war man äußerst zurückhaltend. Es gab manchen, der auf dem Standpunkt MAURICEAUs blieb, daß die Sectio als absolut tödlich in jedem Fall abzulehnen sei, obwohl sich um die Mitte des Jahrhunderts Männer wie SIMON, LEVRET und sein Schüler STEIN, der Ältere, für sie einsetzten. Der früher erwähnten hohen Bewertung des kindlichen Lebens entsprechend stellte man sich an der Charité auf letzteren Standpunkt. Der Begriff des Kaiserschnittes war weiter gefaßt als der unsrige. Man versteht darunter auch Laparotomien bei Uterusruptur und Extrauteringravidität, wenn das Kind in der Bauchhöhle lag. Die Indikation sah man nur in dem höchstgradig verengten Becken und in von den Weichteilen ausgehenden absoluten Hindernissen, nachdem alle Versuche, sie von unten aus dem Wege zu räumen, erschöpft waren.

Schon PALLAS [3] sagt 1763, daß der vaginale Eingriff mit seinen Nebenverletzungen für die Frau unter Umständen gefährlicher ist als der Schnitt von oben. 1769 führte ihn JOACH. FRIEDR. HENCKEL [4] aus und zwar zum ersten Male an der Lebenden in der Linea alba, was gegenüber älteren schrägen Schnittführungen technisch einen wesentlichen Fortschritt bedeutete. Das Kind lebte, die Frau starb nach anfänglich gutem Befinden unter den Erscheinungen einer Peritonitis, nachdem die Därme eines Tages beim Brechen durch die aufgehende Bauchwunde herausgestürzt waren. Man hat die Methode später nach dem Franzosen DELEURYE benannt [5], der ihr 1779 eine Monographie widmete. Mit besonderem Nachdruck tritt MURSINNA für den Kaiserschnitt ein. Er hat ihn, wie auch HENCKEL [6] an der Toten mehrfach geübt, kam aber erst im Jahre 1802 dazu, ihn an der Lebenden zu machen. Es war der vierte Kaiserschnitt, der in der Charité seit HENCKEL innerhalb von 40 Jahren vorgenommen wurde. Sämtliche Mütter starben, die Kinder kamen mit dem Leben davon. Welches

---

[1] HAGEN (64) Th. 2, S. 91f. — [2] Vgl. HAGEN (64) Th. 2, S. 118f. — [3] PALLAS (144) S. 367. — [4] HENCKEL (83). — [5] Vgl. FASBENDER (40) S. 988. — [6] HENCKEL (80) S. 51ff.

Ereignis er bedeutete, zeigt das „große Aufgebot von Hilfskräften, Chirurgen und Ärzten, und von Zuschauern" [1]. Den Hauptgrund der schlechten Prognose dieser „wohlthätigsten, ersten und hülfreichsten Operation" sieht MURSINNA in der Verschleppung der Fälle durch die weiblichen und männlichen Geburtshelfer. Er spricht den richtigen Gedanken aus, daß man die Indikation auf Grund einer genauen Untersuchung schon in der Schwangerschaft stellen und nach psychischer und körperlicher Vorbereitung der Frau, wenn die Geburt beginnt, keine Zeit mehr mit anderen Versuchen verlieren soll. Die Technik freilich läßt uns die düstere Prognose nur zu gut verstehen. Der Uterus wurde nicht genäht, sondern die Selbstheilung der durch die Kontraktion verkleinerten Wunde erwartet; die Bauchdecken heftete man mit Pflaster oder mit der Knopfnaht.

Mit der von SIGAULT [2] eingeführten *Symphyseotomie* hat sich von unseren Charitéchirurgen vor allem MURSINNA beschäftigt. Die Nachricht von der neuen Operation erregte in der geburtshilflichen Welt, namentlich in Paris, wo sie erfunden war, viel Aufsehen, nach MURSINNA [3] fast soviel wie die Luftmaschine, der Luftballon. Er prüfte die Möglichkeit am durchsägten Becken der Leiche, stand ihr aber anfangs recht reserviert gegenüber. Der Conjugatazuwachs schien ihm zu gering, Schmerz und Gefahr zu groß, als daß man in der Operation eine wesentliche Verbesserung gegenüber dem Kaiserschnitt und der Zange sehen konnte. Nur für eine beschränkte Anzahl von Fällen, in denen bei einem lebenden Kind ein nicht zu großes Mißverhältnis zwischen Kopfgröße und Beckenweite vorhanden und der Beckenknorpel „verknöchert und unnachgiebig" war, kommt sie in Betracht, wenn ein Zangenversuch vergeblich bleibt. Es spricht für die Frische des 71jährigen, daß er 1815 den Eingriff dann doch an einer in die Charité eingelieferten 20jährigen Frau mit verengtem Becken machte, nachdem man die Zange ohne Erfolg angelegt hatte, weil nach seiner Ansicht bei dem eingeklemmten Kopf der Kaiserschnitt keine Chancen bot. Er stand dabei unter dem Eindruck der sich mehrenden empfehlenden Stimmen aus dem In- und Ausland. Das Kind kam tot zur Welt, die Mutter starb an einer atonischen Nachblutung. Die Sektion ergab aufgerissene Sacroiliacalgelenke. Die zahlreichen Zuhörer und andere Ärzte, die dabei waren, waren ebenso wie er „von dem unglücklichen Ausgang dieser Geschichte" wenig erbaut [4].

Bei der erschreckend häufigen Notwendigkeit der Perforation, der schlechten Prognose des Kaiserschnitts und der Symphyseotomie lag das Suchen nach weniger aussichtslosen Wegen zur Rettung von Mutter und Kind nahe. Man kam auf die *künstliche Frühgeburt*. Nach der geltenden Ansicht ist die Idee zu ihr um die Mitte des 18. Jahrhunderts von England ausgegangen. Die ersten Nachrichten [5] erschienen 1795 bei DENMAN. Nach FISCHER [6] hat sich in Deutschland zuerst der Heidelberger FRANZ ANTON MAI unabhängig von den Mitteilungen des Auslands für die Operation eingesetzt. MAI schrieb sein Programma de necessitate partus quandoque praemature promovendi 1799. Es hat aber MURSINNA schon im Jahre 1784, demnach früher als DENMAN und MAI den Gedanken klipp und klar ausgesprochen [7]. Wir lassen den Wortlaut folgen:

---

[1] Vgl. MURSINNA (132) Bd. 2, S. 250ff. (1802). — [2] Siehe oben S. 144. — [3] MURSINNA (127) Bd. 1, S. 220. — [4] Vgl. MURSINNA (134) Bd. 1, S. 298ff. — [5] Nach FASBENDER (40) S. 850 Anm. 1. — [6] FISCHER, I. (43) S. 157. — [7] MURSINNA (127) Bd. 1, S. 212f.

„Wird die gar zu große Enge des Beckens lange vor der Geburt erkannt, wie bey ganz ungestalteten Personen mehrentheils der Fall ist, so wäre es meines Erachtens besser, die Geburt auf irgend eine Weise im achten Monat durch die Kunst zu befördern, weil izt die Frucht noch klein, mit äußerst weichen, nachgebenden Knochen versehen ist, und doch, wie die Erfahrungen lehren, erhalten werden kann. Man brächte warme Bähungen erweichender Kräuter mit etwas Salpeter an die Schaamtheile, besalbete auch mit süßem Mandelöl und Kampfer den Muttermund und die ganze Scheide, um diese Theile nicht nur zu erweichen, sondern auch durch den Reiz Wehen zu erregen. Dies würden, nachdem die Blase und der Mastdarm ausgeleert wären, warme reizende Klystiere, und besonders die Einsprützungen jener Bähung in die Mutterscheide ungemein befördern. Hiedurch würden alle nahe gelegenen Theile in Mitleidenschaft gesetzt, der Zufluß des Blutes vermehrt, und das durch die Kunst hervorgebracht werden, was durch die Natur später bewirkt wird. Besonders würden die Einsprützungen in die Scheide, wenn die äußere Oefnung derselben durch dichte Leinwand verstopft und das Ausfließen der Bähung verhindert würde, die Scheide nach und nach erweitert und dadurch der Muttermund eröfnet werden. Während dieser Vorbereitung zur Geburt müssen der Frau Wehen erregende, oder doch verstärkende innere Mittel, als aus dem Mohnsaft mit der Zimmettinktur und Wein versetzt, gegeben werden. Diese Mittel, besonders der Mohnsaft widersteht auch zugleich denen Krämpfen, die sich bey allen anfangenden Wehen und besonders in schweren Geburten so gern einfinden, und oft allein die Geburt schwer, oder wohl gar widernatürlich machen können. Erregte dies nun alles wahre Wehen, so müßte die Frau in eine gehörige Lage, am besten in einen ordentlichen Geburtsstuhl gebracht werden, damit sie alle Kräfte gehörig anstrengen könnte, um die Geburt zu befördern.‟

Das Bild der vorzeitigen *Placentarlösung* und der *Placenta praevia* war um die Mitte des Jahrhunderts, letzteres vor allem durch LEVRET und PUZOS, klargelegt und die große Gefahr erkannt. In beiden Fällen erstrebte man die möglichst schnelle Entbindung. Als Methoden der Wahl hatte man bei der Placenta praevia, je nachdem der Mutterkuchen den Muttermund nur berührte oder überdeckte, die Sprengung der Fruchtblase, den Versuch der Lösung und Entfernung der Placenta vor dem Kind oder die Durchbohrung des Mutterkuchens mit anschließender Wendung und Extraktion als „*accouchement forcé*‟. Die Charitégeburtshelfer sind konservativ eingestellt. MURSINNA, der die Prognose nach seinen Erfahrungen bei rechtzeitigem Eingreifen gut stellt, lehnt die Durchbohrung der Placenta als zu gefährlich ab. Es ist ihm bei der Wendung immer gelungen, um den vorliegenden Lappen herumzukommen. Er geht grundsätzlich nicht eher vor, als bis die früher genannten Blutstillungsmethoden [1] versagen, und mahnt bei allen Manipulationen, sei es Wendung oder Extraktion, gerade hier mit Recht zur äußersten Vorsicht, weil das Gewebe um den Muttermund besonders leicht zerreißlich sei [2].

Wie in der Schwangerschaft, so ist auch in der Geburt und im Wochenbett der *psychische Zustand* der Frau eine ängstlich zu beachtende Gefahrenquelle. Das stimmt zu der großen Rolle, die seelische Aufregungen seit STAHL in der Pathologie des 18. Jahrhunderts spielen. Wir sahen im Kapitel von der Psychiatrie [3], daß Psychosen mit Charakterfehlern verwechselt wurden, und daß die Therapie mancher Psychosen eine große Ähnlichkeit mit den Besserungsversuchen schlecht veranlagter oder schlecht erzogener Menschen hatte. So kann durch Boshaftigkeit und schlechten Gemütscharakter, durch „pöbelhaftes Betragen‟ die Geburt gefährdet und das Wochenbett bis zu lebensbedrohlichen Folgen gestört werden. Wir entnehmen den Wahrnehmungen HAGENs [4] eine dafür sehr bezeichnende Geburtsgeschichte:

---

[1] Vgl. oben S. 153. — [2] Vgl. MURSINNA (127) Bd. 1, S. 136ff. — [3] Vgl. oben S. 128. — [4] HAGEN (64) Th. 1, S. 81ff.

„Verzögernde Geburt, wegen des äußerst boshaften und schlechten Gemüthscharacters.

Im Jahre 1776 den 25sten October wurde ich zu einer Soldatenfrau allhier gerufen, um sie zu entbinden. Als ich ankam, fand ich, außer der Hebamme, verschiedene Leute, welche mit der Kreißenden in Handgemenge waren, sie schalten, und ihr Vorwürfe ihres boshaften Betragens machten. Als ich mich nun nach den Umständen dieser auffallenden Begebenheit erkundigte, wurde mir von der Hebamme erzählet, daß diese Frau, welche eine Erstgebärende war, schon seit 24 Stunden gekreißet hätte, und daß alles in so weit gut stünde, nur wollte die Gebärende gar keine Wehen gehörig verarbeiten, sondern, so oft diese ansetzten, spränge sie auf, stieße alles von sich, bisse und kratzte einen jeden, der sie anfassen wollte; kurz, sie wäre eine wahre Furie, und so ungestüm, daß man kaum bey ihr aushalten könnte u.s.w.

Als ich mich bemühen wollte, ihr sanft zuzureden, um ihr die Gefahr, in welche sie sich stürzen würde, wenn sie ferner fortführe, sowie sie bisher gethan, durch ihr ungestümes Betragen die Geburt zu verhindern und zu erschweren, gab sie mir durch Zähneknirschen den Unwillen zu erkennen, und sagte mir, sie müsse doch sterben, sie wollte mit ihrem Kinde in Mutterleibe begraben werden, sie könne die Schmerzen nicht aushalten, man solle sie in Ruhe lassen u.s.w. Aus diesen Reden schloß ich, daß diese Frau dem Wahnwitze nahe wäre. Ich stellete daher zwey Soldaten auf jeder Seite, und zwey Weiber an die Knie, legte sie aufs Bette, und fieng an, bey jeder Wehe die noch gespannten Geburtstheile zu erweitern. Das Kind war mit dem Kopfe schon so weit herunter getrieben, daß es seinem Durchbruch nahe war.

Da nun die Wehen ohne Unterlaß ansetzten, und ich in voller Erwartung, das Kind zu heben, da saß, bediente sie sich der Gelegenheit, einen Fuß, den man los gelassen hatte, in die Höhe zu heben, und mich damit vor die Brust zu stoßen, daß ich rücklings in die Stube fiel. Dieser Umstand nöthigte mich, daß ich sie binden und von allen Seiten fest halten ließ, und so entband ich in kurzer Zeit ein wohl gestaltetes, munteres Kind, männlichen Geschlechts. Den Augenblick nach der Entbindung wurde sie so zahm wie ein Lamm, dankte mir vor die geleistete Hülfe, und bat mich mit Thränen, ihr das gegen mich verübte ungestüme und unsinnige Wesen zu verzeihen. Diese Frau ist nebst dem Kinde völlig gesund.“

Die *Diätetik des Geburtszimmers und der Wochenstube* hatte damals manches alte Vorurteil überwunden. In dieser Richtung sind die von HAGEN getadelten *Mißbräuche der Hebammen* recht interessant. Er teilt sie in unschädliche und schädliche ein. Nutzlos, aber *unschädlich* sind das Segensprechen, das Anhängen von Adlersteinen, das Trinken des Wassers von hart gekochten Eiern, das Schreiten über kreuzweise gelegte Strohhalme, das Anziehen eines′ Manneshemdes und Schürzen eines Knotens in den rechten Ärmel, viererlei Wasser trinken lassen, Aalsleber essen, weil man glaubt, daß sich das Kind dann aalglatt durch die Geburtswege winden würde, der Mantel der Kunigunde, welcher leichte Geburt und Fruchtbarkeit bringen soll, das Anhängen der Beinkleider des Mannes an den Geburtsstuhl usw. Zu den *schädlichen* Mißbräuchen der Hebamme rechnet er das unvorsichtige Prognostizieren, das Prahlen mit glücklich vollendeten schweren Geburten, das die Frauen unnötig in Ängste versetzt, das Verabreichen hitziger, Wehen treibender Mittel, das zu frühe Sitzen auf dem Geburtsstuhl, der erst benutzt werden soll, wenn die Fruchtblase geplatzt und der Kopf im Einschneiden ist, das vorzeitige Mitdrücken, das Aufhängen der Frau an einem an der Zimmerdecke befestigten Strick mit Hin- und Herschütteln zur Geburtsbeschleunigung.

Zu den schädlichen Mißbräuchen im Wochenbett gehören weiter die dicken Federbetten und überhitzten Stuben, die Angst vor dem Wechsel der Wäsche, der höchst nötig ist, die pedantische Rückenlage, die fehlerhafte Einwicklung der Wöchnerin nach der Geburt und die üppigen Taufschmäuse. Ähnlich drückt sich MURSINNA aus; er verwirft unter anderem die Altweiberweisheit, den

Frischentbundenen den Schlaf zu verwehren, dagegen ihnen Bier und Branntwein zuzuführen[1].

Mit der *Diät* sind unsere Autoren vom modernen Gesichtspunkt aus zu ängstlich. Eine kräftige Ernährung halten sie für eine große Gefahr. Nach HAGEN[2] sind die Wöchnerinnen am gesündesten, die sich in den ersten 8 bis 9 Tagen mit Kamillentee, Hafer- oder Graupenschleim, Semmelbrei und Citronenwasser begnügen. Verständlich im Hinblick auf die große Gefahr, die man von einer Störung in den ersten Wegen befürchtete! Das *Selbststillen* der Mutter war damals noch eine umstrittene Angelegenheit. Wenn keine Kontraindikation aus dem Gesundheitszustand der Wöchnerin vorliegt, halten es die Charitéautoren für eine selbstverständliche Pflicht der jungen Mutter gegenüber ihrem Kind und ihrer eigenen Gesundheit. Nach HAGEN stellt sich eine Mutter, die diese Pflicht vernachlässigt, unter das Tier[3].

Auf das richtige *Wickeln des Leibes nach der Geburt* mußten unsere Autoren wegen der Puerperalfieberprophylaxe großen Wert legen[4]. Eine falsch angelegte Binde kann durch Störung der Säftebewegung mit anschließenden Zersetzungs- und Entzündungsprozessen die schlimmsten Folgen nach sich ziehen. Die Binde muß mit leichter Kompression unter dem Nabel von unten nach oben angelegt und täglich etwas nachgezogen werden, vor allem, weil dadurch das Entstehen der gefährlichen Blutkoagula verhindert wird[5].

Das *Kindbettfieber*, der größte Kummer und das schwierigste Rätsel der alten Geburtshelfer, hat, wie überall, den Charitéaccoucheuren das Leben schwer gemacht. Zeitweise trat es epidemisch auf. SELLE beschreibt eine 4—5 Wochen dauernde Seuche aus dem Jahre 1778 und eine solche ohne genaue Zeitangaben aus dem Jahre 1780, in beiden Fällen erkrankten fast alle Wöchnerinnen. 1778 starben von 20 Kranken 8, 1780 sieben hintereinander. 1781 und 1782 erlebte er nur je einen Todesfall. MURSINNA ist trotzdem nicht pessimistisch in der Prognose, wenn die Therapie gleich im Beginn richtig einsetzt. Nach HUFELAND starben 1803 von 283 Entbundenen 11 am Kindbettfieber[6], und zwar größtenteils durch eigenes Verschulden, durch Diätfehler, die ,,bey dieser Art von Menschen, auch bey der größten Obhut öfters nicht zu verhüten sind''.

Das 18. Jahrhundert hat sich um die Aufklärung dieser Menschheitsgeißel redlich bemüht[7]. 1716 wurde die Bezeichnung Puerperalfieber von dem Engländer EDWARD STROTHER eingeführt[8] und damit das Interesse für das Krankheitsbild von neuem geweckt. Über das Wesen[9] der Erkrankung übernahm man aus der Vergangenheit mehrere *Theorien*: Die erste suchte es in einer *Unterdrückung der Lochien*, die zweite in *Metastasen*[10] *der Milch*. Von der Autorität BOERHAAVES (1709) gestützt, gewann die zweite Theorie in der Folge die Oberhand, ohne die erste ganz zu verdrängen. An der Charité stand sie in der zweiten Hälfte des Jahrhunderts im Vordergrund. Eine dritte Theorie sah das Wesen

---

[1] MURSINNA (127) Bd. 2, S. 21. — [2] HAGEN (63) S. 266. — [3] HAGEN (64a) S. 31 ff. — [4] Vgl. dazu das weiter unten über das Puerperalfieber Gesagte, vor allem S. 164. — [5] HAGEN (64) Th. 1, S. 52; vgl. auch oben S. 155. — [6] HUFELAND (97) für 1803, S. 15. — [7] Vgl. zum folgenden die zusammenfassende Studie von PECKHAM (146) und FASBENDER (40) S. 804 ff. — [8] FASBENDER (40) S. 336 Anm. 1. — [9] Wir ersetzen absichtlich die bei den Autoren übliche Bezeichnung Ursache durch den Begriff Wesen; der alte Begriff der Ursache mit seinen verschiedenen Unterstufungen, wie wir ihn früher kennengelernt haben (s. oben S. 76), bringt unser modernes Denken zu leicht in Verwechslungen von äußerer Ursache und innerem pathologischen Prozeß. Der Begriff Wesen trifft für uns den Kern der Sache besser. — [10] Über den Begriff der Metastase s. oben S. 78.

in einer *Entzündung*, die ihrerseits aus den verschiedensten Ursachen bedingt sein konnte. Die einen nahmen eine Entzündung des Uterus, andere eine solche der Gedärme und des Netzes an. Unter dem Einfluß WILLIAM HUNTERs beschuldigten seit dem Ende der siebziger Jahre viele in erster Linie eine Peritonitis, später speziell in England, vor allem eine erysipelatöse[1] Peritonitis. Das Kindbettfieber sei ein Rotlauf, der vom Bauchfell aus die Nachbarorgane, namentlich den Uterus und die Adnexe befalle. Dazu kommen Theorien, die das Puerperalfieber in der allgemeinen Fieberlehre unterbringen. Sie rechnen es zu der Gruppe der gastrisch-biliösen oder der fauligen Fieber. In letzterer wurde es zu einer Abart des Typhus. HUFELAND[2] nennt es einen Typhus besonderer Art, der durch den eigentümlichen materiellen Lokalzustand der Wöchnerin charakterisiert und von dem gewöhnlichen Typhus, der die Wöchnerinnen auch befallen kann, zu unterscheiden ist. Die Ähnlichkeit der Symptome mit anderen Erkrankungen gab schließlich manchen Autoren Veranlassung, die spezifische Natur des Kindbettfiebers überhaupt zu leugnen, wie es der berühmte MAXIMILIAN STOLL[3] als seine Überzeugung aussprach.

Alle diese Theorien stützten sich auf zahllose *Autopsiebefunde*. Was man in der Leiche fand, schien bald der einen, bald der anderen Ansicht recht zu geben. Das ist in Rücksicht auf die bunte Vielgestaltigkeit der Veränderungen, die die puerperale Septicopyämie am Körper hervorbringt, nicht verwunderlich. Aus diesen Theorien heraus machte man seine Rückschlüsse auf das, was wir die *primäre Ursache* des Kindbettfiebers nennen würden. Nach den geltenden biologischen und pathologischen Vorstellungen konnten psychische Alterationen[4] einen spastischen Krampf in den Fibrae, eine Störung in der Bewegung der Lymphe und des Blutes und damit eine Entzündung, Zersetzung und Fäulnis der Säfte oder, wenn man auf dem BROWNschen Standpunkt stand, eine Veränderung der Erregung im Sinne der allgemeinen oder lokalen Sthenie oder Asthenie, ein Aufhören, eine Verstärkung oder eine Fäulnis des Lochialflusses genau so gut auslösen, wie ein Diätfehler, der zunächst den Magen-Darmkanal und die „ersten Wege" angriff, oder eine Erkältung oder eine miasmatische Verunreinigung der Luft, der Umgebung, der Kleider, ein Gift in dem früher geschilderten Sinne. Wie es im einzelnen Fall kam, hing von der besonderen Situation der Wöchnerin ab. Man kann nun auch verstehen, weshalb man an dem Gedanken einer lokalen Infektion so lange vorüberging.

Selbst durch die richtige Beobachtung der Häufung des Kindbettfiebers in epidemischer Form wurde dieser Gedanke zunächst nicht gefördert. Eine Puerperalfieberepidemie wurde zum ersten Male 1750 in Lyon durch CLAUDE PONTEAU wissenschaftlich studiert. Er sezierte zahlreiche verstorbene Wöchnerinnen, kam aber auch nicht weiter als zur Feststellung eines peritonealen Erysipels. Der von England ausgehende Hinweis auf eine ungenügende Sorgfalt der Hebamme oder des Geburtshelfers als eine der Ursachen der Krankheit war zu diffus, um zu neuen Erkenntnissen zu führen, so wertvoll es für die Praxis sein mußte, wenn BAUDELOCQUE (1789) die Einführung der Hand und den Gebrauch von Instrumenten mit der Ätiologie des Puerperalfiebers in Zusammenhang brachte und ein Geburtshelfer wie JOHN CLARKE (1793) mit Rücksicht

---

[1] Über den Begriff des Erysipels s. oben S. 84. — [2] HUFELAND (94) S. 162. — [3] Vgl. STOLL (201) S. 51. — [4] MURSINNA führt mehrfach z. B. (127) Bd. 1, S. 288 ein boshaftes Gemüt unter den Ursachen der Puerperalerkrankung an.

auf die Gefahr eines daraus entstehenden Fiebers vor zu häufigem Touchieren und vor jedem brüsken Vorgehen bei der manuellen oder instrumentellen Geburtshilfe warnte, wie das auch MURSINNA und andere Charitéaccoucheure getan haben. Daß das Fieber ansteckend werden könne, aber nicht müsse, sprach zum ersten Male JOHN LEAKE in London 1772 aus. Es stimmte durchaus zu den früher von uns geschilderten Theorien über die infektiösen Krankheiten im allgemeinen[1] und brauchte daher noch nichts Besonderes zu bedeuten. Aber bald brachte man, wieder in England, die Sache mit den Lochien in Zusammenhang. 1773 wies CHARLES WHITE in Manchester auf die Ähnlichkeit des Kindbettfiebers mit dem Wundfieber hin und sah sein Wesen in einer Resorption der stagnierenden und putride gewordenen Lochien auf dem Lymphwege in das Blut[2]. Ein Jahr später wirft THOMAS KIRKLAND, der im übrigen den spezifischen Charakter des Kindbettfiebers ablehnte, in der Auseinandersetzung mit WHITE die Frage auf, ob solche putride Lochien nicht nach außen in die Kleider gehen und in den Hospitälern diese Krankheit hervorrufen können. 1781 erklärte der Engländer HAMILTON das Wochenfieber für eine ausgesprochen kontagiöse Krankheit, die bei ihrem epidemischen Auftreten von einer befallenen Person auf die anderen übertragen werden könne. Ehe das Jahrhundert zu Ende ging, erfolgte der wichtigste Schritt auf die moderne *Infektionstheorie* zu. ALEXANDER GORDON in Aberdeen stellte 1795 fest, daß nur die Frauen erkrankten, welche von solchen Hebammen und Geburtshelfern untersucht, behandelt oder gepflegt worden waren, die vorher an der gleichen Erkrankung leidende Frauen betreut hatten. Jede Person, die mit einer Puerperalfieberkranken zu tun hatte, würde mit einer „Ansteckungsatmosphäre" beladen und teile sie jeder Schwangeren mit, die in ihre Sphäre hereinkam. Auch DENMAN ist (1801) von der Übertragung des Fiebers durch Hebammen und Pflegerinnen überzeugt. So stand die Angelegenheit, als unser Zeitabschnitt für die Charité zu Ende ging.

Die *Verhütung und Behandlung des Puerperalfiebers* vollzog sich in Konsequenz dieser Theorien. Fernhalten von seelischen Aufregungen, von Erkältungen, von Diätfehlern sind selbstverständliche Forderungen. Wer den Hauptwert auf die verdorbene Luft, die miasmatischen Dünste legte, mußte für gute Durchlüftung der Wochenstube, reinliche Kleidung, öfteren Wechsel der Bettwäsche und ähnliche Maßnahmen sorgen. CLARKE empfiehlt 1790 strenge Isolierung der Erkrankten, sorgfältiges Durchwaschen des gesamten Bettinhaltes, 14tägiges ununterbrochenes Durchlüften des leeren Zimmers, Abwaschen der Wände, Flure und Möbel. Zur Vermeidung von Stockungen und daraus resultierenden Entzündungen[3] kam es darauf an, den Körper vor ungeeigneten Einschnürungen und Bandagen zu hüten. Der Gefahr der Lochienverhaltung und der putriden Zersetzung des Lochialflusses suchte man durch entsprechende Lagerung der Entbundenen und durch milde antiseptische Spülungen vorzubeugen. War die Krankheit da, so traten je nach dem Standpunkt Psychotherapie, beruhigende Medikamente, Ruhelage, leichte Diät, Abführmittel, Einläufe, Arzneien zur Beseitigung der im Magen-Darmkanal vermuteten Störungen, Medikamente, wie wir sie früher beschrieben haben[4], zur Beseitigung

---

[1] Vgl. oben S. 89 ff. — [2] Das stimmt zu den älteren Vorstellungen von der Resorption putrider Substanzen aus Geschwüren; s. oben S. 80. — [3] Vgl. oben S. 84. — [4] Vgl. oben S. 106 f.

von Stockungen, zur Auflösung entzündlicher Massen, von Schleim und Galle, von putriden Ansammlungen in den Säften, in den einzelnen Organen und Organsystemen, Umschläge, Kataplasmen, Einlagen in die Vagina, Spülungen usw. in ihre Rechte, vor allem der Aderlaß. Er wurde von vielen empfohlen und nur von wenigen abgelehnt, etwa von denen, die die primäre Ursache in seelischen Aufregungen sahen, bei denen er zunächst jedenfalls nichts nutzen konnte. Unter allen diesen Maßnahmen gab es natürlich nur Zufallstreffer. Zufrieden war niemand. Traurige Erfahrungen veranlassen WILLIAM HUNTER (1774) zu dem Ausspruch: Wir versuchten verschiedene Wege der Therapie. Eine Frau bekam von Anfang an Aderlässe, und sie starb. In einem anderen Fall gaben wir kühlende Medikamente, und sie starb. In einem dritten gaben wir aromatische, herzreizende und andere stimulierende Mittel, und sie starb.

Die Charitéautoren haben sich fast alle mehr oder weniger intensiv mit dem Kindbettfieber beschäftigt. SELLE kommt in seinen Untersuchungen [1] allmählich zu einem bestimmten Resultat und glaubt, der erste zu sein, der den Begriff dieser Krankheit nun wirklich ins Reine gebracht hat [2]. An der Spezifität des Kindbettfiebers ist für ihn kein Zweifel. Es ist symptomatisch und ätiologisch genau fixiert, *symptomatisch* durch den *Schmerz im Unterleib*, der es im Gegensatz zu den zahlreichen anderen fieberhaften Krankheiten, die bei Wöchnerinnen vorkommen können, charakterisiert, *ätiologisch* dadurch, daß seine eigentliche materielle „Ursache", sein „Wesen", eine Anhäufung von milchartigen Flüssigkeiten im Unterleib ist, die den charakteristischen Schmerz hervorrufen. Sie sitzen hauptsächlich in den in der Bauchhöhle liegenden Geburtsteilen, im Bauchfell und seinen Fortsätzen. SELLE stützt sich hierbei auf zahlreiche Sektionsbefunde, die er selbst erhoben hat. Er fand in den Brüsten dieselbe eiterartige, grünlichgelbe Feuchtigkeit, wie in der Peritonealhöhle, den Tuben und den Entzündungsherden an den Ovarien und am Uterus. Eine Entzündung im Uterus selbst war dagegen äußerst selten. Das sprach dafür, daß das Unheil seinen Weg von oben nach unten nimmt. Einmal schickte er dem Chemiker HERMBSTÄDT das Bauchfellexsudat zur Analyse. Dieser fand, daß es sich um „eine mit flüchtigem Alkali überladene Milch" handelte.

Die im Unterleib angesammelte Flüssigkeit war entweder schon einmal als Milch in die Brüste abgesondert oder eine Vorstufe dazu. Es ist verdorbene Milch und Lymphe, die sich in den Gefäßen des Bauchfells anhäuft und austritt. Bei der Schwangeren und Wöchnerin ist die Lymphe schon physiologisch vermehrt. Der Bedarf des Uterus und der Brüste (zur Milchbildung) daran ist groß. Das Lymphgefäß steht mit der schwangeren Gebärmutter einerseits und mit den Brüsten andererseits in engem Zusammenhang. Nach der Geburt zieht sich der Uterus zusammen. Die Lymphe kann nicht mehr zu ihm hinfließen. Es entstehen Anhäufungen. Sie sind nicht schlimm, wenn die Brüste alles zur Milchproduktion verbrauchen und genügend Milch absondern. Ist das nicht der Fall, kommt es zu Stockungen und Mischungen. Vor allem tritt die Stockung da ein, wo, wie in der Bauchhöhle, die Gefäße es durch Druck und Ausdehnung an sich schon schwer haben, ihren Inhalt gehörig weiter zu treiben [3], Zustände, die mit dem Puerperium bis zu einem gewissen Grade physiologisch verbunden sind. Vor allem kommt es aber auch da zur Stockung, wo, wie bei den Genitalien,

---

[1] Vgl. SELLE (184) Th. 1, S. 45ff., Th. 2, S. 45ff., Th. 3, S. 92ff. und SELLE (191a) S. 451ff. — [2] SELLE (184) Th. 3, S. 101. — [3] Vgl. oben S. 72.

ein besonderer Consensus zu den Brüsten besteht. Stockende Milch und stockende Lymphe verderben. Sie mischen sich. Die eine verdirbt die andere weiter. Es ist ein Circulus vitiosus. Alle früher von uns erwähnten „Ursachen“ sind für SELLE als „Gelegenheitsursachen“ nur von sekundärer Bedeutung: Gemütsbewegungen, Krämpfe, unterdrückte Lochien, Entzündungen des Uterus, Bauchfells und Netzes, gallige Unreinigkeiten in den ersten Wegen. Sie unterstützen nur die Stockung und Verderbnis des Milchlymphsaftes, mag es sich nun um eine psychische Aufregung, um „Leidenschaften“ handeln, welche die Milch in den Brüsten zum Stocken und Verderben bringen, wie das SELLE z. B. bei einer traurig verstimmten Wöchnerin sah, die dem Kindbettfieber erlag, oder um Erschlaffungszustände im Leib, die die Lymphbewegung schädigen, oder um Entzündungen im Netz und Bauchfell, welche die Lymphwege durch Reiz ungünstig beeinflussen.

Für uns hat SELLE nichts anderes als eine Modifikation der Milchtheorie des Puerperalfiebers angegeben. Die ganze Verwirrung in der Vielheit der Meinungen ist nach seiner Ansicht dadurch entstanden, daß man die nächste und die entfernteren Ursachen, die eigentliche und die Gelegenheitsursache[1], nicht genügend auseinandergehalten hat. Das blieb aber trotzdem so, auch an der Charité. FRITZE[2] hält jedes Fieber, das bei der Wöchnerin vorkommt, für ein Puerperalfieber, für seine häufigste Ursache Unreinigkeiten in den ersten Wegen, schwere Niederkunft an sich, ungeschickte Hilfe, Ärger und Schreck, Diätfehler, Überhitzung von Bett und Stube, „hitzige Nahrungsmittel und Medikamente“. Bei HORN und HUFELAND ist nichts Neues hinzugekommen, als daß die Erkrankung jetzt in dem BROWNschen System untergebracht und als veränderte Erregung gedeutet wird. Außer dem dynamischen, dem asthenischen Charakter hat das Puerperalfieber nach HUFELAND in der Anhäufung der milchartigen Lymphe noch einen materiellen[3], womit er sich als Eklektiker wieder dem Standpunkt von SELLE nähert. So bleibt es mit unwesentlichen Modifikationen bei der Milchversetzung und -zersetzung, aus der man einen großen Teil der lokalen Symptome bis zu dem weißlichen Schweißfriesel der Haut erklärt. Der einzige Unterschied bei MURSINNA ist der, daß der Schwerpunkt aus den Lymph- in die Blutgefäße verlegt wird, in denen die Bildung des Milchstoffes physiologisch erfolgen soll[4]. Man unterscheidet meistens zwei klinische Formen, das gutartige, nicht ansteckende *entzündliche* und das gefährlichere, zeitweise ansteckend und epidemisch auftretende *faulige* Puerperalfieber. Nach den Beschreibungen ist unter dem letzteren hauptsächlich unsere Sepsis und Septicopyämie zu verstehen. Einen Gedanken übernehmen manche von MAXIMILIAN STOLL, der fruchtbar hätte werden können, wenn er in seiner Bedeutung so erfaßt worden wäre, wie ihn später SEMMELWEIS erfaßt hat, den Gedanken, daß die Wöchnerin als „Verwundete“ zu betrachten ist[5]. MURSINNA will allerdings nicht gelten lassen, daß man die Placentarstelle als Uteruswunde ansieht, obwohl er auch die oben erwähnte Resorption von entzündungserregenden Stoffen aus der Gebärmutter in das Blut kennt und ein echtes Kindbettfieber von Dammrissen und anderen Zerreißungen der Geburtswege seinen Ausgang nehmen läßt[6].

---

[1] Vgl. hierzu oben S. 76f. — [2] FRITZE (52) H. 1, S. 35. — [3] HUFELAND (94) S. 159. — [4] MURSINNA (127) Bd. 2, S. 46ff. — [5] Vgl. auch oben S. 164 die Ansicht von WHITE. — [6] MURSINNA (127) Bd. 2, S. 30f.

Die Methoden der *Prophylaxe und Behandlung des Puerperalfiebers* weisen bei den Charitéautoren keine besondere Note auf. Sie bewegen sich ganz in dem oben für das Jahrhundert geschilderten Rahmen und unterscheiden sich voneinander nur dadurch, daß die Wirkung von dem einen aus dieser, dem anderen aus jener Theorie erklärt wird. Manches müssen wir als unnütz oder schädlich ablehnen, etwa die von MURSINNA empfohlene Verdunkelung des Zimmers oder die Versuche, die Milch durch Saugapparate u. ä. nach den Brüsten zu treiben, deren wohltätige Wirkung HUFELAND aus dem Antagonismus erklärt[1], oder das Brechenlassen mit Ipecacuanha, für das HUFELAND und MURSINNA als oft vorbeugende Anfangstherapie eintreten. Über den Aderlaß war man auch an der Charité zweierlei Meinung. Auf der anderen Seite steckt in vielen auf den Allgemeinzustand gerichteten und die lokalen Symptome wirksam bekämpfenden psychischen und somatischen Maßnahmen manche kluge Beobachtung und ärztliche Erfahrung, die Erleichterung brachte und den Heilvorgang unterstützte. Aus Platzmangel können wir ebensowenig darauf eingehen, wie auf das Kapitel der übrigen Wochenbetts- und der Säuglingserkrankungen und wenden uns noch kurz der Gynäkologie zu.

Die oben angedeutete Dürftigkeit der *Gynäkologie* des 18. Jahrhunderts[2] zeigt sich nicht nur in dem geringen Interesse, das ihr in der Charitéliteratur entgegengebracht wird — wir finden in ihr nicht ein einziges Spezialwerk über den Gegenstand —, sondern auch in der sehr geringen eigenen Erfahrung der Autoren auf diesem Gebiet. Das führende gynäkologische Lehrbuch der Zeit war der Traité des maladies des femmes von ASTRUC, der in sechs Bänden in Paris 1761—1765 erschien und auch ins Deutsche übersetzt wurde[3]. Er faßt das damals vorhandene gynäkologische Wissen in selbständiger Bearbeitung zusammen. Spezielle Frauenkrankheiten sind: die Anomalien der Menstruation, die Amenorrhöe, Hyper- und Hypomenorrhöe, die Polymenorrhöe, Dysmenorrhöe und die vicariierenden Blutungen, die Chlorose, der Fluor albus[4], die Beschwerden des Klimakteriums, die Nymphomanie, die ASTRUC, weil er sich geniert, in lateinischer Sprache behandelt[5], die „Entzündung" der Gebärmutter, ein Zustand, der pathologisch nach den früher geschilderten Grundanschauungen über die Entzündung[6] erklärt wurde, durch die lokalen Symptome der Entzündung Tumor, Dolor, Rubor und Calor des Genitaltractus charakterisiert sein sollte, vielfach mit Entzündungen der Nachbarorgane oder mit Allgemeinsymptomen verbunden und infolgedessen gegenüber anderen Affektionen unklar abgegrenzt war, die Gangrän der Gebärmutter, Absceß, Geschwüre, Scirrhus, Cysten, fibromähnliche Tumoren, Krebs, „wassersüchtige" und „tympanitische" Auftreibungen des Uterus, Prolaps des Uterus und der Vagina, alle möglichen Geschwüre und Wucherungen an den äußeren Genitalien und in der Scheide, Entzündungen, Cysten, Aufschwellungen, Scirrhus und Krebs der Ovarien und Tuben, und, noch immer als Frauenkrankheit par excellence, die Hysterie. Manche feine Beobachtung hatte die Symptomenkomplexe dieser supponierten pathologischen Zustände besser herausgearbeitet und gegeneinander abgegrenzt, aber vieles war noch aus der Antike überkommener Besitz. Von dem, was ASTRUC vorbildlich verarbeitete, bietet die Charitéliteratur nur eine bescheidene

---

[1] Vgl. oben S. 82f. — [2] Vgl. oben S. 144. — [3] Theoretisch-praktische Abhandlung von den Frauenzimmerkrankheiten. Übers. von CHR. FRIEDR. OTTO. Th. 1—6. Dresden 1768—1776. — [4] Vgl. oben S. 87. — [5] Vgl. hierzu oben S. 53. — [6] Vgl. oben S. 83f.

Auswahl. Die diagnostischen Möglichkeiten besserten sich insofern, als die Ärzte bzw. Chirurgen allmählich mehr zur vaginalen und rectalen Untersuchung kommen. MUZELL[1] erzählt (1764) gynäkologische Krankengeschichten, wo er aus den subjektiven Beschwerden und den Abgängen aus der Scheide nicht zur sicheren Diagnose, aber auch nicht auf den Gedanken kommt, einmal das Speculum oder den Finger in die Vagina einzuführen. Ein „Geschwür an der Gebärmutter", das wir als einen puerperalen Abdominalabsceß deuten müssen, wird nach seiner Ansicht zum Teil durch die Lunge ausgeworfen. Zur Zeit HUFELANDs werden vaginale Befunde öfter erwähnt. Meistens handelt es sich um Mitteilungen interessanter Fälle aus der Praxis. Von der Chlorose und der Hysterie sowie von den Folgen des Ausbleibens der Menstruation[2] wurde schon gesprochen[3]. Es bedeutet einen Fortschritt, wenn SELLE die hysterischen Anfälle und Zuckungen nicht ausschließlich auf den Uterus bezieht; denn das war damals die von den allermeisten als einzige anerkannte Ursache. Als Beispiel, wie man eine „Gebärmutterentzündung" sah, führen wir ihre Schilderung nach HUFELAND[4] an:

Sie ist charakterisiert durch einen brennenden oder stechenden Schmerz über der Symphyse, der bei Berührung, beim Urinieren und beim Stuhlgang heftiger wird. Der Unterleib ist gespannt und heiß, ebenso die Vagina, die vaginale Betastung des Muttermundes und die rectale des Uteruskörpers schmerzhaft. Dazu kommen Fieber, Strangurie und Tenesmen. Der Ausgang ist, wie bei allen Entzündungen[5], Zerteilung, Verhärtung, Vereiterung mit übelriechendem Ausfluß oder Gangrän; durch letztere ist die Lebensgefahr der Krankheit bestimmt. Die Hauptursachen sind: schwere Geburten, plötzliche Unterdrückung der Menses oder Lochien, Umbeugung des Uterus, plötzliches Aufhören einer Hämorrhagie durch unvorsichtige Anwendung eiskalter Umschläge oder hitziger Reizmittel, ungeschickt angelegte Pessare, Retention oder ungeschickte Ablösung der Placenta, sexuelle Reizung, Verhärtungen und Geschwüre.

Ganz ähnlich ist es mit der Ätiologie der anderen Krankheitsbilder, die wir oben aufgezählt haben. Der Prolaps soll unter anderem durch Coitusabusus zustande kommen[6]. Die Therapie, welche, wie angedeutet[7], bei den allermeisten Frauenkrankheiten in den Bereich des Internisten fällt, ergibt sich automatisch aus den früher geschilderten Grundsätzen. Dazu kommt die lokale Applikation von Spülungen, Räucherungen, Kataplasmen, Salbenapplikationen und für den Prolaps das Einsetzen von Pessaren. Der Einsetzung des Pessars pflegten beim Vorfall lange Liege- und Hochlagerungskuren, mit Zusammenbinden der Beine, sorgfältiger Regelung der Urin- und Stuhlentleerung, Einlagen von Schwämmen oder anderen Tampons vorauszugehen. Es war eine mühsame, konservative Behandlung, wie sie z. B. MURSINNA bei einer Frau beschreibt, bei der es zu einer Art eingeklemmter Hernie im Sack der prolabierten hinteren Vaginalwand gekommen war[8].

Die *chirurgisch-gynäkologischen Eingriffe* beschränken sich auf die Eröffnung von Abscessen an den äußeren Genitalien, des Hymenalverschlusses, die blutige Erweiterung des zu engen Introitus und anderer Stenosen nicht großen Umfanges an der Scheide, die Entfernung von Gebärmutterpolypen, die, wie wir sahen[9], von der Mole, dem Mondkalb, nicht bei allen Autoren scharf getrennt, sondern

---

[1] Vgl. MUZELL (140) Smlg. 2, S. 6—9, 21—29. — [2] Vgl. oben S. 78. — [3] Vgl. oben S. 78 und 118. — [4] Vgl. HUFELAND (95) Bd. 2 Abt. 1, S. 251f. — [5] Vgl. oben S. 84. — [6] HAGEN (64a) S. 111. — [7] Vgl. oben S. 144. — [8] Vgl. MURSINNA (130) S. 433f. — [9] Vgl. oben S. 152.

manchmal auch mit verwachsenen Eiresten, die in die Gebärmuttersubstanz übergehen, identifiziert werden. Was die Charitéchirurgen dazu beitragen, ist meistens Theorie, gelegentlich auf Sektionsbefunde gestützt und ohne Originalität.

HENCKEL berichtet 1760 nach FISCHER [1] über die Drainage einer Ovarialcyste von der Scheide aus [2].

Nachwort.

Wir haben die Charité durch gute und schlechte Zeiten begleitet und gesehen, wie ihr Leben im Leben des 18. und beginnenden 19. Jahrhunderts aufgeht. In ihrer Geschichte spiegeln sich die Stärke und die Schwäche der Medizin ihrer Zeit. Immer wieder ist man überrascht, wieviel uraltes Volksgut und uralte medizinische Wissenschaft in ihr noch lebendig sind. Irrtümer, etwa über die Entstehung der Phthise, des Kindbettfiebers, über den Geburtsmechanismus und vieles andere aus der Zeit der Hippokratiker gelten noch als Wahrheit. Aber größer ist die Zahl der richtigen Beobachtungen in der falschen Theorie bei der Entzündung, dem Krebs, der Lues, bei den epidemischen und anderen Erkrankungen. Neben dem Irrtum steht sehr oft eine durchaus richtige Therapie. Mancher moderne Gedanke über die Prinzipien der Vor- und Ausbildung des künftigen Arztes, über das Verhältnis von Theorie und Praxis ist vorweg genommen. Oft imponiert uns die Unabhängigkeit von der Schule und die Freiheit gegenüber der Lehrmeinung gerade bei Autoren, die in harter Kriegserfahrung heranreiften. Mag uns auch bei den Berliner Ärzten und Patienten viel Menschliches und Allzumenschliches begegnen, der Fortschritt überwiegt das Trägheitsmoment.

Das, was das Zeitalter der Aufklärung und später die Romantik der Medizin an fruchtbaren Theorien schenkte — das Hauptmerkmal sehen wir in der Wandlung vom mechanistischen zum biologischen Denken — haben die Charité-ärzte bereitwillig aufgenommen und zu einem bescheidenen Teil gefördert. Zu dem, was die ärztliche Beobachtung an neuem sah, an neuen Krankheitsbildern, neuen diagnostischen und therapeutischen Methoden kennenlernte, haben sie aus ihrer großen praktischen Erfahrung nicht wenig beigetragen. Sie waren fast alle tüchtige Ärzte, geschickte Chirurgen und gute Geburtshelfer, die über die Erfordernisse des Augenblicks heraussahen. Immer standen sie auf der Höhe ihrer Zeit. Das, was sie ihren Kranken als Ärzte, ihren Schülern und Schülerinnen als Lehrer gaben, war eine gediegene Heilkunst und eine vorzügliche praktische Ausbildung.

Man hat die Charité in der Geschichte der Medizin bisher fast nur als Bildungsstätte der preußischen Militärchirurgen und Hebammen geschätzt. Wir lernten in ihr eine der besten Kranken- und Unterrichtsanstalten Europas kennen, die nicht nur Chirurgen für das Heer und Hebammen, sondern auch Ärzte, die den Gesamtbereich der Medizin beherrschen sollten, für Stadt und Land ausbildete und schon früh zur Überbrückung der unseligen Kluft zwischen dem Arzt und dem Chirurgen beizutragen berufen war, *eine jeder Fakultät gleichwertige und mancher überlegene Hochschule der Medizin.*

In den Werken ihrer Autoren tritt uns ein *Arztideal* entgegen, das wir bei aller seiner Zeitgebundenheit auch heute noch verstehen. Ja, wir können es aus

---

[1] FISCHER, I. (43) S. 178. — [2] Vgl. auch oben S. 135.

den Auffassungen unserer Zeit heraus besser verstehen als andere Ärztegenerationen. Mancher von diesen Lehrern und Professoren hat sich aus einfachsten Verhältnissen, als Handwerker beginnend, eine umfassende Bildung erworben und zum großen Arzt emporgearbeitet. Oft war der spätere Leibarzt der Fürsten und Hofaccoucheur ein Kind kleiner Leute. Das Wort vom „Pöbel" klang härter als es gemeint war. Über allem weht etwas Patriarchalisches und Preußisches. Die Behörden verwerteten die Erfahrungen, die bei der großen Krankenzahl gemacht wurden, und forderten regelmäßige Berichte. Dadurch wurde die Schule für das *Preußische Gesundheitswesen* bedeutungsvoll.

Das *Ausland* sah mit Achtung auf die Charitéärzte, die ihrerseits oft an ausländischen hohen Schulen gebildet waren. Nicht nur Landsleute, sondern auch Ausländer kamen nach Berlin, um dort zu studieren. Manches Lehrbuch unserer Autoren wurde, wie wir sahen, in fremde Sprachen übersetzt.

So wuchs die Charité in den ersten 100 Jahren ihres Bestehens und reifte der Zeit entgegen, in der der Ruf der aus ihr hervorgehenden medizinischen Fakultät Berlins die Welt erfüllen sollte.

Literaturverzeichnis.

1. ALBERTI, JULIUS GUSTAV: Der Stand der Ärzte in Preußen. Leipzig 1846.
2. ALDERSON, JOHANN: Versuch über die Natur und Entstehung des Ansteckungsgiftes bey Fiebern. Übersetzt von Wilh. Hrch. Seb. Bucholtz. Jena 1790.
3. ANDREAE, AUGUST: Chronik der Aerzte des Regierungs-Bezirks Magdeburg, Theil 1, 2. Magdeburg 1860/1862.
4. AUGUSTIN, FRIEDRICH LUDWIG: Dr. Chr. Wilh. Hufelands Leben und Wirken für Wissenschaft, Staat und Menschheit. Potsdam 1837.
5. —: Die Königlich Preußische Medicinalverfassung, Bd. 1, 2. Potsdam 1818.
6. BALDINGER, E. G.: Biographien jetztlebender Aerzte und Naturforscher in und außer Deutschland, Bd. 1. Jena 1772.
7. BARTELS, FRIEDRICH: Rechtfertigungs-Schrift für den Herrn Doctor Ernst Horn. [Berlin] 1812.
8. BENEKE, RUDOLF: Johann Friedrich Meckel der Jüngere [= Beiträge zur Geschichte der Universität Halle-Wittenberg, Bd. 3]. Halle 1934.
9. BERNSTEIN, JOHANN GOTTLOB: Geschichte der Chirurgie, Theil 1, 2. Leipzig 1822/1823.
10. Beschreibung der Königlichen Residenzstädte Berlin und Potsdam und aller daselbst befindlicher Merkwürdigkeiten, Neue Aufl., Bd. 1, 2. Berlin 1779.
11. BIER, AUGUST: Die Entzündung. Arch. klin. Chir. **176**, 407—549 (1933).
12. [BIESTER]: Nachrichten von der hiesigen Charité; etwas richtiger als Hr. Falk sie hat. Berlinische Blätter, herausgeg. von Biester, **2**, 2. Vierteljahr, S. 7—54 (1798).
13. [BIESTER]: Nachtrag zu dem Aufsatze über die Charité. Berlinische Blätter, herausgeg. von Biester, **2**, 2. Vierteljahr, S. 397—410 (1798).
14. Allgemeine deutsche *Biographie*. Herausgeg. von Rochus von Liliencron und Franz Xaver von Wegele, Bd. 1—56. Leipzig 1875—1912.
15. Nouvelle *Biographie* générale, herausgeg. von Firmin Didot Frères, Tome 1—46. Paris 1856—66.
16. *Biographie* médicale [= Anhang zum Dictionnaire des sciences médicales par une Société de Médecins et de Chirurgiens], Tome 1—7. Paris 1820—1825.
17. BLUMENBACH, JOH. FRIEDR.: Institutiones physiologicae. Göttingen 1787.
18. BOCK u. HASENKNOPF: Kriegschirurgen und Feldärzte der ersten Hälfte des 19. Jahrhunderts [= Die Kriegschirurgen und Feldärzte Preußens und anderer deutscher Staaten in Zeit- und Lebensbildern, herausgeg. von der Medizinal-Abtheilung des Kgl. Preuß. Kriegsministeriums, Theil II]. Berlin 1901.
19. BÖRNER, FRIEDRICH: Nachrichten von den vornehmsten Lebensumständen und Schriften der Aerzte und Naturforscher in und um Deutschland, Bd. 1, 2, 3. Wolfenbüttel 1748—64. Erg.-Bd. von E. G. Baldinger. Braunschweig, Leipzig u. Wolfenbüttel 1773.
20. BOLDT, ARNOLD: Über die Stellung und Bedeutung der Rhapsodien über die Anwendung der psychischen Curmethode auf Geisteszerrüttungen von Johann Christian Reil (1759—1813) in der Geschichte der Psychiatrie. [Münch. med. Diss.; die demnächst in den Abhandlungen zur Geschichte der Medizin und der Naturwissenschaften, herausgeg. von P. Diepgen, J. Ruska und J. Schuster, im Druck erscheinende Arbeit lag uns durch die Freundlichkeit des Verfassers im Manuskript vor.]
21. BROGSITTER, C. M.: Erinnerungsblätter zur Zweihundertjahrfeier des Königlichen Charité-Krankenhauses und zur Einweihung des Neubaues der II. Medizinischen Klinik. Dtsch. med. Wschr. **1910** I, 901—903, 947—950, 994—996, 1041—1043.
22. CARTHEUSER, JOH. FRIEDR.: Fundamenta materiae medicae tam generalis quam specialis, Neue Ausgabe, Bd. 1, 2. Frankfurt a. O. 1767.
CCM: Corpus Constitutionum Marchicarum Oder Königl. Preußis. und Churfürstl. Brandenburgische in der Chur- und Marck Brandenburg ... ergangene Ordnungen, Edicta, Mandata, Rescripta etc. ... ans Licht gegeben von Christian Otto Mylius, Theil I—VI. Berlin u. Halle [1737—1751].
23. CONSENTIUS, ERNST: Alt-Berlin anno 1740, 3. Aufl. Berlin 1925.
24. DEZEIMERIS, J. E., OLLIVIER et RAIGE-DELORME: Dictionnaire historique de la médecine ancienne et moderne, Tome 1—4. Paris 1828—1839.
25. DIEPGEN, PAUL: Giovanni Battista Morgagni und die Pathologie. Z. ärztl. Fortbild. **29**, 156—162 (1932).

26. EBSTEIN, ERICH, Herausg.: Ärzte-Memoiren aus vier Jahrhunderten. Herausgeg. von Erich Ebstein. Berlin 1923.
27. —: Zur Entwicklung der klinischen Harndiagnostik in chemischer und mikroskopischer Beziehung. Leipzig 1915.
28. —: Die Entwicklung der klinischen Thermometrie. Erg. inn. Med. **33**, 407—503 (1928).
29. ELLER, JOHANN THEODOR: Physikalisch-Chymisch-Medicinische Abhandlungen, aus den Gedenkschriften der königl. Akademie der Wissenschaften, herausgezogen und übersetzt von Carl Abraham Gerhard. Berlin, Stettin u. Leipzig 1764.
30. —: Nützlich und auserlesene Medicinische und Chirurgische Anmerckungen so wohl von innerlichen als auch äusserlichen Kranckheiten, und bey selbigen zum Theil verrichteten Operationen, welche bishero in dem ... Lazareth der Charité zu Berlin, vorgefallen; nebst einer vorangegebenen kurtzen Beschreibung der Stiftung, Anwachs und jetzigen Beschaffenheit dieses Hauses. Berlin [1730]. [Enthält gesondert eine Baugeschichte, zitiert als Nr. 30a, und — für sich paginiert — „Observationes practicae", zit. als Nr. 30b.]
31. —: Ausübende Arzneywissenschaft. Berlin u. Stralsund 1767.
32. —: Vollständige Chirurgie. Berlin 1763.
33. —: Observationes de cognoscendis et curandis morbis, praesertim acutis. Königsberg u. Leipzig 1762.
34. —: Physiologia et Pathologia medica. Herausgeg. von Johann Christian Zimmermann. Schneeberg 1748. [Hat uns nicht vorgelegen.]
35. —: Physiologia et Pathologia medica. Herausgeg. von Johann Christian Zimmermann, 2. Aufl. Schneeberg u. Leipzig 1757.
36. ESSE: Geschichtliche Nachrichten über das Königliche Charité-Krankenhaus zu Berlin. Ann. Charité-Krkh. Berlin **1**, 1—45 (1850).
37. FALK, J.D.: Denkwürdigkeiten der Berliner Charité aufs Jahr 1797 in alphabetischer Ordnung nebst einem Gegenstück zu Herrn Biesters Darstellung aus Acten. Weimar 1799.
38. [FALK, J. D.:] Reisen zu Wasser und zu Lande von Scaramuz. 1. Abt. Taschenbuch für Freunde des Scherzes und der Satire, herausgeg. von J. D. Falk, S. 55—112. Leipzig 1798.
39. [FALK, J. D.:] Der arme Thoms. Taschenbuch für Freunde des Scherzes und der Satire, herausgeg. von J. D. Falk, S. 219—317. Leipzig 1798.
40. FASBENDER, HEINRICH: Geschichte der Geburtshülfe. Jena 1906.
41. FISCHER, ALFONS: Geschichte des deutschen Gesundheitswesens, Bd. 1, 2. Berlin 1933.
42. FISCHER, GEORG: Chirurgie vor 100 Jahren. Leipzig 1876.
43. FISCHER, I.: Geschichte der Gynäkologie. Biologie und Pathologie des Weibes, herausgeg. von Josef Halban und Ludwig Seitz, Bd. 1, S. 1—202. Berlin u. Wien 1923.
44. FÖRSTER, A.: Denkschrift über das zwischen dem Charité-Krankenhause und der Stadt Berlin bestehende Rechtsverhältniß. Als Manuskript gedruckt. Berlin 1892.
45. [FORMEY, SAMUEL:] Eloge de M. Eller. Berlin 1761.
46. [FORMEY, SAMUEL:] Eloge de M. Henckel. Nouveaux Mémoires de l'Académie Royale des Sciences et Belles-Lettres, année 1780, Abt.: Histoire de l'Académie, p. 52—56. Berlin 1782.
47. FORMEY, SAMUEL: Eloge de Mr. Sproegel. Formey, Eloges de Messieurs les Comtes de Podewils et de Gotter et de Messieurs Jacobi, Sproegel, Beckmann, et Humbert, p. 39—44. Berlin 1763.
48. FORMEY, LUDWIG: Versuch einer medicinischen Topographie von Berlin. Berlin 1796.
49. FRIEDLAENDER, ERNST: Berliner geschriebene Zeitungen aus den Jahren 1713 bis 1717 und 1735 [= Schriften des Vereins für die Geschichte Berlins, H. 38]. Berlin 1902.
50. FRITZE, JOHANN FRIEDRICH: Handbuch über die venerischen Krankheiten. Berlin 1790.
51. —: Nachricht von einem neu errichteten klinischen Institute beym Königl. Collegio medico-chirurgico. Berlin [1789].
52. —, Herausg.: Annalen des klinischen Instituts zu Berlin, herausgeg. von Johann Friedrich Fritze, H. 1, 2, 3. Berlin 1791—94.
53. GÖSCHEN [ALEXANDER], Herausg.: Christian Wilhelm Hufeland. Eine Selbstbiographie mitgeteilt von [Alexander] Göschen. Dtsch. Klin. **15**, 121—126, 133—139, 161—167, 173—177, 201—203, 209—211, 233—235, 241—245, 261—265, 281—283, 301—305 (1863).
54. GRAEFE-SAEMISCH: Handbuch der gesamten Augenheilkunde, 2. Aufl., Bd. 12—15: Julius Hirschberg, Geschichte der Augenheilkunde. Berlin 1899—1918.

55. GREN, FRIEDR. ALBR. CARL: System der Pharmakologie, 2. Aufl., Theil I, II 1 u. 2. Halle 1798—1800.
56. GURLT, E.: Die Kriegs-Chirurgie der letzten 150 Jahre in Preußen. Rede. Berlin 1875.
57. GUSSEROW: Zur Geschichte und Methode des klinischen Unterrichts. Rede. Berlin 1879.
58. GUTTSTADT, ALBERT: Die naturwissenschaftlichen und medicinischen Staatsanstalten Berlins. Festschr. 59. Verslg. dtsch. Naturforsch. u. Aerzte. Berlin 1886.
59. HAGEN, JOHANN PHILIPP: Erste und letzte Antwort auf die Herrn Mursinna und Bock. Berlin 1791.
60. —: Biographie (von ihm selbst). Johann Christ. Starks Arch. Geburtsh., Frauenzimmer- u. neugebohrner Kinder-Krankheiten 5, 1—112, 205—332, 411—568, 613—762 (1793).
61. —: Einige neue Entdekkungen und Aufklärungen in der Geburtshülfe. In einem Sendschreiben an Herrn D. E. G. Baldinger. Berlin 1786.
62. —: An ein unpartheyisches und aufgeklärtes Publikum in Berlin. Starks Arch. Geburtsh., Frauenzimmer- u. neugebohrner Kinder-Krankheiten 3, 754—762 (1791).
63. —: Versuch eines allgemeinen Hebammen-Catechismus, 2. Aufl. Berlin 1786.
64. —: Versuch eines neuen Lehrgebäudes in der praktischen Geburtshülfe, Neue Ausg., Theil 1, 2. Danzig 1791. Zu Theil 1 gehörig:
64a. —: Erläuterungen seines neuen Lehrgebäudes der praktischen Geburtshülfe. Berlin 1790.
65. [HAGEN, JOHANN PHILIPP:] Zeichen-Lehre für Geburtshelfer. Starks Arch. Geburtsh., Frauenzimmer- u. neugebohrner Kinder-Krankheiten 2, St. 1, 39—48 (1789); 3, 48—60 (1791).
66. HAGEN, THOMAS PHILIPP VON DER: Nachricht von den Medicinal-Anstalten und medicinischen Collegiis in den preussischen Staaten. Berlin 1786.
67. HALLER, ALBRECHT VON: Grundriß der Physiologie für Vorlesungen, nach der vierten Ausgabe übersetzt durch Sömmering. Berlin 1788.
68. HARNACK, ADOLF: Geschichte der königlich Preußischen Akademie der Wissenschaften zu Berlin, Bd. I 1, 2, II, III. Berlin 1900.
69. HARZEN-MÜLLER, A. NIKO.: Dr. Johann Theodor Eller, Leibarzt der Könige Friedrich Wilhelm I. und Friedrich des Großen. Bär 24, 484—488 (1898).
70. HAUCK, GUSTAV: Christian Heinrich Ribke. Denkschrift. Berlin 1867.
71. HEISTER, LAURENTIUS: Chirurgie, 4. Aufl. Nürnberg 1743.
72. HENCKEL, JOACHIM FRIEDRICH: Abhandlung von Bein-Brüchen und Verrenkungen. Berlin 1759.
73. —: Abhandlung der Fußgeburten worinnen eine Hebamme große Geschicklichkeit besitzen muß. Berlin 1776.
74. —: Abhandlung von der Geburtshülfe. Berlin 1761.
75. —: Abhandlung von der Geburtshülfe zum besondern Gebrauch der Hebammen, auch Gebährenden und andern, die sich hierinne unterrichten wollen. Berlin 1767. [Übersetzung von Johann Georg Roederers Elementa artis obstetriciae.] [War uns nicht zugänglich.]
76. —: Abhandlung der chirurgischen Operationen, Stück 1—8. Berlin 1770—76.
77. —: Abhandlung von der Wirckung der äusserlichen Artzneyen an und in dem menschlichen Cörper. Berlin 1761.
78. —: Anmerckungen von wiedernatürlichen Geburthen zur Verbesserung der Hebammen-Kunst. Berlin [1751].
79. —: Anweisung zum verbesserten chirurgischen Verbande. Berlin 1756.
80. —: Medicinische und chirurgische Beobachtungen und Abhandlungen, welche größtentheils der Königl. Academie der Wissenschaften und schönen Künste zu Berlin vorgelesen worden. Berlin 1779.
81. —: 1., 2., 3., 4., 5., 6., 7., 8. Sammlung Medicinischer und Chirurgischer Anmerckungen. Berlin 1747, 1748, 1749, 1750, 1751, 1760, 1763.
82. —: Neue Medicinische und Chirurgische Anmerckungen, 1., 2. Sammlung. Berlin u. Stralsund 1769, 1772.
83. —: De Sectione Caesarea. Nova Acta Physico-Medica Academiae Caesareae Leopoldino-Carolinae Naturae Curiosorum exhibentia Ephemerides, Bd. 5, S. 96—104. Nürnberg 1773.
84. HIRSCH, AUGUST: Geschichte der Medicinischen Wissenschaften in Deutschland. [= Geschichte der Wissenschaften in Deutschland. Neuere Zeit. Herausgeg. durch die Hist. Kommission bei der Kgl. Akademie der Wissenschaften, Bd. 22.] München u. Leipzig 1893.

85. HIRSCH-GURLT, Herausg.: Biographisches Lexikon der hervorragenden Ärzte aller
    Zeiten und Völker. Herausgeg. von E. Gurlt (A. Wernich) u. August Hirsch; 2. Aufl.
    herausgeg. von F. Hübotter, H. Vierordt, Wilhelm Haberling u. a. Bd. 1—5. Berlin
    u. Wien 1929—1934.
86. HIS, W., d. Jüng.: Geschichte der medicinischen Klinik zu Leipzig zur Feier des
    100jährigen Bestehens der Klinik. Leipzig 1899.
87. HORN, ERNST: Beiträge zur medizinischen Klinik, gesammelt auf meinen Reisen
    durch Deutschland, die Schweiz und Frankreich. Theil 1, 2. Braunschweig 1800.
88. — Rechtfertigendes Erkenntniß des Königl. Preußischen Kammergerichts in der
    wider mich geführten Criminal-Untersuchung, als Darstellung der Verhältnisse zwischen
    mir und dem Herrn Geheimen-Medicinalrath Doctor Kohlrausch. Berlin 1812.
89. —: Oeffentliche Rechenschaft über meine zwölfjährige Dienstführung als zweiter Arzt
    des Königl. Charité-Krankenhauses zu Berlin, nebst Erfahrungen über Krankenhäuser
    und Irrenanstalten. Berlin 1818.
90. —: Versuch über die Natur und Heilung der Ruhr. Erfurt 1806.
91. —: Über den Werth der medizinischen Erfahrung und über die Mittel sie zu erlangen.
    Berlin 1807.
92. HORN, WILHELM: Das Preussische Medicinalwesen, Theil 1, 2. Berlin 1857, 1858.
    Suppl. Berlin 1863.
93. HUFELAND, CHRISTOPH WILHELM: Ueber Aerzte und Routiniers. Journal der prac-
    tischen Arzneykunde und Wundarzneykunst, herausgeg. von C. W. Hufeland, Bd. 21,
    St. 1, S. 9—21 (1805).
94. —: Bemerkungen über das Kindbettfieber, besonders in Beziehung auf die Meinungen
    der Herren Horn und Michaelis. Journal der practischen Arzneykunde und Wund-
    arzneykunst, herausgeg. von C. W. Hufeland, Bd. 20, St. 1, S. 151—170 (1804).
95. —: System der practischen Heilkunde, Bd. 1. Jena u. Leipzig 1800; Bd. 2, 1. Abth.
    Jena u. Leipzig 1802, 2. Abth. Jena u. Leipzig 1805.
96. —: Ideen über Pathogenie und Einfluß der Lebenskraft auf Entstehung und Form
    der Krankheiten als Einleitung zu pathologischen Vorlesungen. Jena 1795.
97. HUFELAND, CHRISTOPH WILHELM: Nachricht von dem Zustande des Krankenhauses
    der Charité im Jahr 1801ff. Berlin 1802ff. [Auch im Journal der practischen
    Arzneykunde und Wundarzneykunst, herausgeg. von C. W. Hufeland, Bd. 14ff. 1802ff.]
98. JÖCHER, CHRISTIAN GOTTLIEB: Allgemeines Gelehrten-Lexicon, Theil 1—4. Leipzig
    1750—51. Fortsetzung und Ergänzungen von Johann Christoph Adelung und später
    Heinrich Wilhelm Rotermund, Bd. 1—7. Leipzig 1784—1897 [Bd. 7 herausgeg. von
    Otto Günther].
99. JUMPERTZ, MAX: 200 Jahre Berliner Charité. Med. Welt 1, 1585—1587 (1927).
100. KESSLER, GEORG WILHELM, Herausg.: Nachrichten von dem Leben des Kgl. Preuß.
    Geheimen-Rathes und Doktors der Arzeneiwissenschaft Ernst Ludwig Heim. Berlin 1822.
101. —, Herausg.: Der alte Heim. Leben und Wirken Ernst Ludwig Heim's. Aus hinter-
    lassenen Briefen und Tagebüchern herausgeg. von Georg Wilhelm Keßler, 2. Aufl. des
    vorigen. Leipzig 1846.
102. KLEBS, ARNOLD C.: Die Variolation im achtzehnten Jahrhundert [= Zur historischen
    Biologie der Krankheitserreger, herausgeg. von Karl Sudhoff, Georg Sticker, Tib.
    v. Györy u. W. His, H. 7]. Gießen 1914.
103. KOEHLER, ALBERT: Kriegschirurgen und Feldärzte des 17. und 18. Jahrhunderts
    [= Die Kriegschirurgen und Feldärzte Preußens und anderer dt. Staaten in Zeit-
    u. Lebensbildern, herausgeg. von der Medizinal-Abtheilung des Kgl. Preuß. Kriegs-
    ministeriums, Theil 1]. Berlin 1899.
104. —: Grundriß einer Geschichte der Kriegschirurgie [= Bibliothek v. Coler, herausgeg.
    von O. Schjerning, Bd. 7]. Berlin 1901.
105. KÖNIG, RENÉ: Vom Wesen der deutschen Universität. Berlin 1935.
106. KÖPKE, RUDOLF: Die Gründung der Königlichen Friedrich-Wilhelms-Universität zu
    Berlin. Berlin 1860.
107. KOSER, REINHOLD: König Friedrich der Große, Bd. 1, 2 [= Bibliothek Deutscher
    Geschichte, herausgeg. von H. v. Zwiedineck-Südenhorst]. Stuttgart u. Berlin 1893
    u. 1903.
108. KRAEPELIN, EMIL: Hundert Jahre Psychiatrie. Berlin 1918.
109. KRAUS, FRIEDRICH: Klinischer Betrieb und klinischer Unterricht einst und jetzt
    Berl. klin. Wschr. 1910 I, 917—920.

110. Krünitz, Johann Georg: Oeconomische Encyclopädie, Bd. 1—242. Berlin 1773 bis 1858.
111. Küster, Georg Gottfried: Fortgeseztes Altes und Neues Berlin. Berlin 1752.
111a. —: Des Alten und Neuen Berlin, 3. Abth. Berlin 1756.
112. Kussmaul, Adolf: Jugenderinnerungen eines alten Arztes, 2. Aufl. Stuttgart 1899.
113. Lenz, Max: Geschichte der Königlichen Friedrich-Wilhelms-Universität zu Berlin, Bd. 1—4. Halle 1910—18.
114. Long, Esmond R.: A history of pathology. London 1928.
115. Magnus, Georg: Kriegschirurgie in früheren Kriegen. Dtsch. Z. Chir. 162, 29—33 (1921).
116. —: Kriegschirurgie im Siebenjährigen Kriege. Med. Klin. 1920 I, 407f.
117. —: Über den heutigen Stand der Wundbehandlung nach den Erfahrungen des Weltkrieges. Antrittsvorlesung. Leipzig 1933.
118. Mamlock, Gotthold Ludwig: Die erste Anwendung des Sauerstoffs im Charitékrankenhause zu Berlin im Jahre 1783. Z. physik. u. diät. Therapie 7, 501f. (1903/04).
119. —: Das Charitékrankenhaus in Berlin zur Zeit Friedrichs des Großen nach zeitgenössischen Berichten. Charité-Ann. 28 Teil II, 80—91 (1904).
120. —: Friedrichs des Großen Beziehungen zur Medizin. Berlin 1902.
121. —: Zur Geschichte des Charitékrankenhauses in Berlin. Charité-Ann. 29 Teil II, 61—86 (1905).
122. —: Die Krankenernährung im Charitékrankenhause zu Berlin im achtzehnten Jahrhundert. Z. physik. u. diät. Ther. 7, 393f. (1903/04).
123. [Merian:] Eloge de Monsieur Selle. Mémoires de l'Académie Royale des Sciences et Belles-Lettres 1802, Abt. Histoire de l'Académie, p. 13—29.
124. Meusel, Johann Georg: Das gelehrte Teutschland, 5. Ausg., Bd. 1—23. Lemgo 1796—1834.
125. —: Lexikon der von 1750—1800 verstorbenen teutschen Schriftsteller, Bd. 1—15. Leipzig 1802—16.
126. Moritz, Carl Heinrich Ernst: Treue Erzählung meiner gehabten Schicksale in Berlin, vor, und nach der Aufnahme in die Charité. [2. Aufl.]. Berlin 1803.
127. Mursinna, Christian Ludwig: Abhandlung von den Krankheiten der Schwangern, Gebärenden und Wöchnerinnen, Bd. 1, 2. Berlin 1784, 1786. [Mursinna gibt selbst im Vorwort zu (134) Bd. 1, S. 7 als Erscheinungsjahr für beide Bände 1782 an.]
128. —: Bemerkungen über unsere Gebäranstalt in der Charité. Mursinnas Journal (132) Bd. 4, St. 3, S. 136—154 (1812).
129. —: Medicinisch-chirurgische Beobachtungen, nebst einigen Anmerkungen darüber. Sammlung 1, 2. Berlin 1782, 1783.
130. —: Neue medicinisch-chirurgische Beobachtungen. Berlin 1796.
131. —: Beobachtungen über die Ruhr nebst einem Anhange von den Faulfiebern. Berlin 1780.
132. —, Herausg.: Journal für die Chirurgie, Arzneykunde und Geburtshülfe von Christian Ludwig Mursinna, Bd. 1ff. 1801ff. [Die ersten Nummern erschienen bereits i. J. 1800].
133. —, Herausg.: Neues Journal für die Chirurgie, Arzneikunde und Geburtshülfe von Christian Ludwig Mursinna, Bd. 1ff. 1803ff.
134. —, Herausg.: Neuestes Journal für die Chirurgie, Arzneikunde und Geburtshülfe von Christian Ludwig Mursinna, Bd. 1ff. 1815ff.
135. —: Rede über die alte und neue Chirurgie. Berlin 1812.
136. —: Rede über die Geschichte der preußischen Chirurgie im achtzehnten Jahrhundert. Berlin 1804.
137. —: Rede über die Vereinigung der Medizin mit der Chirurgie. Berlin 1809.
138. —: Schilderung eines Wundarztes in einer bey seiner Einführung ins Lehramt... gehaltenen Rede. Berlin 1787.
139. Christian Ludwig Mursinna der Jubelgreis. Ein Andenken des 5ten März 1811 für seine Freunde und Verehrer. Berlin o. J.
140. Muzell, Friderich Hermann Ludewig: Medicinische und Chirurgische Wahrnehmungen. Sammlung 1, 2. Berlin 1754, 1764.
141. Neuburger, Max: Die Lehre von der Heilkraft der Natur im Wandel der Zeiten. Stuttgart 1926.
142. Pagel, Julius Leopold: Die Entwicklung der Medicin in Berlin von den ältesten Zeiten bis auf die Gegenwart. Wiesbaden 1897.
143. Pallas, Simon: Abhandlung über die chirurgischen Operationen. Berlin 1763. [War uns nicht zugänglich.]

144. PALLAS, SIMON: Anleitung zur practischen Chirurgie zum Gebrauch seiner Zuhörer bey seinen jährlichen Winter-Vorlesungen herausgegeben. Berlin u. Stralsund 1763.

145. —: Practische Anleitung die Knochen-Krankheiten zu heilen. Zum Gebrauch seiner Zuhörer. Berlin u. Stralsund 1770.

146. PECKHAM, C. H.: A brief History of puerperal Infection. Bulletin of the Institute of the History of Medicine, Hopkins Univ. **3**, 187—209 (1935).

147. PFINGSTEN, JOHANN HERMANN: Deutsches Dispensatorium oder allgemeines Apothekerbuch. Frankfurt u. Leipzig 1783.

148. PRAHMER, WILHELM: Einige Worte über die Berlinische Charité zur Beherzigung aller Menschenfreunde. Berlin 1798.

149. PREDÖHL, AUGUST: Die Geschichte der Tuberkulose. Hamburg u. Leipzig 1888.

150. PREUSS, J. D. E.: Das Königlich Preußische medizinisch-chirurgische Friedrich-Wilhelms-Institut ursprünglich Pépinière zu Berlin. Berlin 1819.

151. —: Historische Erinnerungen an den Stifter und an die Stiftung des Königlichen medizinisch-chirurgischen Friedrich-Wilhelms-Instituts. Jubelrede. Berlin 1845.

152. PROKSCH, J. K.: Die Geschichte der venerischen Krankheiten, Theil 1, 2. Bonn 1895.

153. PÜTTER, ERNST: Erinnerungen an die Charité in Berlin. Düsseldorf o. J.

154. PUSCHMANN, THEODOR: Geschichte des medicinischen Unterrichts von den ältesten Zeiten bis zur Gegenwart. Leipzig 1889.

155. PUSCHMANNs Handbuch der Geschichte der Medizin. Herausgeg. von Max Neuburger und Julius Pagel, Bd. 1, 2, 3. Jena 1902—05.

156. RADEMACHER, JOHANN GOTTFRIED: Rechtfertigung der von den Gelehrten mißkannten, verstandesrechten Erfahrungsheillehre..., 3. Aufl., Bd. 1, 2. Berlin 1848.

157. REINHARD, FELIX: Geschichte des Heeressanitätswesens, insbesondere Deutschlands. Jena 1917.

158. REIS, VICTOR VAN DER: Die Geschichte der Hydrotherapie von Hahn bis Prießnitz. Berlin 1914.

159. RICHTER, ADOLPH LEOPOLD: Geschichte des Medizinal-Wesens der Königlichen Preussischen Armee bis zur Gegenwart. Erlangen 1860.

160. RICHTHOFEN, E. K. H., Freiherr VON: Die Medicinal-Einrichtungen des Königlich Preussischen Heeres, Theil 1, 2. Breslau 1836—37.

161. [RIESBECK, KASPAR:] Briefe eines Reisenden Franzosen über Deutschland an seinen Bruder zu Paris, Bd. 1, 2. [Zürich] 1783.

162. RÖNNE, LUDWIG VON u. HEINRICH SIMON: Das Medicinal-Wesen des Preußischen Staates, Theil 1, 2., Suppl.-Bd. Breslau 1844—52.

163. SCHAARSCHMIDT, AUGUST: Sämtliche Anatomische Tabellen, enthaltend die 1. Osteologie, nebst der dazu gehörigen Syndesmologie. 2. Myologie. 3. Angiologie. 4. Nevrologie. 5. Adenologie. 6. Splanchnologie. Frankfurt u. Leipzig 1759.

164. —: Kurzer Unterricht von den Krankheiten der Knochen. Berlin 1749.

165. —: Verzeichniß der Merkwürdigkeiten, welche bei dem Anatomischen Theater zu Berlin befindlich sind. Berlin 1750.

166. SCHAARSCHMIDT, SAMUEL: Abhandlung von den Feldkrankheiten. Berlin 1758/59.

167. —: Abhandlung von der Geburtshülfe und wie man sich in denen bey der Geburth vorkommenden Fällen zu verhalten habe. Mit Zusätzen vermehrt herausgeg. von Ernst Anton Nicolai. Berlin 1751.

168. —: Theoretische und Practische Abhandlung von Venerischen Kranckheiten. Herausgeg. von Ernst Gottfr. Kurella. Berlin 1750.

169. —: Abhandlung vom Receptschreiben oder Anweisung zur ordentlichen Verschreibung derer Arzneimittel. Viel vermehrt herausgeg. von Ernst Gottfried Kurella. Berlin 1760.

170. —: Abhandlung von Wunden, vermehrt herausgeg. von Ernst Gottfried Kurella. Berlin u. Stralsund 1763.

171. —: Anweisung zu dem Studio medico-chirurgico... mit Zusätzen vermehret herausgeg. von Ernst Anton Nicolai, Theil 1—3. Berlin 1752—54.

171a. —: Kurzer Begriff und Betrachtung des menschlichen Körpers. Zerbis 1736. [Hat uns nicht vorgelegen.]

172. —: Disquisitio physiologica: Num pulsus cordis in ejus diastole, anne potius Systole fiat? [Berlin] 1736.

173. —: Diaetetik oder Lehre von der Lebensordnung für Gesunde und Krancke zur Erhaltung und Wiederherstellung der Gesundheit. Mit Zusätzen vermehrt herausgeg. von Ernst Anton Nicolai. Berlin 1755.

174. Schaarschmidt, Samuel: Medicinischer und Chirurgischer Berlinischer wöchentlicher Nachrichten, 1.—3. Jg. 1738—40. Berlin 1742. Fortsetzung: Medicinischer und Chirurgischer Nachrichten, 4.—6. Theil. Berlin 1745—48.

175. —: Physiologie, das ist, Betrachtung der Veränderungen des menschlichen Körpers in dem gesunden Zustande mit Zusätzen vermehrt von Ernst Anton Nicolai, Theil 1, 2. Berlin [1751].

176. —: Semiotic, oder Lehre von den Kennzeichen des innerlichen Zustandes des menschlichen Körpers mit Zusätzen vermehret herausgeg. von Ernst Anton Nicolai. Berlin 1756.

177. —: Therapia generalis, oder Abhandlung von denen üblichen Artzneien... auf Verlangen seiner Zuhörer hrsg. und mit nöthigen Zusätzen vermehrt von J. C. W. Moehsen. Berlin 1749/50.

178. —: Getreue und vorsichtige Wehemütter. Leipzig 1738. [Hat uns nicht vorgelegen.]

179. Schaper: Die geschichtlichen Beziehungen zwischen dem medizinisch-chirurgischen Friedrich-Wilhelms-Institut und dem Charité-Krankenhause. Festschrift zur 100-jährigen Stiftungsfeier des medizinisch-chirurgischen Friedrich-Wilhelms-Instituts, herausgeg. von der Medizinal-Abtheilung des Kgl. Preuss. Kriegsministeriums, S. 575 bis 587. Berlin 1895.

180. Scheibe: Zweihundert Jahre des Charité-Krankenhauses zu Berlin. Charité-Ann. 34 Teil II, 1—178 (1910).

181. —: Rede zur Feier des 200jährigen Bestehens des Königl. Charitékrankenhauses am 13. Mai 1910. Berl. klin. Wschr. 1910 I, 913—917.

182. Schlichtegroll, Friedrich: Nekrolog, gesammelt von Friedrich Schlichtegroll, Jg. 1—11 u. Suppl. Gotha 1802—1806.

183. Schmucker, Johann Leberecht: Chirurgische Wahrnehmungen, Theil 1. Berlin u. Stettin 1774.

184. Selle, Christian Gottlieb, Herausg.: Neue Beiträge zur Natur- und Arzenei-Wissenschaft, herausgeg. von C. G. Selle, Theil 1, 2, 3. Berlin 1782—86.

185. —: Von der Freiheit und Nothwendigkeit der menschlichen Handlungen. Berliner Monatsschrift, herausgeg. von F. Gedike und J. E. Biester, Bd. 2 (1783), 2. Hälfte, S. 294—306.

186. —: Von den Gesetzen der menschlichen Handlungen. Berliner Monatsschrift, herausgeg. von F. Gedike und J. E. Biester, Bd. 2 (1783), 2. Hälfte, S. 488—502.

187. [—:] Philosophische Gespräche, Theil 1, 2. Berlin 1780.

188. —: Grundsätze der reinen Philosophie. Berlin 1788.

189. —: Krankheitsgeschichte des Höchstseeligen Königs von Preußen Friedrichs des Zweyten Majestät. Berlin 1786.

190. —: Über den thierischen Magnetismus. Berlinische Monatsschrift, herausgeg. von F. Gedike und J. E. Biester, Bd. 14 (1789), 2. Hälfte, S. 466—475 und Bd. 15 (1790), 1. Hälfte, S. 135—149.

191a. —: Medicina clinica oder Handbuch der medicinischen Praxis. Berlin 1781.

191b. —: Medicina clinica oder Handbuch der medicinischen Praxis, 2. Aufl. Berlin 1783.

192. —: Von der Moralität der menschlichen Handlungen. Berlinische Monatsschrift, herausgeg. von F. Gedike und J. E. Biester, Bd. 2 (1783), 2. Hälfte, S. 428—435.

193. —: Ueber Natur und Offenbarung. Berlinische Monatsschrift, herausgeg. von F. Gedike und J. E. Biester, Bd. 8 (1786), 2. Hälfte, S. 121—141.

194. —: Rudimenta pyretologiae methodicae, 3. Aufl. Berlin 1789.

195. —: Studium physico-medicum oder Einleitung in die Natur- und Arzeneiwissenschaft, 2. Aufl. Berlin 1787.

195a. —: Einleitung in das Studium der Natur- und Arzeneywissenschaft. Berlin 1777. [= 1. Aufl. von (195)].

196. —: Urbegriffe von der Beschaffenheit, dem Ursprung und Endzwecke der Natur. Berlin 1776.

197. —: Voitus. Berlinische Monatsschrift, herausgeg. von F. Gedike und J. E. Biester, Bd. 9 (1787), 1. Hälfte, S. 230—241.

198. Siegerist, Georg, Herausg.: Aus den Tagebüchern des alten Heim. Tagebuch-Aufzeichnungen ... mitgetheilt und erläutert von Georg Siegerist [= Archiv der „Brandenburgia" Gesellschaft für Heimatkunde der Provinz Brandenburg, Bd. 7]. Berlin 1901.

199. Sprengel, Kurt: Versuch einer pragmatischen Geschichte der Arzneykunde, Theil 5, Abth. 1 u. 2, 3. Aufl. Halle 1828.

200. STEINHAUSEN, GEORG: Geschichte der Deutschen Kultur, 3. Aufl. Leipzig 1929.
201. STOLL, MAXIMILIAN: Ratio medendi in Nosocomio practico Vindobonensi, Teil 2.
     Wien 1788.
202. SUDHOFF, KARL: Kurzes Handbuch der Geschichte der Medizin [= 3./4. Aufl. von
     Julius Leopold Pagel, Einführung in die Geschichte der Medizin]. Berlin 1922.
203. THEDEN, JOHANN CHRISTIAN ANTON: Unterricht für die Unterwundärzte bey Armeen,
     besonders bey dem Königlich-Preußischen Artilleriecorps, 2. Aufl. Berlin 1778.
204. TRÜSTEDT, F. L.: Historisch-kritische Beiträge zur Beleuchtung der Frage über die
     Reform der Medicinal-Verfassung in Preußen. Berlin 1846.
205. UEBERWEG, FRIEDRICH: Grundriss der Geschichte der Philosophie, Teil 3: Die Philo-
     sophie der Neuzeit bis zum Ende des XVIII. Jahrhunderts, 12. Aufl. neubearb.von
     Max Frischeisen-Köhler und Willy Moog. Berlin 1924.
206. Verzeichnis der Lectionen, Wie selbige bey dem Von Seiner Königl. Maj. in Preussen
     Zur Aufnahme des Studii Medici und Chirurgici In Dero Residentz gestiffteten König-
     lichen Collegio medico-chirurgico des 1730sten Jahres gehalten werden. Berlin o. J.
207. Verzeichniß der Lehrer und ihrer Unterrichtungen bei dem Anatomischen Theater
     in Berlin, 1750. [= August Schaarschmidt, Verzeichniß der Merkwürdigkeiten, welche
     bei dem Anatomischen Theater zu Berlin befindlich sind, S. 37—48. Berlin 1750.]
208. VIRCHOW, RUDOLF: Die Gründung der Berliner Universität und der Uebergang aus
     dem philosophischen in das naturwissenschaftliche Zeitalter. Rede. Berlin 1893.
209. —: Hundert Jahre allgemeiner Pathologie. Festschrift zur 100jährigen Stiftungsfeier
     des medizinisch-chirurgischen Friedrich-Wilhelms-Instituts, herausgeg. von der Medi-
     zinal-Abtheilg. des Kgl. Preuss. Kriegsministeriums, S. 589—628. Berlin 1895.
210. VOITUS, J. C. F.: Zwey Reden an die jungen Wundärzte gehalten auf ihrem öffent-
     lichen Hörsaal in Berlin. Berlin 1780.
211. WALDEYER, WILHELM: Zur Geschichte des anatomischen Unterrichts in Berlin. Rede.
     Berlin 1899.
212. WILLE: Geschichte der Berliner Hospitäler und Krankenhäuser. Berlin 1931.
213. —: 200 Jahre „Entbindungsanstalt der Charité", zugleich ein Beitrag zur Geschichte
     der Geburtshilfe in Berlin. Vortrag. Z. Geburtsh. 91, 408—430 (1927).
214. WILLE, F. C.: Über Stand und Ausbildung der Hebammen im 17. und 18. Jahrhundert
     in Chur-Brandenburg [= Abhandlungen zur Geschichte der Medizin und der Natur-
     wissenschaften, herausgeg. von Paul Diepgen, Julius Ruska und Julius Schuster,
     H. 4]. Berlin 1934.
215. WILLGEROTH, GUSTAV: Die Mecklenburgischen Aerzte von den ältesten Zeiten bis zur
     Gegenwart. Ges. und herausgeg. von A. Blanck, fortges. von Axel Wilhelmi bis 1901.
     Erg. und bis zur Gegenwart fortgef. von Gustav Willgeroth. Schwerin 1929.
216. WINSLOW, JAC. BENIG: Abhandlung von dem Bau und der Zergliederung des mensch-
     lichen Leibes, 2. deutsche Ausgabe, Bd. 3, 4, 5. Basel 1754.
217. WOLFF, JACOB: Die Lehre von der Krebskrankheit von den ältesten Zeiten bis zur
     Gegenwart, 2. Aufl., Bd. 1. Jena 1929.
218. ZÖLLNER, JOHANN FRIEDRICH: Ueber den Magnetismus in der Berlinischen Charité.
     Berlinische Monatsschrift, herausgeg. von F. Gedike und J. E. Biester, Bd. 15
     (1790), 1. Hälfte, S. 119—135.

Archivalien.

Registratur der Charité, Berlin: Charité-Akten II 4 No. 1 Vol. 1—4.
Preußisches Geheimes Staatsarchiv, Berlin-Dahlem: Rep. 9 MM 4; Rep. 108C Nr. 16
Vol. I—III.
Stadtarchiv, Berlin: Armendirektorium, Abt. Krankenpflege Nr. 7a, b, c.
—: Nr. 1249: Kurtzgefaßte Historische Nachricht von den öffentlichen Armen-An-
stalten in der Königlichen Residentz Stadt Berlin Aus den Ackten und andern sichern
Urkunden Zusammen getragen auch mit einigen Zeichnungen erläutert von JOHANN FRIDE-
RICH WALTHER Königl. Hoffrath und Mittglied des Königlich Preußischen Armen-Directorii
in Berlin [1766—1775].
Das Manuskript: KLUGE und MARQUARDT, Bruchstücke zu einer Darstellung der Charité,
was sie war, wurde und werden sollte, zusammengetragen im Jahre 1829, befand sich nach
der Angabe SCHEIBES (180) S. 177, im Jahre 1910 in der Generalregistratur der Charité.
Inzwischen ist das Manuskript verschollen. Der Hinweis WILLES (214) S. 24, daß es sich
jetzt im Stadtarchiv Berlin befände, ist unzutreffend.

Namen- und Sachverzeichnis.